光之手

人 體 能 量 場 療 癒 全 書

Hands of Light
A Guide to Healing Through the Human Energy Field

芭芭拉·安·布藍能 **Barbara Ann Brennan** 著

喬許·A·史密斯 Joseph A. Smith 繪圖

呂忻潔 / 黃詩欣 譯

眾 生

此書獻給並紀念上所有的愛情。

愛是宇宙的面貌與主體，愛連接組織著宇宙，愛是構成我們的本質。愛是成為完整的，以及連結宇宙神性的體驗。

分離的幻覺造成所有身體與精神上的痛苦，從而產生恐懼和自我仇恨，最終導致了疾病。

你就是自己人生的導師。你可以做到的遠遠超過你對自己的認知，包括治癒自己的「絕症」。而唯一真正的「絕症」就是成為人。成為人並非是一項終點，因為死亡只不過是轉化到另一種存在層次。

我要鼓勵你走出人生的標準「界線」，繼而開始看見不一樣的自己。我要鼓勵你在最重要的時刻活出自己生命，讓自己的每一分鐘都能重獲新生。

我想鼓勵你，在自己的人生的旅途上輕輕地灑上靈性之況味。

目錄

插圖索引

各項練習查詢表

序

　　這是一個新時代，套用莎士比亞的一句名言，「天地之間存在著眾多人們未知的事物。」本書是為想要超越古典醫學框架、在身體和情感進程上尋找自我瞭解的人所寫。書中著重的是透過物理和形而上學方法之療癒藝術。它開啟了由威廉‧賴希 ❶、華特‧坎儂 ❷、法蘭茲‧亞歷山大 ❸、佛蘭德‧鄧巴、伯爾與諾思拉普 ❹，以及許多其他研究者在身心領域向我們提出的，瞭解身體與心理認同概念的新面向。

　　其內容論及明確的療癒經驗，以及人體能量場和氣場的科學研究歷史。本書在連接心理動力學與人體能量場的論述獨一無二，其闡述了能量場的變化與人格作用息息相關。

　　本書的後半部闡釋了基於形而上學概念的疾病成因，及其與氣場能量受干擾的關聯性。讀者在此將瞭解到，靈性療癒的本質與療癒師和受治療者息息相關之描述。

　　本書由作者以主觀經驗撰寫而成，作者是受過科學訓練的物理學家和心理治療師，其結合了客觀知識和主觀經驗，形成一個超越客觀知識囿限、擴展意識的獨特法門。

　　對於這種做法抱持開放態度的人，這本書提供極為豐富的材料，可從中學習、體會和驗證。對於持有異議的人，我會建議他們對疑問敞開心胸，思索「是否有這種超越邏輯以及客觀科學實驗的新角度存在的可能性？」

　　對於物理和形而上學層面的生命現象抱持高度興趣的人，我極力推薦這本書。這是奉獻多年努力所得的成果，呈現了作者性格的進展及其療癒天賦的發展。讀者將進入一個充滿奇蹟且迷人的領域。

　　布藍能女士因其果敢地向世界提出了自身主觀和客觀的經驗，值得推薦。

約翰‧皮拉卡斯 醫師（John Pierrakos，Md）

紐約市核心能量療法學院（Institute of CORE Energetics New York City）

編按：內文的註號 ● 為中譯註。
❶ 威廉‧賴希（Wilhelm Reich），奧地利出生的美國心理學家與心理分析家。
❷ 華特‧坎儂（Walter Canon），生理學家，著有《身體的智慧》（The Wisdom of the Body），提出「緊急反應」概念，意指某一個特殊的生理反應會伴隨任何一個需要身體能量的狀態。
❸ 法蘭茲‧亞歷山大（Franz Alexander）和佛蘭德‧鄧巴（Flanders Dunbar）為精神分析學派的代表人物，首先系統研究了心身疾病的發病原理，並探討人格特徵與特殊的身體疾病的連結。
❹ 伯爾（Burr）與諾思拉普（Northrup）透過在耶魯大學進行的實驗，提出「生命場」電磁能引導場的存在，指出「生命場」在包括人類在內的所有生物的機體結構上，發揮著指導組織功能的作用。

回家的歸途

　　曾經以爲自己就只是鏡子裡映射出的樣子，是戶口名簿和工作名片所定義的社會角色；而生命彷彿是一列向前急駛的火車，每一節車廂裝載著個人編年史，筆直地從某年某月某日出生後發車，在理所當然的軌道上，以未知的死亡爲終站，如此平凡又正常。至於「我是誰？」這個問題，那是哲學家的煩惱。

　　然而，得承認是自己過度小覷了生命。在經歷幾次生死離別和挑戰後，生命揭示了另一個面向。它不再有著明確起點與終點、線性時序的面貌；它是不斷升起又下降的螺旋，有時起點亦是終點，有時無起無訖。而鏡子裡的那個人早不知更換過多少次形體面貌，就像手翻畫一樣，每頁看似爲靜態的單獨圖案，在時間的推移之下，實爲一連串的動態展現。這才發現我的生命與時間，以及其他人的相遇越過了今生的框架，能追溯至更久遠之前。這是一段不知從何開始的旅程，正如本書作者芭芭拉所言，也是回家的歸途。「我是誰？」這個問題，成爲妙不可言的一抹微笑。

　　初遇「光之手」是巧妙的「偶然」。在某堂課的休息時間中，因聽聞該位外國老師的能量療癒底子深厚，便抱著好奇心體驗了與課堂主題不直接相關的能量手療。當時對於能量療癒還一知半解，只見老師以看似聚焦又不聚焦的眼神端詳著我的「身體」，然後表示將拔除插在我喉嚨上的兩隻「箭」。我不可思議地看著她的雙手發散出某種精細的亮光，輕巧地在脖子周遭的空間中摸索、轉動，然後開始抽拔，我竟也同步地感受到這些動作引發的身體覺受。當那兩隻黏呼呼的能量「箭」被拔出時，身體還被順勢拉往前方並出現些微痛感，「箭」的存在是如此的眞實。當卡住的黏稠能量被抽出後，喉嚨刹時感到前所未有的舒服，聲音表現力相較之前也更加寬廣些，而我卻生出了驚奇和一堆問號，也因此踏上一連串的自我探索、學習與療癒的小旅程。

　　在陸續接觸了多種能量療癒相關技術後，發現芭芭拉所著的《光之手》幾乎是每位教師推薦的必讀經典。物理學家背景的作者除了詳盡描述自身的體悟，旁徵博引橫跨古今、東西方奧秘與現代科學知識，更以科學家精神進行儀器檢視、實驗驗證。書中論點、論據、論證完整且條理分明，療癒技術精準紮實，讓能量療癒不再是不可言說的玄秘之方，而成爲正規醫療認可的輔助療法選擇之一。我們除了能透過本書觸及精微能量體，瞭解能量療癒，開展不同的經驗與視野之外，作者對於療癒即爲個人靈性意識提升的眞切關注與叮嚀更是彌足珍貴，這也

是本書從一九八七年出版至今仍長銷不墜，地位在同類型書中也無人能超越的原因。能將本書引薦給中文讀者甚感榮幸。

　　書中的精采之處留待讀者自行探訪，在此就能量療癒可能涉台灣法規對醫療行方面的規範提供些許補充，讓有志從事能量療癒工作的療癒師能自我約束並嚴謹看待給出的服務；對於想嘗試能量療癒的讀者也能做爲參考，多些明白、自我保護。

　　鑑於現有西方醫療對於許多健康與疾病的問題仍然無解並有著不確定性，美國於一九九八年成立了國家輔助及另類醫療中心（National Center for Complementary and Alternative Medicine, NCCAM），透過聯邦政府的力量以嚴謹的科學研究來定位輔助另類醫療，部分的另類療法甚至逐漸被歸類爲常規醫療的治療方式，以增加民眾就醫的選擇權與自主性。本書作者所創辦的能量療癒學校爲獲美國官方正式認可的教學機構，因此得以與一般醫療體系協同合作，甚至可提供醫療與用藥建議；相對的，我國目前並無相對應於美國NCCAM的組織，法律也無明文之規範，但民眾對於採用所謂的「輔助及另類療法（Complementary and Alternative Medicine, CAM）」，諸如民俗療法、宗教靈療、身心介入療法、生物療法、能量療法……等，不但接受度高也甚爲普遍。

　　療癒師必須特別注意的相關法規爲醫師法第28條第1項前段規定，「**未取得合法醫師資格，擅自執行醫療業務者，處六個月以上五年以下有期徒刑，得併科新臺幣三十萬元以上一百五十萬元以下罰金，其所使用之藥械沒收之。**」所謂「**醫療業務**」之行爲指的是以治療、矯正或預防人體疾病、傷害、殘缺爲目的，所爲的診察、診斷及治療；或基於診察、診斷結果，以治療爲目的，所爲的處方、用藥、施術或處置等行爲的一部或全部均屬之。（衛署醫字第107880號函之解釋）

　　衛生署（現爲衛福部）公告不列入醫療管理之行爲及其相關事項包括：「**一、不列入醫療管理之行爲如左：（一）未涉及接骨或交付內（服）藥品，而以傳統之推拿方法，或使用民間習用之外敷膏藥、外敷生草藥與藥洗，對運動跌打損傷所爲之處置行爲。（二）未使用儀器，未交付或使用藥品，或未有侵入性，而以傳統習用方式，對人體疾病所爲之處置行爲。如藉按摩、指壓、刮痧、腳底按摩、收驚、神符、香灰、拔罐、氣功與內功之功術等方式，對人體疾病所爲之處置行爲。二、前項不列入醫療管理之行爲，除標示其項目外，依醫療法第59條（現爲第84條）規定，不得爲醫療廣告。**」（衛署醫字第82075656號公告）

我國法院在違反醫師法的相關刑事判決中，均引用上述之公告或解釋函判斷未取得合法醫師資格者，其行為是否屬於執行醫療業務而構成犯罪。須特別注意的是，即使某些另類療法之行為，因為未涉及接骨、未使用儀器、未交付或使用藥品或不具侵入性，而不適用醫師法處以刑罰，但依據**醫療法第84條規定，非醫療機構，不得為醫療廣告；**同法**第87條第1項則規定，廣告內容暗示或影射醫療業務者，視為醫療廣告。**實務上仍有相當多案例因宣稱某種行為或方法，能改善疾病症狀、增進生理機能或影響身體結構等，即使並無營利行為，仍遭各縣市政府衛生局依據上述醫療法之規定處以罰鍰。

再次提醒，療癒師除了有確實的技術、助人之心，也應遵循法規規範，知所進退。若無相關醫療執照，不得對個案宣稱療效，並且不應介入或否定個案正規醫療的必要性。療癒師能妥善運用雙手療癒之光，上探靈性精微又能踏實接地，帶著愛的意圖並以全面之善而非個人表現為考量，才是對自己和他人負責任的態度和行為。

療癒始於自身，每一次療癒都是靈魂與靈魂、靈魂與自己重要的相遇，以及愛的同在。在過程中我們得見本然之完整，體悟愛，並在神性之愛中痊癒。即便不是療癒師，也歡迎你閱讀本書，它將打開你的眼界，帶來一段有趣的經驗。

書中有因個人能力及無知心意產生的翻譯錯誤，懇請讀者見諒並不吝指正。本書中譯工作得以完成要感謝許多人。感謝橡樹林總編輯張嘉芳的信任與耐心，並有著遠見出版此書。感謝另一位譯者夥伴黃詩欣的加入、責任編輯的費心；感謝陳楷天律師提供法律諮詢、Angela與Kelvan無私的分享、感謝太森和家人們給予的支持。感謝每一位朋友與靈性存在們的鼓勵和協助。

最後，感謝敬愛的靈性導師聖帕布帕德（A. C. Bhaktivedanta Swami Prabhupada），您用智慧真理穩定了我的心與方向，所有榮耀歸於您，Hare Krishna。

呂忻潔
2015年6月

謝辭

　　我希望能感謝自己眾多的老師們，因此我以跟隨他們學習的順序名列其如下。首先是培訓我與許多人在生命能身體工作的吉姆‧阿克斯（Jim Cox）博士與安‧伯曼女士（Ann Bowman）。我跟隨約翰‧皮拉卡斯受訓並工作多年，他教授的核心能量療法（Core Energetics）奠定了我之後的療癒工作基礎。他訓練我接觸人體氣場現象，對我有著深遠的影響，讓我得以見證心理動力的身體工作。約翰，謝謝你。我誠摯地感謝伊娃‧皮拉卡斯（Eva Pierrakos）女士的道途工作（Pathwork）靈修課程，啓迪了我所實行的獨特靈性道路。我也希望感謝我的療癒老師們，C.B.牧師（Rev. C. B.）與羅薩琳‧布魯耶牧師（Rev. Rosalyn Bruyere）。我也想要感謝所有來到我這裡學習的學生們，他們是我最偉大的老師。

　　在本書出版過程中，我感謝所有協助完成手稿的人，尤其感謝馬喬莉‧拜爾（Marjorie Bair）女士的編輯建議、雅各‧康那威（Jac Conaway）博士提供使用他的電腦，與瑪麗亞‧阿德尚（Maria Adeshian）的打字。我要謝謝布魯斯‧奧斯丁（Bruce Austin）的文字處理；我深深地感謝瑪莉李‧泰曼（Marilee Talman）對於文章珍貴無價的編輯，以及對整本書出版的全程指導。我要感謝艾理‧衛納（Ali Wilner）先生、我的女兒賽莉雅‧康那威（Celia Conaway）小姐與我的摯友莫麗雅‧蕭（Moira Shaw）女士，在我最需要的時候給予我持續的支持，提醒著我的價值。

　　最重要的是，我深深感謝我親愛的靈性老師們，祂們在這條道路上引領著我的每一步，並且透過我傳遞了本書中多數的眞知。

芭芭拉‧安‧布藍能

第一篇
生活在能量星球上

「我堅信科學研究是最強烈且最高貴的動力，源於無垠宇宙的宗教性。」

亞伯特‧愛因斯坦（Albert Einstein）

1

我的療癒經驗

在我多年的療癒經驗中，很榮幸地可以與許多可愛的人們一起工作。在此提及其中幾位的故事，是他們讓一位療癒師生命中關鍵的一天如此充實圓滿。

第一位客戶在一九八四年十月的某一天到來，她是一位年近三十的女士，名叫珍妮。珍妮是一位活潑的學校教師，身高約五呎五吋，有一雙大大的藍眼睛與黑頭髮。因為她喜歡薰衣草，且總是穿著淡紫色衣服，因此被朋友們稱為薰衣草女士。珍妮也兼職做花藝，為婚禮或其他節慶場合提供精緻的插花服務。當時的珍妮已為人妻，丈夫在廣告業工作。因為在數個月之前經歷了一次流產，之後便沒有再懷孕。珍妮詢問她的醫生，想瞭解無法懷孕的原因，結果卻得到一些壞消息。經過了多次檢驗並徵詢來自其他多位醫生的意見之後，結論是她應該盡快接受子宮切除術。在她子宮內胎盤曾經著床的位置出現了細胞異常，珍妮為此感到害怕與不安。她與先生一直等待在家庭財務更健全時再生個孩子，如今看來希望渺茫。

珍妮初次來到我這裡，是同一年的八月，她並未告訴我任何她的醫療史，只說，「我需要妳的協助。告訴我，妳從我的身體看到了什麼，我需要做一項重大的決定。」

在療癒的過程中，我以「超感知力」❶掃瞄了她的能量場，也就是氣場❷。我「看見」在她子宮的左下方有一些異常細胞。同時，我也「看見」周圍呈現出當時流產的情況。那些異常的細胞就位於之前胎盤著床的地方。我還「聽見」描述珍妮狀況以及該如何處理的聲音訊息。我聽到珍妮需要休假一個月、到海邊走走、服用特定的維他命、遵循特定的飲食方式、進行每日冥想，並且每一天給自己兩個小時獨處。她用這一個月療癒自己之後，便該返回到一般醫療，然後再度進行檢驗。我被告知這段療癒已經完成，而她也不需要再來我這裡。

在療癒進行時，我接收到她的心理態度，以及這些態度如何影響她失去自我療癒能力的訊息。她因為流產而自責，自己所帶來不必要

---

❶ 超感知力（High Sense Perception，HSP）又稱為ESP，指使用正常感官之外的管道接受訊息。
❷ 氣場（Aura）：又名靈光，科學名詞為生物場。古人認為氣場是「能量場」的光，從有生命的物體發出並環繞著此生命體。現代科學則認為，生物場是一層不停振動的生物波形磁場，為生物體（包括單體和構件生物）對所處的生存環境運用量子力學方法的一種描述，包括動、植物生物場。

的壓力妨礙了流產後的復原。我被告知（這部分對我並不容易）她應該至少一個月不要再去看醫生，因為持續接收到應該切除子宮的診斷和催促，讓她的壓力大幅增加。珍妮因為太渴望擁有一個小孩而心碎了。當她離開我的辦公室時顯得較為如釋重負，並表示會好好的思考在這療程中發生的每一件事。

十月時，珍妮再度來訪，她一開始就給了我一個大大的擁抱，還有一首甜蜜的小詩表達感謝。她的醫學檢驗一切正常。她八月時都待在火燒島照顧朋友的孩子們，她持續特定的飲食方式、服用維生素，並且花時間獨處並進行自我療癒。她決定再等待幾個月，然後再度嘗試受孕。一年之後，我得知珍妮產下了一名健康的男嬰。

第二位客戶霍華德在十月的某天來訪。他是我之前曾治療過的瑪莉的父親。瑪莉的巴氏子宮癌曾經檢驗為第三級（癌前狀態），經過大約六次的療程清理後，這幾年來檢測都保持正常值。瑪莉本身是一位護士，她創辦並管理一間護理機構，提供護理人員進修課程資訊，並為費城區域的醫院供應護理人員。她此後開始對我的工作感到興趣，並且經常轉介客戶給我。

霍華德來到我這有數個月了，他是一位退休的藍領階級，與其共處令人感到愉悅。他第一次來到我這時，面色蒼白，心臟還有持續性的疼痛，甚至連走路穿越房間也感到疲憊艱難。第一次療癒之後，他氣色紅潤且疼痛消失，經過兩個月每周一次的療癒，他再次能夠跳舞。瑪莉和我一起工作，我們結合了雙手療癒以及自然療法醫師開立的藥草處方，用以清

除他的動脈斑塊。那一天我持續地平衡並強化他的能量場，他的進步對他的朋友和醫生們而言也很顯著。

當天我見的另一位客戶是愛德，他初次來我這裡是因為手腕的問題。他手臂和手腕的關節越來越脆弱，同時他在性交高潮時也會覺得疼痛。他的背部不好已經有一段時間了，現在的他更加地虛弱了，以至於無法提拿任何東西，甚至連拿幾個碟子都有問題。在第一次療癒時，我向他提出：我從他的能量場「看見」他的尾骨在十二歲的時候曾經受過傷，當時他正苦惱於如何處理青春期開始出現的性慾感受，這場意外減少了那些感受，讓他可以更妥善地去處理它們。

愛德的尾骨因為被往左邊擠壓而動彈不得，無法依正常途徑協助抽送腦脊髓液。這對他整個能量系統造成極大的失衡和弱化。這個退化過程的下一步便是下背部的衰弱，然後是腰部，再來則是上背部。每一次當他因為身體一部分能量流洩而衰弱時，他身體的其他部分會試著補償這個衰弱。他的手臂關節開始負載許多張力，最終手臂撐不住了也變得脆弱了，這整個弱化的過程歷經了許多年。

在這幾個月的時間裡，愛德與我有一段成功的療程。我們首先處理能量流的問題，解除他的尾骨受到的壓迫、重新調整歸位，然後增加並且平衡流經系統中的能量流。他的力量一點一滴的回歸，那天下午他只剩下左手腕些微的無力感。在我照護那個部位之前，我再一次地平衡與強化他整個能量場，然後額外花一些時間讓療癒能量流向他的手腕。

那天我見的最後一位客戶是妙麗，她是一

位藝術家，也是一位知名外科醫生的妻子。這是她第三次和我會面，三個星期前，她出現在我的辦公室，甲狀腺十分腫脹。第一次會面時，我再次使用超感知力（HSP）收集有關妙麗狀況的訊息，我可以看到甲狀腺並非因為癌症而腫大，並且只需兩個療程同時結合醫生給她的處方用藥，甲狀腺腫大就會消失。我發現並不需要動手術。她證實的確已經看過數位醫生，他們給她縮小甲狀腺藥物並表示藥物可以減少一些腫大狀況，但是她仍然需要進行手術，並且可能有機會是腫瘤。手術訂在我們第二次會面後那一周。我給她兩次療癒，中間相隔一周。當她要進行手術時，卻已經沒有開刀的必要了，醫生們感到十分的驚奇。她那天回來是要確認所有一切都已恢復到正常的健康狀況，也的確如此。

這些看似神奇的事件是如何發生的呢？我做了些什麼來幫助這些人？我所使用的程序被稱為雙手療癒、信念療法或者是靈性療癒 ❸。這完全不是一個神秘的過程，也極為簡單易懂，雖然很多時候會顯得相當複雜。這是一個涉及重新平衡能量場的過程，這個存在我們每個人周圍的能量場，我稱為「人體能量場」（Human Energy Field）。每個人的身體都被一個能量場或氣場所包圍並滲透著，這個能量場和健康息息相關。HSP 是以超出人類感官正常範圍感知事物的一種方式。有了它，人們可以看到、聽到、聞到、嚐到和碰觸到一般無法被感知的東西。HSP 是一種不透過正常視力去

「看到」心中圖片的形式。它並非是想像力，有時被稱為靈視力。HSP 揭示了環繞周圍，並且穿透一切事物的互動生命能量場之流的動態世界。我一生中絕大多數的時間一直在與我們所處其中、活躍的能量之海共舞，藉由這支舞，我發現這股能量支持、滋養著我們，並供給我們生命。我們透過它感受到彼此，我們即是它，它即是我們。

我的客戶和學生們問道，我何時第一次看見環繞人們的能量場？又是在何時察覺到這是一項有用的工具呢？有能力察覺到超越人類感官的正常範圍的事情，是什麼狀態呢？我是否有什麼特別，或是可以向我學習？如果有，他們能做些什麼來擴展自己的感知範圍，而這又會為他們的生活帶來什麼樣的價值？為了回答這些問題，我必須從源頭說起。

我的童年很單純，成長於威斯康辛州的一座農場。因為在我居住的區域沒有太多玩伴，我便花了大量時間獨處。我會用上好幾個小時獨自在森林裡，完全地靜止等待著小動物來到我的身邊，我練習著融入周圍的環境中。不過直到很久以後，我才開始明白這些寂靜時光與等待的意義。這些處在森林裡的靜謐時刻，我進入了意識拓展的狀態，而能接收超越一般人類經驗範圍的事物。我記得不用觀看便能知道每一隻小動物的位置，還能感知牠的狀態。當我練習矇著眼睛在森林中行走時，我可以早在觸及樹木之前就感覺到它們的存在，同時我瞭解到樹木比在眼睛可見狀態下還要高大得多。

---

❸ 雙手療癒（Laying on of Hands）：此詞原意在基督信仰中意指按手禮或稱認證禮。使徒或祭司將手按在另一個人的頭上，表示將某一個職位或權柄封賜給對方，也代表引聖靈進入身體裡或象徵靈體的重生。文中譯為「雙手療癒」，是透過雙手將療癒能量導引進入的治療方法。信念療法（faith healing），靈性療癒（spiritual healing）。

樹木有生命能量場圍繞著，我感覺到的就是這些能量場。後來我學習看見樹木和小動物的能量場。我發現萬事萬物都被能量場所環繞，看起來有些類似燭火的光輝。我也開始發現，一切事物都由這些能量場所連結，能量場無所不在。一切事物，包括我，皆活在能量之海中。

對我而言，這並非一項興奮的發現，只不過是自己單純的經驗，就像看見一隻松鼠在一棵樹的枝枒上啃著橡實般自然。*我從未將這些經驗制定為世界如何運作的理論。*我全然且自然地接受這一切，並認為每個人都知道，之後我自己也遺忘了。

成長進入青春期之後，我不再去森林了。我開始對事物的運作原理以及其為何如此呈現而感到興趣。我質疑所追求的一切，尋求規律並去瞭解這個世界的運作之道。

我進了大學，獲得大氣物理學的科學碩士，並為美國太空總署（NASA）進行研究工作數年。後來我受訓並成為顧問。一直等到我做了顧問工作數年後，才開始看見環繞在人們頭部的色彩，並憶起童年在森林裡的經驗。我意識到，那些經歷便是我的HSP或靈視力的起源。那些令人愉快且隱蔽的童年經驗，最終引領我能夠診察並且療癒重症。

當我回顧過往，可以看見我的能力從出生就開始的發展模式。我的人生彷彿受到某些隱形之手，以一步接著一步的方式引導、帶領著，十分類似求學的過程，而這所學校我們稱之為生命。

在森林裡的經驗協助擴大了我的感知；大學的訓練則培養了心智的邏輯思考；顧問訓練讓我的眼睛和心向人敞開；最終，我的靈性訓練（我稍後論及）為我不尋常的經驗提供了足夠的可信度，並打開我的心智接受這些經驗為「真實存在」。然後，我開始創建一個架構來理解這些經驗。慢慢地，HSP和人體能量場成為我生命中不可或缺的部分。

我堅信它們可以成為任何人生命的一部分。為了發展HSP，進入意識的擴大狀態是必要的。有許多方法可行，其中冥想是最迅速為人所知的。冥想可以任何形式下練習，重要的是找到最適合你的形式。在本書的後面我會提供一些建議的冥想方式，你可以從中選擇。我也發現透過慢跑、走路、釣魚、坐在沙丘上觀看起伏的波紋，或者像我兒時一樣坐在森林裡，都能進入意識擴展的狀態。你已經在這樣做了，無論你稱它為冥想還是遐想，或是其他。最重要的是給自己留點時間，傾聽自己，讓不斷在談論著什麼事該做、可以如何贏得爭論、你哪裡有問題……等等的喧鬧頭腦安靜下來。當持續不斷的嘈雜聲被關掉時，一個嶄新、甜蜜和諧的現實世界便會向你敞開。你開始與環境融為一體，正如我在森林中所做的那樣。同時你的個體性不但沒有消失，反而還更強化了。

融入環境的過程，是形容擴大覺知力的另一種經驗方式。譬如，再次以蠟燭和燭焰做比喻。我們通常把自己視為一個有著意識（燭焰）的主體（蠟和燭蕊）。當我們進入擴展的意識程度時，我們意識到自己也像是火焰的光。這光從何而起，火焰又將盡於何處？其中似乎存在著一條線，但是當你更靠近察看時，這條線究竟在哪兒呢？火焰完全地為光所滲透，是因為房間裡的光（能量之海）而非蠟燭

滲透了火焰嗎？如果是的話，那麼來自這房間裡的光又源於何處，來自蠟燭的光又止於何處呢？

根據物理學，蠟燭的光是無邊無界的，可達到無限遠處。那麼，何處是我們的最終的邊界呢？根據我的HSP經驗（由擴大的意識所產生的），根本沒有邊界的存在。我的意識越是擴展，我的HSP也越加擴展，我能夠看到的既存實相即是如此，但早已超出我的認知範圍。當我的HSP越是擴展，便有越多真實事物進入我的視野。最初我只能在事物周圍看見粗略的能量場：只到皮膚外緣一英吋（約2.54公分）左右。當我變得更加熟練之後，我可以看到能量場域從皮膚延伸更多，但明顯地是更為精細或者是更疏鬆的光。每一次我認為自己已經找到了邊界，我的感知又會超越那條線。這條線在哪？我的結論是，以「層次」的方式比較容易定義：譬如說，一層火焰，然後是火焰的光，然後是房間的光。很難去釐清每一條線。要感知越外層，就需要更擴大的意識程度以及HSP更多的微調。當你的意識程度有所擴展，之前看起黯淡模糊的光會明亮起來，邊界也會變得更加鮮明。

隨著我多年來慢慢開發HSP，我也彙整了我的觀察。這些觀察大多發生在我當顧問的那十五年裡。由於曾受過物理學的訓練，當我最初開始「看見」人體周圍的能量現象時，我是相當懷疑的。但既使我閉上眼睛或在房間裡走動，這樣的現象仍然持續著，於是我開始更進一步地觀察它。我的個人之旅因而啟程，將我帶往前所未聞的世界裡，全盤扭轉了我體驗現實、人們、宇宙以及人際關係的方式。

我看見能量場與一個人的健康和幸福息息相關。如果一個人不健康，便會在他的能量場上以一股不平衡的能量流來表現，並且或者停止流動，造成能量淤積，呈現如同變黑的顏色。相對的，一個健康者的能量流會呈現出明亮的顏色，並在平衡的氣場中順暢流動。這些顏色與形式具體的反應了每一種疾病。HSP在醫藥與心理輔導上是極具價值的。運用HSP，我得以精通身體和心理問題的診斷，並且設法解決這些問題。

藉由HSP，你可以看見心身疾病（Psychosomatic）的形成機制。 HSP揭示大多數疾病如何在能量場開展，然後經由時間與生活習慣傳送到身體上，成為一種嚴重的疾病。許多時候，這個疾病的源頭或啟動這一進程的原因，和心理或生理上的創傷有關，或是這兩者的組成。既然HSP揭示了疾病是如何開始的，也揭示了如何扭轉這種疾病的進程。

在學習看見能量場的過程中，我也學習了如何與它有意識的互動，如同與其他我也能看見的東西互動般。我可以巧妙運用自己的能量場來跟他人的能量場互動，很快我又會重新平衡不健康的能量場，如此這個人便可能重返健康狀態。此外，我發現自己能接收到顧客疾病來源的訊息。這些訊息像是出自於一個智力更高於我的來源，或者出自於平常我認知為自我的那個部分。這種接收訊息的過程俗稱為「通靈」（Channelling）。當我重新調整客戶的能量場時，通靈的信息會以話語、概念或象徵性的圖片等形式進入我的腦海裡。每當我這麼做時，都會處於意識轉變的狀態中。

因此，我在配合使用HSP接收訊息（譬

如，通靈或靈視）的作法上更為熟練了。我能夠將所收到的，無論是在腦海中一張象徵性的圖片、一個概念或是直接的口頭訊息，與我在能量場中所見的做連結。例如，在一個案例中，我直接聽到「她有癌症」，而我看到她的能量場存在一個黑點。這個黑點在大小、形狀和位置，與之後用CAT掃描❹的結果相呼應。

配合使用HSP並接收訊息的作法變得十分有效益，而我也在描述每個客戶的症狀上有非常高的精準度。我在連續的療癒過程中，也收到像是客戶應該採取何種自我協助行動的訊息，通常是需要持續超過幾個星期或幾個月的系列療程，這取決於疾病的嚴重性。療癒的過程包括重新平衡能量場、改變生活習慣，並且處理造成疾病的初始創傷。

我們在處理疾病時，必須探究更深一層的含義。我們要問，這個疾病對我而言意味著什麼？我可以從這個疾病學習到什麼？疾病可以簡單被視為來自身體的消息，對你訴說著，「等一下，有些不對勁了。你沒有在傾聽完整的自己；你忽略了對你來說很重要的東西。是什麼呢？」我們需要以這種方式找出疾病的根源，可能來自心理層次或感覺層次、理解層次或僅僅是個人存在狀態上的改變，可能並沒有被自己覺察到。恢復健康需要更多個人化的工作和轉變，而非只是簡單地遵循醫囑吞服藥丸。若是缺乏個人的轉變，最後仍會創造出另一個問題來引導你回到最初導致疾病的問題根源。我發現「找出源頭」即是關鍵，而要處理源頭通常需要一項生活上的改變，這個轉變最終能導引個人的生活與其存在核心有更多的連結，並導引我們前往自己更深層的部分，那個部分有時也被稱為高我或內在的神性火花。

---

❹ CAT（電腦化軸局部X射線檢法掃描）：縮寫名稱CAT 掃描或CT掃描。可產生體內器官和身體構造的三次元影像，協助定義身體內正常和不正常的結構，幫助正確引導醫療工具的位置或治療的檢驗步驟。

2
如何使用本書

本書主要是寫給對自我瞭解、自我探索，以及橫掃這個世紀的新療癒方式——「雙手療癒技術」有興趣的人。這本著作將深入說明人體氣場及其與心理或生理療癒過程中的關連性，介紹一種使人邁向健康與成長的生活方式的全面性觀點。本書也是爲健康照護專業人員、治療師、神職人員，以及想有更好的身體、心理以及靈性健康的人而撰寫的。

如果你希望學習自我療癒，這本書將成爲一種挑戰，因爲自我療癒就意味著自我轉化，任何疾病，無論是心理的或身體層面的，都將引領你踏上自我發掘與發現的旅程，也將徹底改變你的人生。這本書是自我療癒之旅以及療癒他人的指南。

對於任何一種健康照護領域的專業療癒師而言，本書可作爲長期使用的參考書；對學生們來說，這本書可在有經驗的療癒師帶領下作爲課程教材。每一個章節結尾都列出了問題，我建議學生作答時不要回頭翻看課文，這表示要先研究課文才做練習題。這些練習不只聚焦於療癒和觀察技巧，也包括自我療癒和自律。

這些練習用來平衡你的生活並靜下心念來擴大感知能力。本書並非療癒課程的替代品，而應當使用在課堂上或作爲療癒課程的預習。

不要低估了成爲能感知能量場以及在能量場上工作的專家所需的工作量。你會需要實務操作經驗，並由合格的治療教師檢查驗證你的經驗。感知人體能量場（HEF）不僅需要學習和練習，也需要個人的成長。內在的轉變將增加你的敏感度，你才得以學會分辨出內在雜音，以及只能經由安靜的心才能感知接收到的精微訊息。

另一方面，如果你已經開始能察覺到超出正常感官範圍外的世界，本書可以成爲這些經驗的佐證。雖然每個人的經驗都是獨特的，但是感知能力的擴展或被稱爲開啓通靈的過程中，也會出現普遍的共同經驗。這些佐證將會在一路上鼓舞著你，讓你知道，你並不是瘋了。在某些地方也有人聽到了聲響，並且看到原本沒有的亮光。這些都是在你生命中，或許以一種不尋常卻是最自然的方式發生奇妙轉變之開端。

大量證據顯示，現今有許多人正將一般五種感官擴展到超感官的層次。大多數人在一定程度上都具有HSP，且不一定察覺到這部分。其中大多數可以藉由認眞的投入和學習來進一步地發展它。這是可能的，意識的轉變已經發生，越來越多的人正在發展一個新的感官，接

收不同或可能是更高頻率的訊息。我做到了，你也可以。這個發展對我來說，是一種緩慢的、自然的過程，引導我進入新的世界，並且幾乎全面地改變了我的個人實相。*我相信，發展HSP的過程是人類自然進化的步驟，將引領我們進入下一個發展階段，因為我們獲得了新的能力，因此必須竭盡能力真誠待人。*因為我們的情感和個人實相將無法隱藏，它們已經自動地透過能量場進行交流了。一旦每個人都學會察覺到這項訊息，我們將會比現在更加清楚地看到並相互瞭解彼此。

比方說，當有人真的很生氣時，你很容易就知道。使用HSP，你將會看到一層紅色的薄霧圍繞著那個憤怒的人，並且發現他在更深的層次上所發生的事，不僅把重點放在目前憤怒的原因，還涉及到童年的經驗及其與父母的關係狀態。在紅色薄霧下會出現一種傳達出沉重悲傷的灰色、黏稠液狀的物質。透過專注於灰色物質的本質，你甚至可能看見導致這根深蒂固痛苦的童年場景。你也將會看見憤怒是如何傷害著身體。你會看到此人對某些情境習慣性地以憤怒回應，雖然在那些情況下大哭一場可能反而比較有助於釋放並找到解決之道。使用HSP，你可以接收訊息來幫助這個人放下、連接到更深層次的實相，並幫他找到一個解決方法。然而，在另一種情況下，你可能會看到的憤怒即是為了療癒這個情況所必須的表達。

一旦有過這樣的經驗，每件事都改變了。生命開始以毫無預期的方式開始轉變。我們理解其中的因果關係，看見思想影響著我們的能量場，並且反過來又影響了身體和健康；接著，我們發現可以重新主導人生和健康、發現

可以透過這個能量場創造自己的實相經驗。我們的創造透過人體能量場這個媒介發生，然後，人體能量場成為關鍵，瞭解我們如何創造實相，以及如果我們想要的話，可以如何改變實相。人體能量場成為我們抵達內在最深處的存在本質之媒介，成為我們與靈魂、與內在的生命、以及存在於每個人內在的神聖火花之間的橋樑。

當我引領你進入HSP與人體能量場的世界時，我想鼓勵你改變對自己的認同「模式」。你會看到你的行動和信念系統如何影響和創造實相，可能是往正面的方向，也可能是往負面的方向。一旦你看到這一點，便能察覺自己具有改變生命中所不喜歡的事物以及提升喜歡事物的力量。這需要很多的勇氣、自我追尋、努力和誠實。這不是一條簡單的途徑，但無疑是值得的。本書將會協助你看見那條途徑，不僅是透過重新定義你與健康的關係，也透過重新定義你和整個人生以及宇宙的關係，規律地給自己一些私人時間去體驗這段新關係。讓自己成為將光亮擴展至宇宙的燭火。

我將本書劃分為幾篇，主要聚焦於人體能量場的相關資料，以及人體能量場與你的關係。正如你已讀到的，第一個部分是關於氣場在你生活中的重要性。這個長久以來為神秘主義者所描述的現象和你有何關係？適用於你生活中的哪裡？它是什麼？如果存在的話，要如何運用它呢？案例記錄表示，這種現象的知識可以改變我們瞭解現實的面向。例如，珍妮意識到在她能夠生兒育女前需要先花一段相當的時間來療癒自己。珍妮把她的健康和人生交到自己的手中（即便始終都是在自己手上），並

且將一個可能發生的不愉快的未來，轉變爲她更想要的、較爲快樂的未來。這種知識可以帶領我們進入一個更美好的世界；一個因爲深刻瞭解而誕生愛的世界；一個因爲這樣的瞭解，繼而化敵爲友、四海一家的世界。

第二篇更明確地討論能量場現象。將從歷史觀點、理論科學和實驗科學來描述此現象。在徹底闡述之後，接著我便會從個人觀點來解釋人體能量場，這是一個綜合了實際觀察以及整合其他文獻結論的觀點。並從這項資料發展出人體能量場用於心理和靈性療癒工作的模式。

第三篇介紹了我所發現的人體能量場與心理動力學之間的關係。即便你可能對心理治療或個人過去的歷程不感興趣，但你會發現這個部分對於自我探索十分具有啓發性。它將幫助你瞭解的不僅是驅動你生命運轉的動力，還有運轉的方式。這些資料對於那些想超越一般心理和身體心理治療的束縛，拓寬視野，進入人類、能量和靈性實相的世界的人來說，十分有用。這些章節提供一個特定的參考架構，將人體能量場的現象納入實際的心理動力學。同時也呈現了諮商的過程中所繪製人體能量場的圖片。本章將引領對自我探索有興趣者進入一個新的領域，介紹能量場在日常生活中互動的實況，呈現其嶄新且更深一層的含義。讀完本書之後，你可以找到確實可行的方法，將能量場的動能運用於親人、孩子和朋友之間。這將有助於你更瞭解辦公室中一起共事的人之間發生了些什麼。其中部分內容頗爲技術性，一般的讀者可能想略過這些資料（第十一、十二、十三章）。或許當你在人體能量場的運作上出

現更具體的問題時，可再回頭閱讀這些章節。

本書的第四篇，論及提高我們感知範圍的整體議題——在個人層面上、在實作層面，以及在更廣的層面改變我們所居住的社會。我清晰解釋了可以擴展感知的領域、每一個領域所擴展的經驗以及如何做到。隨著人類群體邁向這些變遷，我也提供了一個理論架構置放這些經驗及其對人類的廣泛意義。這些變遷不僅僅影響個人，也同時改變了人類的生活結構。

第五篇論及靈性療癒的過程。我稱之爲「靈性療癒」，是因爲它一直和我們與生俱來的靈性本質相連。這個篇章將呈現有關人體能量場的療癒經驗和技術，並以插圖說明療癒過程中能量場所顯示出來的變化。本篇清楚地說明了人體能量場中不同層面的療癒技巧。結合第四篇提及的超感知資訊以及療癒，療癒師得以非常有效益地爲自己和其他人展開療程。

由於這些技術多半不易學習，你可能必須透過上課來研習。這些書面說明可以協助學生熟悉這個主題內容，但不表示書面說明可以教導技術。在你還不熟練時，必須從某個知道如何進行療癒的人那裡獲得個人指導。讓一位合格的治療師驗證你的經驗是非常重要的。成爲一位專業的治療師需要大量的教學、實作和個人工作的訓練。每一個真的希望成爲專業療癒師和通靈者的人，如同任何其他行業，都需要學習和練習，以發展你的技能。我相信有一天，在不太遙遠的未來，將會有「雙手療癒」和「通靈」的認證培訓計劃。如果你現在想成爲一名職業療癒師，你必須找到一位專家然後成爲學徒。

第六篇提供一位個案——大衛進行療癒的

詳細研究。他在自己的療癒中扮演了主動療癒的角色，呈現出個案如何變成療癒師的過程。第六篇著重於實際的自我療癒方法，並向那些想進一步練習療癒的人提供重建生命中的健康和平衡的引導，以及如何維持的建議。本篇也將講述成爲治療師的個人發展階段，與在這些階段會引發的一些疑問，如：健康的定義？而誰才是療癒師？

3
訓練、指引的發展和注意事項

　　我認爲一位療癒師擁有許多技巧訓練是很重要的：諮商方法、解剖學、生理學、病理學、按摩技術，還包括一些針灸、順勢療法、營養學和草藥治療的知識。無論是由療癒師或其他醫護專業人員來進行，這些其他的輔導方法也幾乎總是與雙手療癒結合。療癒師必須具備這些方法的知識、瞭解如何相互配合，使療癒能夠完整，也能夠與其他和個案有關的人溝通。療癒師也可能成爲建議其他保健方式的管道。療癒師需要知道解剖學和生理學，以幫助解釋其接收的訊息。總之，療癒師應該能與其他醫療專業人員合作，致力幫助客戶療癒自己。

　　我的學經歷包含一般的物理學學士和州立大學大氣物理碩士學位。我爲 NASA 進行了五年的氣象衛星儀器研究。完成了兩年的生物能量療法❶諮商、一年的按摩治療、兩年的解剖學／生理學、兩年的改變意識狀態的修習（特別是深度放鬆的技巧）、一年的順勢療法、三年的核心能量療法訓練、五年的道途工作助教訓練（Pathwork Helpership Training），以及多年來向全國各地的多位治療師以自學或工作坊形式學習。我也以個別和團體方式爲人們及其能量場實際工作超過十五年。由於我已經是執業的諮詢師，有固定接受治療預約的方式，人們只需和我訂下會面時間即可。但越來越多人要求療癒而非一般治療，諮商工作也慢慢地轉變爲療癒工作。最終，我不得不將心理諮商留給其他專攻此道的人，只接受前來要求療癒的個案。

　　在這些年裡，我也參與各種測量人體能量場的實驗。當種種準備完成後，而我覺得夠資格從事能量療癒時，我便在紐約市執業並開始開班授課。

　　正如要做好任何事情一樣，成爲療癒師不是一件容易的任務，同時需要與技術相當的靈性訓練。療癒師必須通過自我啓發的測試，挑戰自己個性的弱點，並發展個人創造的目標、渴望和意圖。療癒師可能會感覺這些試煉是外來的，但事實上並非如此。療癒師創造了這些試煉，用來看自己是否已準備好，並且能夠處理在邁向療癒師之路時，在其能量系統中發展

---

❶生物能量療法（Bioenergotherapy）：簡稱 BET。生物能爲存在於所有生物中的生物電流，這些能量被認爲可以溝通身體的每一個細胞及區域，也在體外形成電磁場。生物能量療法可調節、維持體內與外部能量場的能量點間流動平衡，促進整體健康，有助於促進身體和大腦之間的整合連結，並通過控制能量區域誘導生理改變。

出來的能量、力量和清晰度。這股能量和力量必須與「正直、誠實和愛」結合使用。因為每個行動總是帶著原因和結果，你會一直得到你所付出的，這就是所謂的因果業力。當你是一位療癒師時，能量經由你流出的越多，你的力量也越大。如果將力量使用於任何負面事物，最終，你將經驗到同等的負面回報。

隨著我的人生開展，我越來越能夠感覺到有一隻看不見的手在引領著我。最初，我若有似無地感覺到它。接著，我開始看見猶如幻影般的靈性存在。然後，我開始聽到祂們跟我說話，感覺到祂們的觸碰。現在，我能接受我有一位指導靈。我可以看得到、聽得見，並且感受到祂。「祂」說，祂不是男性或者女性；「祂」說，在祂的世界裡沒有性別之分，並且在祂這個層次的存在體皆為一體。「祂」表示自己名為黑元（Heyoan），意為「亙古以來低語著真理的風」。祂慢條斯理地向我作自我介紹。

我們的關係隨著我的理解力被引導到更新的層次而與日俱增。你將會看到這段關係隨著我們一起經歷這段冒險而建立。有時，我稱之為隱喻。

在本書中，我將會和你分享一些顯著的指引與其力量的範例。在此，我想向你們指出其單純性及運作方式。

最簡單的一種指引其實每天都會出現，而且會以令人不太愉快的方式多次造訪我們。黑元說，如果我們聽取指引並跟隨它，我們就會很少生病。換句話說，傾聽你所感覺到的不舒適，可使你回歸平衡並因此健康。這種不適，可能以身體形式呈現，例如身體的不適或疼痛；也可能以任何層次——情緒、心智或精神面呈現。這樣的指引可能存在於你生活中任何領域裡。

黑元問道，「你的身體／生活中哪裡出現了不適？你知道這個不適有多久了？它正向你訴說了什麼？而你又曾對它做了什麼樣的處置呢？」

如果你誠實回答這些問題，你會發現你是多麼漠視這個讓自己得以保持健康、快樂和聰明的最佳工具。任何在你身體／生活中的不適，都是關於你如何與真實自我失去和諧的一種直接訊息。

以如此簡單的方式依循你內在的指引意味著：累了就休息、餓了就吃飯，當身體需要時，攝取它所需的。這表示去關注或去改變會困擾著你的生活情境。你要如何安排規劃你的生活，才能做到呢？並非那麼容易，不是嗎？

當你透過傾聽這些不舒適所帶來的內在訊息，更能去留意你的個人需要時，你會變得越加平衡和清晰。這將會為你帶來更多的健康。有意願的練習傾聽，也將使你進入直接的言語指引現象。你可能從接收很簡單的口頭指令開始，這個指令來自內在之聲——一種你從自己內在聽到的聲音，但可識別出是超出於自己的。學習貫徹指引有兩個要點。首先，在你夠資格為其他人接收訊息之前，你需要練習為自己接收指引訊息。其次，訊息或指令可能非常簡單，乍看之下似乎完全不重要。事實上，依循任何一個指引可能看起來像是在浪費時間。我後來才知道這其中有它的道理。之後，一個專業的通靈者在接收有關別人的生活，或者特定疾病訊息等重要資訊時，也會收到不具任何

意義、或似乎無關緊要，甚或是完全錯誤的訊息。大部分可能是因為心智頭腦運作的緣故。從一個清楚管道所傳遞的訊息，往往是超越通靈者理性的心智所能夠理解的。這些時候，通靈者需要很多經驗去記得之前不具意義的訊息出現時的狀況，直到當所有訊息都進來後，才能證明信息是十分有用且可以理解的。我發現在進行為時至少一小時的療癒和通靈時，我是以一種非線性的方式在接收訊息，慢慢地創造一幅可以理解的畫面，這比一個基於理性或線性的模式能提供更多訊息。

如果你用心去看，你將會開始認出貫穿生命之更大格局的指引。為何事件一個接著一個？你如何對待每個到來的機遇？我最初受訓成為物理學家，然後成為諮詢師，再成為一位療癒師，這些全非意外。所有的訓練都是為了我一生志業而準備。物理學的訓練，提供一個檢查氣場的背景架構；諮詢訓練，提供了瞭解心理動力與氣場中的能量流之間的關係背景，也給了我許多觀察人體氣場的機會。沒有這些經歷，我便無法彙整這些資料。當我還在NASA時，完全沒有想到正接受著療癒師的訓練。我不但沒聽過這類事情，也對疾病興趣缺缺。我只對這世界運作的方式、是什麼讓它起了作用而感興趣。我四處遍尋答案。尋求明白的渴望成為引領了我整個生命最強大的原動力之一。你的渴望是什麼？你所嚮往的是什麼？無論是什麼，它將會帶領你朝著所需的下一步前進，以完成你的工作，即使你還不知道那是什麼。當一件事物確實地呈現在你的眼前且聽起來妙趣橫生時，盡你所能的去做吧！這便是指引。讓自己與生命之流自在起舞。若非

如此，你會阻礙指引的發生和進展。某些時候我的指引會較其他時候更為明顯。它已帶領著我穿越多次的艱難時刻，其中一次的經驗特別美麗且深刻。當時我是華盛頓特區的一位諮商師，在給予療程時，我開始看到所謂的「*前世*」。我看到我的個案處於另一個完全不同的時代與環境。無論場景如何，總是在某種程度上和他此生的境遇有關聯。舉例而言，一個怕水的女人曾在另一世溺水而死。她在今生也有請求他人協助的困難。在她溺水的那一世，當她從船上掉下來時，沒有人聽見她大聲呼救。這項性格上的困境已經超過對水的恐懼，干擾了她現在的生活。然而，我不知道該如何正確地處理所有的相關信息。我開始祈禱指引。我需要一個可靠的人或一群人，能夠以專業的方式來處理這方面的訊息。

某個夜晚當我在馬里蘭州的阿薩蒂格島海灘上露營時，我得到了回應。那是一個雨夜，所以我不得不在我的頭和睡袋上覆蓋一塊半透明的塑料篷布。半夜時，我聽到有人叫我的名字，於是我醒了過來。那聲音十分清楚。「這裡杳無人煙。」我凝視著灰濛濛的天空，並在心裡想著。然後，我突然發覺到自己凝視著覆蓋在頭上的那塊塑料篷布。我用手一掃，將篷布推開後再度躺下，以全然敬畏的心看著上方那片無垠星空。我聽到天體的樂音越過穹蒼，星星一顆接著一顆地唱著。我把這些經驗視為祈禱的答案。不久之後，我找到腓尼基的道途工作中心（Phoenicia Pathwork Center），在我人生接下來九年多的時光中，我接受釋譯前世資料所需的訓練並獲得其它超感官的訊息。

當在紐約市諮商執業的時間到來時，我心

知肚明，因為做這件事的內在推力是如此地強烈。辦公空間是現成的，我也想要生命有個轉變，所以我透過書寫徵詢指引。我接收到一個明確的肯定，繼而向前邁進。我慢慢地被引導從諮商工作走向療癒。這些如前所述「自動地」發生了，人們很自然的前來尋求我為他們做療癒。接著我收到直接的口語指引，我停下工作並專注在教學和撰寫這本書，以便能接觸更廣大的受眾。遵循這些改變並不容易。每項新的改變都挑戰著我，好像我建立一個「安定」的生活，就又到了該改變的時候，並因此再度成長。下一步是什麼，我真的不知道，但我知道這一路上的每一步都將獲得引領。

每個人的性格中都有一個小孩。大家還記得成為一個孩子是怎樣的，去感覺孩子內心的自由，並體驗簡單的生活方式。這個內在小孩非常明智，感覺自己和所有的生命是一體的，毫無懷疑的知道愛是什麼。隨著我們長大成人，試圖只以理性的頭腦生活時，這個內在小孩便會被埋沒。這限制了我們。你需要恢復內在小孩充滿愛與信任的智慧，才能發展出接受和依循指引的能力。我們皆渴望自由──透過內在小孩我們將獲得自由。在允許你的內在小孩有更多的自由之後，便能讓你的成人人格和內在小孩開始對話。這項對話將使你個性中自由和充滿愛的部分，與成熟成人的部分完美整合。

從這本書的字裡行間，你將會聽到孩子和治療師、諮商師、物理學家的對話。這將有助於你鬆開僵固的實相並擴展你的經驗。這段對話是通往奇蹟之門，從你自己的內在尋找它並且培育它。

我們在夢中、透過直覺接受靈性導師的指引。最終，如果我們聆聽的話，他們會直接向我們述說，或許先透過書寫然後透過聲響、聲音或者念頭。這些導師們對我們充滿愛和尊重。這一路上的某些時刻，你也可能和我一樣能夠看到他們，或直接與他們溝通。這將改變你的生活，你會發現此時此刻，你充分且全然地被愛著。你應得並且值得這份愛。你值得在你的生命中擁有健康、幸福和滿足。你可以創造它。你可以一步接著一步，學習改變你生活並使其豐盛的步驟。達到圓滿的途徑有許多條，請求引導告訴你，你應往何處去，或現在需要依循哪一條路徑，然後你將獲得指引。無論你是否正在經歷致命的疾病、婚姻困難、意志問題、沮喪，或正在任何工作領域的困難處境下掙扎──當下你就可以轉變，就在此時此刻。找回你最深的渴望，以及你能給予自己與他人的最高至善。只要尋求幫助，你的請求將獲得回應。

回顧第三章

1. 一位療癒師需要何種技術訓練？原因為何？

2. 在你生活中最簡單的指引形式是什麼？

細思糧（Food For Thought）

3. 在你生活中較為深刻的指引經驗是什麼，它們對你的生活又有什麼影響？

4. 你遵循指引的狀況如何？

5. 你有意識的傾聽或為自己尋求指引嗎？進行的頻率如何？

第二篇
人類的氣場

「奇蹟的發生並不違反大自然，只不過違反了我們目前所認知到的大自然。」

聖・奧古斯丁（St. Augustine）

【引言】
個人經驗

隨著我們允許自己發展出新的敏感度，藉此開始看見全然不同的世界。我們開始對從前似乎是次要的經驗給予更多的注意力。我們發現自己使用新的語言表達新的經驗。諸如「氛圍不太好」，或者「這裡的能量很棒」等用語成為家常便飯。我們開始對某些經驗賦予注意及更多的信任，如與某個素昧平生的人會面並即刻出現喜歡或不喜歡的覺受。我們喜歡他的「氛圍」。而當有人盯著我們時，我們察覺並查看是誰在看。我們可能出現有事要發生的感覺，然後它便發生了。我們開始聆聽直覺。我們「知道」事物，但並不總是知道我們是如何知道的。我們感受到一個朋友正處於某種感覺中或需要某些東西，而當我們伸出手滿足那個需求時，發現我們是正確的。有時處在與某人的爭執中，我們可能會覺得好像有什麼東西正在拉扯我們的太陽神經叢，或者可能會覺得「刺痛」。我們可能感覺好像胃被打了一拳，亦或感覺起來像有人把黏稠的糖漿倒在我們身上似的。另一方面，我們有時會感到被愛包圍、被輕輕撫觸著，沐浴在甜美、充滿光和祝福的海洋中。所有這些經驗都在能量場中真實存在著。有著堅實具相的舊世界，被不斷移動、像海一般不斷變化流動的放射能量所包圍和滲透著。

在我多年來的觀察裡，看到了人體氣場中對應這些經驗的能量形式，由環繞且滲透能量場中、可觀察及可測量的物體所構成。當有人被情人苛刻的對待時，透過靈視也可以同樣看到那苛刻的能量如「箭」一般呈現。當你覺得好像有什麼東西正在拉扯你的太陽神經叢，通常便是如此，而且可以透過靈視看到。我可以看得到它，如果你跟隨自己的直覺並發展你的感知，最終你也可以看得到。

現代科學家已得知世界的動態能量場，這有助於發展此種更高的感知力。它可以幫助我們移除頭腦中障礙，使我們看到我們也受到所有宇宙規則的支配。現代科學告訴我們，人類這個有機體不僅僅是分子的物理結構，如同所有事物一樣，我們也是由能量場所組成。

我們正走出靜態固體形式的世界，轉而進入一個動態能量場的世界。我們也像大海一樣潮起潮落，不斷地變化著。身為人類，我們應該如何處理這樣的訊息呢？我們適應它。如果存在這樣的現實，我們體驗它。而科學家們正在學習測量這些微妙的變化。他們發展儀器來偵測有關我們身體的能量場，並且測量其頻率。科學家們用心電圖（ECG）測量從心

臟發出的電流，用腦波儀（EEG）測量大腦的電流，用測謊儀測量皮膚的電極電位。現在甚至可以使用一種稱爲超導量子干涉震動磁量儀（SQUID, the superconducting quantum interference device）的靈敏裝置測量環繞人體的電磁場。該項設備在測量周圍的磁場時，甚至不用接觸到人體。紐約大學的塞繆爾·威廉姆森博士（Dr. Samuel Williamson）指出，超導量子干涉震動磁量儀相較於腦波儀，可提供更多大腦功能狀態的訊息。

隨著醫學日漸仰賴這些精密儀器測量出自身體的生理脈衝、健康與疾病，乃至於生命本身，這些也逐漸以能量脈衝和模式的觀點被重新定義了。早在一九三九年，耶魯大學（Yale University）的H·布爾博士（Dr. H. Burr）與F·諾斯羅普博士（Dr. F. Northrop）就發現，透過測量植物種子的能量場（他們稱之爲L或生命場），可得知從這顆種子生長出來的植物其健康程度。他們發現透過測量青蛙卵的能量場，可以辨別青蛙的神經系統未來的位置。另一個針對女性排卵時間的測量，則提出了新的節育方法。

在一九五九年，威廉瑪麗大學（William and Mary University）的李奧納·瑞維茲博士（Dr. Leonard Ravitz）指出，人體能量場會隨著一個人的精神和心理穩定度而波動。他認爲有一個對應思想程序的能量場存在，而且這個思想能量場的振動引起了身心症狀。

一九七九年，雪城紐約的上州醫學院（Upstate Medical School）的科學家羅伯特·貝克爾博士（Dr. Robert Becker），繪製了一個複雜的身體電場，其形狀與身體和中樞神經系統相似。他將這個電場命名爲直接電流控制系統，並發現它會隨著生理和心理變化改變形狀和強度。他還發現，通過這一個電場的移動粒子，其大小與電子相同。

前蘇聯科學家維克多·伊紐辛博士（Dr. Victor Inyushin），從一九五〇年代以來便在俄羅斯的卡那爾大學（Kazakh University）進行大規模的人體能量場研究。根據這些實驗的結果，他認爲存著在一個由離子、自由質子和自由電子組成的「原生質」（bioplasmic）能量場。由於這有別於其他四種已知型態：固體、液體、氣體和等離子體，伊紐辛博士指出原生質能量場是物質的第五種形式。他的觀察顯示，原生質的質點在細胞的化學過程中不斷更新且持續運動著。在原生質中似乎呈現出一種相對穩定的正向和負向平衡。如果在這種平衡中出現一個劇烈的轉變，便會影響有機體的健康。伊紐辛發現，儘管原生質正常穩定，仍會有相當數量的能量放射到空氣中，並且能夠在空氣中測量到一群已脫離有機體、移動的原生質質點。

因此，我們已經進入了生命能量場、思想場和原生質形式移動並流經身體的世界。我們已成爲振動、放射的原生質本體！但是，如果查看文獻，會發現這並非新鮮事。人們早就知道了這個現象，不過是在這個時代重新再發現。只是有一段時間不爲西方世界大眾所知或被拒絕罷了，這段期間科學家們全神貫注於物質世界的知識。而隨著這方面的知識發展，以及牛頓物理學讓位給相對論、電磁和粒子理論，我們越來越能看到科學的客觀描述和人類主觀經驗世界之間的連接。

4

我們如何看待自己與實相，
以及西方科學觀點間的相似之處

我們是西方科學傳統的產物，這點遠超過我們所想承認的。我們思考的方式和許多自我定義，都基於物理學家用來描述物質界的相同科學模型。本章節提供簡短的歷史，指出科學家們對物質世界描述的轉變，以及這些描述如何對應我們自我定義的轉變。

重要的是，記住西方科學方法的工作方法就是找到數理和實證之間的一致性。如果沒有發現一致性，那麼物理學家將尋找另一種理論，直到對某一組現象同時能找出數理上與實證上的證明為止。這使得西方科學方法在實際應用上成為一個強而有力的工具，並造就許多偉大的發明，如電力的使用，以及次原子現象在醫學上的採用，如X射線、CAT掃描儀和雷射等。

在知識進展的同時總是會發現到新的現象。很多時候，解釋這些新現象時所引用的理論卻無法描述它們。我們必須提出更新的、涵括範圍更廣的理論假設。通常會基於舊有的知識上，新的實驗被設計和執行，直到實驗結果和數理證據達成一致，新的理論便會成為被接受的物理定律。在尋找新的方式來描述新現象的過程中，總會擴大我們的視野，挑戰現今關於物質實相特性的狹隘思考。接著我們會將新的想法結合到日常生活中，並開始以不同的角度去看待自己。

這章將呈現出，科學的現實觀點支持我們是由能量場組成的想法。事實上，科學界的發展還不止於此，它已經進入了一個我們才剛開始經驗的層面，那就是宇宙全相觀。在這個宇宙之中，萬事萬物都與整體的實相經驗交互相連、相應一致。但首先讓我們回顧一段歷史。

牛頓物理學（Newtonian Physics）

一直以來，我們對自我的定義（主要是無意識的）大多是基於幾百年前的物理學，直到最近，東方宗教才開始對我們的文化有較大的影響。在這裡指的是，我們堅持把自己視為一個實在的物體。宇宙是由堅實的物體所組成的這個定義，主要是在十七世紀末和十八世紀初由艾薩克·牛頓（Isaac Newton）和他的同事們所提出的。牛頓物理學在十九世紀被加以延伸，將宇宙描述為以原子為基礎的組合體，而這些牛頓物理學的原子，則被認為是由堅實的物體所組成的——由質子和中子構成的原子核，加上圍繞著原子核旋轉的電子，如同地球

圍繞著太陽轉動般。

牛頓力學成功地描述星體運行、機械設備以及流體連續運動。而牛頓力學機械模型的巨大成功，讓十九世紀初的物理學家認為，宇宙確實是一個根據牛頓定律來運轉的龐大機械系統。這些定律被視為自然界的基本規律，並且牛頓力學被認為是自然現象的終極理論。這些定律堅守著絕對時間和空間的看法，並認為物理現象在本質上是嚴謹的因果，所有的事物皆可被客觀的描述。所有的物理反應皆有一個物理上的起因，如同撞球在檯桌上相互碰撞般。當時還沒有人知道能量和物質的相互作用，例如收音機接收不可見的無線電波然後播放音樂，也沒有人發現實驗者本身會影響實驗的結果──不僅在心理實驗中是如此，在物理實驗中也是如此，如今這些已獲得物理學家的證實。

這項觀點對於那些喜歡將世界視為堅固、不變的，且有著一套清楚、明確的規則來掌管運行的人來說，十分舒服安穩。我們日常生活中仍有大部分依循著牛頓力學而運作。除了電氣系統，我們的家園是很「牛頓的」。我們以機械的方式去經驗我們的身體。我們以絕對的、三度空間和線性時間來定義大多數的經驗。我們都擁有時鐘，需要時鐘來繼續我們的生活，因為我們大部分的生活已被線性的方式所架構。

當我們為日常生活奔波，努力「準時」時，容易把自己視為機械，並忽視人類內在更深層的經驗。詢問任何人，宇宙是由什麼組成的，他或她最有可能用牛頓的原子模型（電子圍繞有著質子和中子的原子核而旋轉）來形容。然而，如果延伸字面意義來看，這一個理論將我們置於相當困窘的處境，讓我們覺得自己是由一群繞著彼此打轉的微小乒乓球所組成。

場論（Field Theory）

在十九世紀初，發現了無法用牛頓物理學來論述的新物理現象。電磁現象的發現和研究引導出一種場（Field）的概念。「場」被定義為，具製造「力」的潛力之空間狀態。舊的牛頓力學將帶正負電的粒子，如質子與電子的交互作用，解釋為兩種粒子相互吸引。然而，邁可‧法拉第（Michael Faraday）和詹姆士‧克拉克‧麥克斯威爾（James Clerk Maxwell）發現用場的概念來解釋會更為恰當，他們認為每個電荷會在它周遭的空間中產生一種「干擾」或「狀態」，存在於同一個空間中的其他電荷會因此感覺到一股力量。於是一個新的概念誕生了：宇宙充滿了場，這些場創造出彼此互動的力。終於出現一個可以解釋這種藉由言語和視線之外的方式，以遠距離影響彼此能力的科學架構。我們都有過拿起電話，在對方說話之前就知道他是誰的經驗。當孩子遭遇到麻煩時，母親經常會知道，無論孩子人在哪裡。這些經驗可用場論來解釋。

過去十五到二十年間（場論被提出的一百年後）❶，大多數人才剛剛開始使用這樣的概念來描述人際間的互動。我們才剛剛開始承認

---

❶本書原文第一版出版於一九八七年。

我們是由場域所組成。我們不用看到或聽到，就能感覺房間中其他的人（場的互動）；我們談到好的或壞的感應、傳送能量給其他人，或者解讀彼此的想法；我們立即知道是否喜歡一個人、會與其和睦相處，還是發生衝突。這種「知」，便可以用場的互動和諧與否來做解釋。

相對論（Relativity）

　　一九○五年，愛因斯坦發表了特殊相對論（Special Theory of Relativity）❷，瓦解了牛頓世界觀點中所有主要的概念。根據相對論，空間並非三個維度，且時間也不是獨立的實體。兩者緊密相連，形成一個四維「時空」的連續體。因此，我們無法只談空間不談時間，反之亦然。此外，並沒有通用的時間流，即時間不是線性的，也不是絕對的。時間是相對的。也就是說，如果兩名觀察者以不同的相對速度進行移動，他們會依時間將所見事物作出不同的排列。因此，所有涉及空間和時間的測量都會失去其絕對的意義。時間和空間變得只是用來描述現象的元素。

　　根據愛因斯坦的相對論，在一定的條件下，兩名觀察者甚至可看到兩個事件以相反的時間順序出現；舉例而言，一號觀察者看到事件A將會發生在事件B之前，而二號觀察者則看到事件B將發生在事件A之前。

　　時間和空間是描述自然現象和我們自身的基礎，因此時間與空間的變動也會影響我們用來描述自然與自身的整體架構。我們尚未將愛因斯坦相對論的這一部分融入到個人的生活中。例如，當我們感到靈光一閃，覺得有朋友陷入麻煩，似乎從樓梯上跌下來了，我們看一下當時的時間，並盡快地打電話給她確認是否無恙。我們也想知道是否發生這樣的事情，以便驗證我們的洞察力。我們打電話並得知對方並沒有發生這件事時，便作出這樣的結論：我們受到想像力的捉弄，因此否定了這個經驗。這是牛頓式的思考。

　　我們必須瞭解，我們正經歷一個無法由牛頓力學解釋的現象，但是我們卻使用牛頓力學來驗證超感官經驗。換句話說，我們所看到的是一個真正的經驗。由於時間為非線性，這個事件可能已經發生了。它可能發生在我們看到它的時候，也可能發生在未來，甚至可能是一個可能發生卻未實現的事件。只因為它沒有發生在我們試圖去驗證的時間裡，並不證明我們對這個可能性的見解是錯的。但是，如果我們在對朋友的洞察力中，也看到了對應牛頓時間的日曆和時鐘，我們洞察力可以包括諸如時空連續訊息，這樣一來，便會比較容易用牛頓的物理現實來驗證。

　　是時候停止否定牛頓思維方式之外的經驗，並且去拓寬我們對現實的框架了。我們都有時間變快或失去時間感的經驗。如果我們熟練於觀察心境，就可以瞭解個人感受到的時間會隨著情緒，以及當時正在做的事而有所不同。例如，我們知道時間是相對的，當我們的車撞上迎面而來的車之前，或驚險地擦身而過時，我們會經歷一段漫長且驚懼的時間。如果

---

❷「特殊相對論」也稱為「狹義相對論」。

用時鐘來測量這一段時間，長度不過是幾秒鐘；但是對我們來說，時間卻似乎被放慢了。感覺上時間是不受時鐘測量的，因為時鐘是牛頓式的裝置，是用來測量牛頓力學所定義的線性時間。

我們的經驗存在於牛頓這套系統之外。很多時候，我們與分離多年的人再度相遇，卻彷彿是昨天才見過他們似的。在回溯治療中，很多人都經驗到了童年事件，就好像這些事件正在當下發生著。我們也發現，即使經歷了相同的事件，不同人的記憶卻會對事件有不同的順序排列（試著與你的兄弟姐妹童年的回憶比對看看）。

北美印第安人的文化中沒有時鐘所創造線性時間，他們將時間分為兩部分：現在以及其他所有的時間。澳洲原住民也有兩種時間：流逝的時間和「大時間」（Great Time）。發生在「大時間」的事有其順序，但卻無法被標註日期。

勞倫斯‧雷山❸從他測試靈視的經驗中定義了兩種時間：一般線性時間與靈視時間。靈視時間為靈視者使用其天賦時經驗到的時間特性。這和「大時間」有些相似。所發生的事有其順序，但只能從順序流存在的觀點或是經驗的瞬間來看。一旦靈視者試圖主動干擾其所目睹的事件順序，他即刻會被擲回線性時間之中，再也不能以超越此時此地的框架來目睹事件。然後，他必須重新調整注意力來回到靈視

時間。支配這種從一個時間框架到另一個的移動規則還未被充分知曉。大多數的靈視者會被引導去「閱讀」當事人需要處理的生活或前世部分，有些靈視者則可以選擇任何指定的時間範圍做閱讀。

愛因斯坦的時空連續觀（space—time continuum）指出，事件的明顯線性取決於觀察者。*我們都願意按照字面的意義接受前世為一段發生在過去、如同今生這樣物質背景的物質生活。我們的前世也許在不同的時空連續中正在發生中。我們很多人都經歷過「前世的生命」並感受到它們的影響，彷彿那只是不久之前。但是我們甚少談論來世是如何影響著此時此刻。當我們活在當下，那可能意謂著，我們正在改寫著個人包括過去和未來的歷史。*

愛因斯坦的相對論的另一個重要推論為質和能可以互換。物質不過是能量的一種形式。物質只是振動緩慢或結晶的能量。我們的身體即為能量。這即是整本書所論述的！我在本書中介紹了能量體的概念，不過並沒有強調我們的物質身體也同樣是能量。

悖論（Paradox）❹

在一九二○年代，物理進入了不可思議且意想不到的次原子世界。每當物理學家在實驗中向大自然提出一個問題，大自然便會回應一個悖論。他們越企圖澄清相關情況，便形成越

---

❸勞倫斯‧雷山（Lawrence Le Shan）：美國心理學家與教育家，研究量子力學和超自然學類似的科學，主張量子力學可解釋心電感應、第六感和直覺等。

❹悖論：亦稱為弔詭或詭局。為一種似是而非的邏輯矛盾，無法用理性思辨判斷其為正確或錯誤。Paradox一詞，來自希臘語Paradoxos，意為「未預料到的」、「奇怪的」。悖論難題往往帶來創造性的思考與革新的觀念。

強的悖論。最後物理學家意識到，悖論是次原子世界內在本質的一部分，存在於所有的物質現實之中。

例如，進行一個實驗來證明光是粒子。在這個實驗中做一個小變化，可以證明光線是一種波。因此，爲了描述光的現象，必須使用到波和粒子的概念。所以我們現在進入概念上建立在兩者皆是的宇宙。物理學家稱其爲互補性。也就是說，要形容這種現象（如果我們繼續以粒子和波等名詞來思考），必須使用兩種類型的描述。相對於二擇一的舊觀念，這些類型是彼此互補而非對立的。

例如，馬克斯・普朗克（Max Planck）發現熱輻射（例如房子裡的暖氣）的能量不是連續散發的，而是以不連續形式出現的「能量包」稱爲量子（Quanta）。愛因斯坦假設所有形式的電磁輻射波，不僅能以波的形式呈現，也能以量子的形式呈現。這些光量子或能量包被認爲是眞正的粒子。在此階段，被認爲最接近能用來定義實體「東西」的粒子，其實是一個能量包！

隨著我們越深入瞭解物質，自然界並未顯現出任何如牛頓物理學所倡議獨立存在的「基本建構體」（basic building blocks）。當物理學家們發現眾多很難被稱爲基本的基本粒子時，他們不得不放棄對物質基本建構體的探究。經過數十年的實驗，物理學家發現物質是完全可變的，並且在次原子層級中，物質不確實存在於確切的位置，而是呈現出存在「傾向」。所有的粒子可以被轉化成其它粒子。它們可以從能量中被創造出來，也可以蛻變成其它粒子。它們可以從能量中被創造出來，也可以轉化爲能量而消失。我們不能完全確定何時何地會發生這種情況，但可以確知這是持續在發生的。

在個人層面上，隨著我們更進入現代心理學和靈性發展的世界，我們發現二擇一的舊形式也逐漸瓦解，進入兩者皆是的形式。我們不再論定好或壞，不再只是恨或愛一個人。於內在，我們找到更寬廣的能力。我們可以對同一個人同時感到愛也感到恨，以及愛恨之間的所有情感。我們採取負責任的行動。當內在的女神／男神與外在的男神／女神融合了，我們發現舊有的上帝魔鬼二元論消融成爲一個整體。任何的邪惡事物並非是與女神／男神的對立，而是對男神／女神力量的抗拒。一切皆由相同的能量所組成。女神／男神的力量既是黑也是白，既是陽性也是陰性。是同時包含白光和黑絲絨般的虛空。

誠如讀者所見，我們仍然使用著二元論的概念，但它是一個「看似」對立，但並非「眞實」對立的互補世界。在這個體系裡，二元論用於推動我們邁向一個整體。

超越二元論──全像圖（The Hologram）❺

物理學家們已經發現粒子可以同時是波，因爲它們並非和聲音或水波一樣是物理波，而是機率波。機率波並不意味著物件的機率，而是交互相連的機率。這是一個不易理解的概念，物理學家指出基本上沒有稱之爲「實體」的東西。我們習慣稱之爲「實體」的，其實是

❺ Hologram 中譯名爲全像圖，又稱爲全息圖、全像術、全息術。

「事件」或者是可能成為事件的路徑。

　　由固體物件組成的舊世界與確定論的自然定律，現已消融在波浪狀交互相連的圖像世界中。諸如「基本粒子」、「物質實體」或「獨立物件」等概念已經失去了意義。整個宇宙看起來像是一張無法分割的動態能量網。宇宙因此被定義為一個動態且不可分割的整體，且包括觀察者在內。

　　如果宇宙確實是這樣的一張網所組成，（邏輯上而言）便沒有只是部分的狀態。因此，我們並非是一個整體所分離出的部分，我們即是一個整體。

　　近期，物理學家大衛・玻姆博士（Dr. David Bohm）在他的著作《隱秩序》（Implicate Order）❻一書中表示，企圖以解析法來瞭解這個世界的科學，是無法發現主要基礎性的物理定律的。他提到，一種處於隱匿狀態的實相——「隱捲序」（implicate enfolded order），它是一切有所顯現的實相所依據的基礎，他並且將這個有所顯現的實相稱為「顯展序」（explicate unfolded order）。「各組成份子之間直接相關，它們的動態關係無可規避地取決於整體系統的狀態……因此，這引進了『無法分割的整體』這樣的新見解，而推翻了可以將世界解析為分開且獨立的組成份子的古典觀念。」

　　玻姆博士闡明，宇宙全像圖是瞭解內隱和外顯秩序的一個起點。全像圖的概念說明了每一個部分都精確描繪了整體，並且可以用來重建整張全像圖。

　　丹尼斯・伽博（Dennis Gabor）建構了首張全像圖，並於一九七一年獲得諾貝爾獎。這是一個無透鏡攝影，一個光的波場受到物件散射後以干擾圖形錄製在感光板上。當全像圖或照片記錄被放置在雷射或聚合的光束中，原始的波動圖形會以一幅三維圖像再生。全像圖的每一個部分都是整體的精確代表，並能重建整張圖像。

　　著名的大腦研究專家卡爾・皮布姆博士（Dr. Karl Pribram），累積了超過十年的證據，證明大腦的深層結構本質上即為全像式（Holographic）。他表示，從許多實驗室在時間及／或在空間頻率的複雜分析中，證明大腦以全像式建構了視覺、聽覺、味覺、嗅覺和觸覺。訊息遍佈於整個大腦系統，因此每一個片段都能產生整體的訊息。皮布姆博士使用全像模型來描述，不僅大腦，連同宇宙也是如此。他指出，大腦採用全像式的過程即為從一個超越時間和空間的全像域中提取訊息。超心理學家（parapsychologists）所尋找的，則可能是發送心靈感應、意志力和療癒的能量。從全像宇宙的觀點來看，這些事件的出現頻率超越了時間和空間；它們並不需要被傳送。它們可能具同步性且無所不在。

　　我們在本書中談論氣場的能量場時，將使用這些物理學家眼中認為非常古老的用語。氣場現象顯然明顯地存在於線性時間和三度空間之內及之外。在個案研究中我已經提出，我「看到」了愛德華青春期的事件，因為他的能量場帶有摔斷了尾骨的這個經驗。情人

---

❻大衛・玻姆的重要著作全書名為《整體與隱秩序》（Wholeness and the Implicate Order）。

的「箭」可以從目前的能量場中察覺到，靈視顯然是可以回到過去的時間並目睹這事件的發生。在這本書中相關的很多經驗需要超過三度空間的解釋；其中有許多看起來好像只是一剎那。用不同的解析力來透視身體內部的任何一個層次，是因為使用了三維之外的其他維度。只要透過意念就能感知到過去事件的能力，或者看到一個可能的事件，然後透過療癒來干預改變該事件，都會涉及非線性時間。看到未來即將發生的事的能力，更是超越了線性時間。

使用場域的概念來描述氣場，會沈涵在二元論中；即為我們得將能量場和我們分開來看，並視其為和我們分離的一種現象來觀察「它」，我們將使用諸如「我的場域」和「她的氣場」等等用語。這是二元化的。我必須為此道歉並坦承在這一點上，我無法不使用舊框架來傳達這些經驗。

以全像式實相的架構觀之，氣場的每一部分不僅代表整體也包含著整體。因此，我們只能用在同時觀察和創造經驗的情況下，來描述我們的經驗。每一個觀察都在所觀察的樣本上創造了一個影響。我們不只是樣本的一部分，我們就是樣本。它即是我們，我們即是它，現在需要放下的，唯有「它」這個詞，並置換為其他一些更合適的詞，以釋放當我們嘗試溝通時存在腦中所經驗到的障礙。

物理學家們已使用「互連概率」（Probabilities of Interconnections）或「不可分割之能量模式動態網」（Dynamic Web of Inseparable Energy Pattern）等詞。當我們開始思考此一不可分割的能量模式動態網，本書描述所有氣場的現象，便不會顯得特別不尋常或不可思議了。

所有的經驗都是相互關聯的。因此，如果我們意識到這一點，並允許這個關聯進入我們的認知過程，便可以意識到獨立於所有時間的所有事件。但是，只要說出「我們」便會跌回二元論中。當我們對生命的主要經驗是二元化時，便很難去體驗這種連通性。*全相覺知*（*Holistic Awareness*）*在線性時間與三度空間之外，因此不易被辨認*。我們必須練習全像式的經驗方式，以便能識別出它。

冥想是超越線性思維限制、並允許所有事物整合連結成為經驗實相的一種方法。此一實相不易言傳，因為我們以線性形態來使用語言。我們需要發展可以把彼此帶入這些經驗的詞彙。在日本的禪修中，師父會給學生們一段簡語來集中心念。這簡語稱為「公案」❼，旨在幫助學生超越線性思維。這段是我最喜愛的其中之一：一人單掌是什麼音聲？❽

我對這段著名公案的反應，是隨著一種前所未聞的聲音格律（sound pattern）延伸進入宇宙，那聲音似乎是永恆流動著。

超光速連通性（Superluminal Connectedness）

現今科學家們為一個全宇宙、瞬間連通的

❼公案：Koan，亦為話頭、心印或以心傳心。根據韋氏辭典釋義，「公案」為透過以似是而非、似非而是的悖論進行禪修，訓練禪宗僧侶放棄最終依賴，使其獲得開悟。

❽此為白隱和尚（一六八五～一七六八年）訓練門下弟子「禪學」與「禪思」的「隻手之聲」公案，為禪學入門修習的「第一公案」。其內容為：「兩掌相拍有聲，如何是隻手之聲？」

科學架構，找到兼具數理與實證的證據。物理學家J. S.貝爾（J. S. Bell）在一九六四年發表了名為貝爾定理（Bell's theorem）的數學證明。貝爾定理精確地贊同了次原子的「粒子」以某種超越時間和空間的方式互相連接的概念，因此發生在一顆粒子上的任何事，也會影響到其他粒子。這個作用的結果是立即，且不需傳送的「時間」。愛因斯坦的相對論認為，一個粒子無法以比光更快的速度運行。然而在貝爾定理中，作用可以是「超光速」的，或者比光速還要快。貝爾定理現已獲得實驗支持。我們現在談論的是處於愛因斯坦的相對論之外的一種現象。我們正試圖超越波／粒子的二元性。

隨著精密儀器的提升，我們得以用更多的敏銳度深入地探究問題，我們再一次發現無法被現有理論解釋的現象。當這種探究發生在十九世紀末，電力的發現徹底改變了世界，使我們對於我們是誰有了更深的思考。當這樣的探究再次發生於一九四〇年代時，原子彈的威力徹底改變了世界。看來，我們現正邁入另一個巨變時期。如果物理學家得知瞬時連通（instantaneous connection）是如何運作的，那麼可以想像我們將能意識地與世界、與他人做立即的連結。這顯然會帶來通訊革新，也將徹底改變我們的人際互動。這種瞬時連通可能會在每當我們想這樣做的時候，提供我們彼此讀心的能力。我們可以知道對方發生了什麼事，並且真正深刻地瞭解彼此；也可以更清楚地看到，我們的思想、感情（能量場）和行動是如何影響世界，遠比我們先前以為的還要更多。

形態生成場（Morphogenetic Fields）❾

魯伯特・謝爾瑞克❿在其《新生命科學》（*A New Science of Life*）一書中提出，所有系統不僅是由已知的能量和物質因素，也由無形的組織力場（Organizing fields）所控制。這些力場扮演「起因」的角色，因為它們是形式和行為的藍圖。這些力場並沒有字面上所表示的能量，因為其作用力跨越了時間和空間的障礙，而這些障礙卻適用於能量。也就是說，它們的作用強度無論遠近都是一樣的。

根據這一假說，每當一個物種的成員之一學會了一項新行為，這一個物種的起因場（causative field）就會被改變，然而是輕微的改變。如果該行為重複了足夠長的時間，其「形態共振」（morphic resonance）便會影響整個物種。謝爾瑞克稱這種無形的矩陣（Matrix）為「形態生成場」，此詞由「*形態*」（morph）以及「*生成*」（genesis）所組成。這個場域的行動包括了時空中的「一段遠距活動」。它取決於跨越時間的形態共振，而非被時間之外的物理定律決定的形式。這意味著，變形的力場可以跨越時間和空間進行傳播，過去的事件也可能會在每一個地方影響其他事件。舉一個萊爾・華特森（Lyall Watson）

---

❾ 形態生成場：又稱形態場。是物質顯化、生物體與意識進化的場所。
❿ 魯伯特・謝爾瑞克（Rupert Sheldrake，一九四二～）：英國生物學家，其「形態共振」模型挑戰了達爾文與牛頓的「機械式適者生存」傳統世界觀而極具爭議，雖未被主流科學所接受，但其理論結合了心理學家榮格（Carl Jung）的原型（Archetype）與集體潛意識（Collective Unconsciousness）觀念，成為一個跨時代的論述。

在他的書《生命之潮 ── 意識的生物學》（*Lifetide: The Biology of Consciousness*）中提到的例子，他在書中的描述現在俗稱爲「第一百隻猴原理」（Hundredth Monkey Principle）[11]。華特森發現，在一群猴子學會了一項新行爲之後，突然之間其他島上的猴子，在沒有任何方式可以跟那群猴子交流的情況下，也學會了那項新行爲。

玻姆博士在《修訂》（*Revisions*）期刊中指出，對量子物理而言亦是如此。他表示，愛因斯坦 ── 波多斯基 ── 羅森（Einstein—Podolsky—Rosen）的實驗顯示，被距離分隔的粒子之間存在著非區域性的連結，或細微的連結。因此，整個系統會以整體運作，成形場域並非只由一個粒子構成，它只能歸因於整體。因此，發生在遠距粒子上的事，可以影響其他粒子形成的領域。玻姆說明「過去主宰宇宙的那些定律似乎站不住腳了，因爲作爲理論基礎的時間概念本身也在演變。」

魯伯特・謝爾瑞克在同一篇文章總結表示：「因此，在創造的過程中，一個新思維的引發到一個新的整體實現，類似於進化過程中所產生的新整體，由於先前分離的事物被連結在一起，創造的過程可以被視爲一種更複雜，且更高層次的整體的持續發展。」

多維現實
（Multi—Dimensional Reality）

另一位物理學家，傑克・賽爾法帝（Jack Sarfatti）在《精神能量系統》（*Psychoenergetic Systems*）中提出，超光速連通存在於一個更高層面的現實中。他提出，在較高的實相層中「事物」更爲連結，而事件也更爲「相關」，而在那較高實相中的「事物」還透過更高的實相而連結。因此藉由觸及更高的層界，我們能了解瞬間連通是如何運作的。

結論

物理學家們宣稱任何物質的基本建構體並不存在，更確切地說，宇宙原是一個不可分離的整體，一張由互動交織出可能性所構成的大網。玻姆的研究顯示，顯像宇宙便是從這一個整體中升起的。我認爲，既然我們是整體中不可分離的一分子，我們就能夠進入存在的完整狀態，成爲整體，並且利用宇宙創造之能來瞬間療癒任何地方的任何人。有些療癒師能藉由與神及病人合一，達到這樣的狀態。

成爲一位療癒師意味著向這股宇宙創造之能邁進，我們藉由愛，重新定義自己並成爲一個宇宙性的生命來經驗此創造之能，也就是與神合一。邁向這整體的一個踏腳石，即爲放下過去牛頓物理學中分離的部分所構成的自我限制，而將我們自己視爲能量場。如果我們能將這個實相以實際而可證實的方式整合到自己的生活中，就能將幻象從一個廣闊的可能實相中分離出來。一旦我們以能量場與自己連結，更高的意識便以更高頻率和一致性與我們相連。

藉用賽爾法帝的模型（Sarfatti's model），

---

[11]「第一百隻猴原理」：又稱爲『百猴效應』（Hundredth Monkey Effect），爲五〇年代一群研究日本彌猴的科學家，發現彌猴學會洗洋芋的虛構生物學現象。提出當從事某種行爲的個體數量超過臨界值後，這種行爲的意識能量就會超越距離的限制，隔空傳佈出去的概念。

我們開始看到一個十分類似本書稍後所將描述的世界：氣場世界和宇宙能量場。我們在其中不只身處一個世界。我們在更高層次的身體（較高的氣場頻率），比我們的肉體有著更高層次的秩序，也和他人有著比肉身更緊密的連結。當我們的覺知進展到一個更高的頻率或更高層次的身體時，我們愈能連結彼此，直到與宇宙合為一體。使用這個概念，靜坐的經驗可將我們的意識提高到一種較高的頻率上，我們因而經驗到更高層次的身體、意識與世界的實相。

所以，現在讓我們一窺能量場現象，看看這些實證性的科學告訴了我們什麼。

回顧第四章

1. 科學上的觀點是如何影響著我們對自己的看法？

2. 為何那僵化物質世界觀，對我們已不再適用？

3. 法拉第和麥克斯威爾對世界運作的研究貢獻為何如此重要？

4. 什麼是超光速連通？它對我們日常生活有著什麼樣的意義？

5. 多重次元的實相觀如何用於描述人類能量場？

細思糧（Food For Thought）

6. 想像自己是一張全像圖，這將會如何打破你的侷限？

5
科學研究人體能量場的歷史

雖然神秘學並未論及能量場或原生質的形態,但在世界各地擁有超過五千年以上的神秘學傳統,與現今科學家從事的觀察有著一致性。

靈性傳統

所有宗教的大修行者皆提過、見過或經驗到人類頭部周圍的光,透過宗教上的練習如靜坐與祈禱,他們達到意識擴展的境界,從而打開了他們潛在的 HSP。

在超過五千年以上的古印度靈性傳統中,談論著一種稱之為「普拉納」❶的宇宙能量,它被視為所有生命的來源和基本要素。「普拉納」是生命的呼吸,穿越過所有形態並給予生命。瑜伽行者透過呼吸的技巧、靜坐和肢體動作來掌控這個能量,以維持意識轉變的狀態和超越實際年齡的青春。

在西元前三千年,中國人斷定有一種稱之為「氣」的生命能量存在,所有的有生命或無生命的物質皆由這種宇宙能量所組成並充滿著。這種氣擁有陰與陽兩極的力量,當陰陽平衡時,生命系統呈現出健康的狀態;當它們不平衡時,則引起疾病。過度的陽性能量會導致過多的器質性活動,過度的陰性能量又會導致運轉不足。任何一種失衡都會造成疾病。古代的針灸術即著重於陰陽平衡。

大約從西元前五三八年左右開始發展的猶太神秘主義神智學「卡巴拉」(Kabbalah)稱這些能量為星光(astral light)。在基督教的肖像畫中,耶穌和其他靈性人物都被光場所包圍;在舊約中,許多資料顯示出有光圍繞以及出現在人們的周圍,但是經過許多世紀之後,這些現象都失去它原始的意義。譬如,米開朗基羅的摩西像便將希伯來文「*karnaeem*」這個字以頭上的「兩隻角」來表現,而非如原義的「兩道光」。在希伯來文中,這個字同時具有角或光的意涵。

韋約翰 ❷ 在 他《未來科學》(*Future*

---

❶「普拉納」(Prana):又音譯作般納、普拉納或般尼克(Pranic),為一種生命能量,近似於中醫所說的氣。印度醫學認為所有的生命體皆擁有一股生命力量,而太陽與太陽光是氣的來源,也存在於空氣和大地之中。經由呼吸進體內,再經由脈與脈輪分配到全身所有細胞與血液,維持著人體生命。

❷ 韋約翰(John White,一九二四~二〇〇二年):又譯白約翰,著名精神科醫師。其到加州研究溫約翰(John Wimber)的神醫事件,因此成為推動靈恩運動的重要人物。文中所提之著作全名為《*Future science: Life Energies and The Physics of Paranormal Phenomena*》。

science）一書中列出九十七個不同的文化，用了九十七種名稱來表示氣場現象。

許多神秘學的教導，例如古印度《吠陀經》、神智學學者、薔薇十字會員❸、美洲印地安巫醫、西藏和印度的佛教徒、日本禪宗、布拉瓦茨基女士❹和魯道夫‧史丹勒❺等，皆以詳細的方式描述了人體能量場。近來有許多人藉由現代科學的訓練，已能提供更多具體且實際的能量場觀察。

科學傳統：
從西元前五百年到十九世紀

在整個歷史中，遍及自然界的宇宙能量的想法，一直存在於許多西方科學的思想中，這種像是光體的生命能量，最早記載於在西元前五百年畢達哥拉斯學派的文獻中。文獻中指出：這光對人類有機體產生多樣化的影響，包括疾病的治療。

十二世紀初期，學者布瓦拉克（Boirac）和李堡（Liebeault）看見人類擁有某種能量，可以讓人與人之間在一段距離之外產生互動，他們談到一個人可以因另一個人的出現立即受到有助或有損健康的影響。中古時期學者巴拉塞爾士（Paracelus）稱這種能量為「生命能」（Illiaster），並表示這種「生命能」是由生命力量和生命物質兩者共同形成。十九世紀的數學家海爾蒙特（Helmont）觀想有一道宇宙之流遍及一切自然中，它並非一種有形或濃密的物質，而是貫穿所有能量層體的純粹生命之靈。數學家萊布尼茲（Leibnitz）寫下，宇宙的本質為有如泉湧般運動著的力量中心。

其他宇宙能現象的資料是由十九世紀的海爾蒙特和麥斯默（Mesmer）觀察得來的，麥斯默也是催眠術的創始者。他們指出，有生命或無生命的物體皆由這道「流」充電，而遠距的物體彼此之間也會受到影響，意即可能有一個類似電磁場般的能量場存在著。

威廉‧馮‧萊興巴赫（Wilhelm Von Reichenbach）伯爵在十九世紀中期花了三十年的時間進行「能量場」的實驗，他稱之為「歐迪克力」❻。他發現這種力量展現出許多的屬性，與十九世紀初詹姆士‧克拉克‧麥克斯威爾（James Clerk Maxwell）所描述的電磁場相似。他也發現歐迪克力的獨特屬性，他認為一個磁鐵的兩端不僅有磁極性，還有一種與「歐迪克力場」（Odic Field）有關的獨特極性。其他物體，如水晶，即使不具備磁性，也有這種獨特的極性。對敏感的人來說，「歐迪克力場」的極性具有「熱的、紅色的和令人不舒服的」或是「藍色的、冷的和令人舒服的」

---

❸ 薔薇十字會員：西方神秘傳統的秘密組織，以玫瑰和十字為象徵，試驗煉金術。直至十七世紀初，有人以匿名在德國發表三份關於該會的宣言，外人才知道它的存在。

❹ 布拉瓦茨基女士（Madame Blavatsky）：全名海倫娜‧彼羅夫娜‧布拉瓦茨基（Helena Petrovna Blavatsky，一八三一～一八九一年），西方神秘學者，創立神智學協會，為神智學的創始者。

❺ 魯道夫‧史丹勒（Rudolph Steiner，一八六一～一九二五年）：原為神智學社團一員，在離開之後，提出人智學（Anthroposophy），認為人是由身、心、靈三部分所組成，其論點不只包含了基督教的思想，亦融入了輪迴的概念。

❻ 歐迪克力（Odic Force）：為萊興巴赫自創詞，其觀察磁鐵和水晶在黑暗中會釋放出一些光與能量，與天上的星體、地上的植物以及生物體很類似，並且能量會互相傳導，故稱之為「Odic Flame」、「Odic Light」。

這樣的主觀特性。他進一步認為，相對的兩極並不像電磁場的兩極那樣彼此相吸，並發現歐迪克力的極力相吸是以同類相聚的形式出現，這是氣場的一種非常重要的現象，後續將會討論這部分。

馮·萊興巴赫研究太陽的電磁放射與歐迪克場的強度兩者間的關係，他發現在太陽光譜中紅色與藍紫色的範圍裡這類型能量是最強的。馮·萊興巴赫透過一連串的測試後認為：相對的兩極產生了不同程度的冷、熱主觀感覺，而且這個程度和元素周期表有對應關係。所有帶正電的元素給人溫暖的、不舒服的感覺；而帶負電的元素則令人感到涼爽且愉悅。其感覺的強烈程度則對應它們在周期表上的位置，這些從熱到冷的感覺也對應光譜中由紅到靛青的色階。

馮·萊興巴赫發現，歐迪克力場能夠透過電線來傳導它的能量，但傳導的速率十分地緩慢（大約每秒四公尺／或每秒十三呎），並且受到傳導物的密度而非導電率所影響；此外，物體能使用這個能量進行充電，如同使用電場一般。有些實驗顯示出，歐迪克力場的某個部分像光一樣可用鏡片來聚合，而其他部分則像燭光般會繞過遮蔽它幅射的物體，會偏斜的部分被氣流影響時的行為也像燭火一樣，意味著它的組成類似氣霧的流。這些實驗顯示出氣場的屬性有如流體，同時又像光波般帶有能量。

馮·萊興巴赫發現，這股力在人體內產生了極性，類似水晶光軸呈現的極性。從實驗證明看來，人體的左側如陰極而右側如陽極，這項概念與先前提到中國古代的陰陽法則很相近。

二十世紀醫生們對能量場的觀察

從上述文章中我們可以明白，截至二十世紀之前的研究著重在觀察人體或物體四周的能量和它的特徵。自二十世紀以降，有許多的醫生也開始對這個現象產生了興趣。

威廉·克爾納（William Kilner）博士同時也是一名醫生，於一九一一年發表透過彩色螢幕和濾光鏡片對人體能量場所做的觀測，他描述看到整個身體有三個不同區域的光霧：第一層是最靠近皮膚四分之一吋（約0.6公分）、深色的一層並包圍著身體；第二層是從身體垂直幅射出一吋（約2.5公分）寬，較為模糊；第三層是更向外推出的一層，約莫六吋（約15.2公分）寬、輪廓不明確的細緻幅射之光。克爾納發現「氣場」（他如此稱之）的外形會依年齡、性別、精神狀態和健康情形而有明顯的個別差異，某些疾病在氣場中顯示出破碎或不規則的形狀。克爾納並因而發展出一套基於氣場的顏色、質地、大小和外形所建立的診斷系統。他用這套系統診斷出傳染性的肝病、腫瘤、盲腸炎、癲癇，以及譬如歇斯底里這一類的心理問題。

在二十世紀中期，喬治·德拉瓦爾（George De La Warr）與露絲·德朗（Ruth Drown）博士打造了新的儀器來偵測活體組織所發出的幅射繼而發展出放射電子學（Radionics），將人體生物能量場利用於遠距探測、診斷和治療的一套方法。最令人印象深刻的是以病人頭髮做為接受訊息的媒介所拍下的照片，這些照片顯示出在活體組織中攜帶的疾病資訊，比如肝臟裡的腫瘤與囊腫、肺結核、惡性腦瘤，甚至也能呈現出子宮裡三個月

大的胎兒。

在二十世紀早期，心理學家威廉‧賴希博士，他也是佛洛依德的同事，對其所命名為「奧剛」（生命力，Orgone）的宇宙能量開始感到興趣。他研究在人體中奧剛流的擾亂與生理和心理疾病間的關係。賴希發展出一套精神療法模式，把佛洛依德用來發現潛意識內涵的分析技巧，與釋放體內阻塞天然能量流的物理技術整合在一起，賴希能夠藉由釋放這些阻塞的能量來清除負面的心理和情緒狀態。

在一九三○年代和一九五○年代之間，賴希採用當時最先進的電子和醫療儀器來實驗這些能量。他觀察這些能量在天空、有機或無生命物體四周圍脈動的狀態。他使用一種特殊結構的高倍數望遠鏡來觀察微生物所幅射出來的能量脈動。

賴希發展出許多研究奧剛（Orgone Field）的物理裝置，其中一個叫作「蓄能器」（Accumulator），可以用來儲藏奧剛能量並用它來為其他物體充電。他觀察到，一個真空放電管在長時間以此儲能器充電後，會傳導出電壓遠低於正常放電電壓的電流。他並更進一步宣稱，如果將一放射性同位素置於這蓄能器中，會加速其核衰變。

一九三○年代，勞倫斯‧本迪（Lawrence Bendit）和菲比‧本迪（Phoebe Bendit）博士對人體能量場做了大量觀察，並將其與健康、療癒以及靈魂的發展銜接。他們強調，乙太成形力量是身體健康與療癒的基礎，認識與瞭解這個強而有力的力量，是非常重要的。

近期，斯庫菲卡‧卡拉古拉（Schafica Karagulla）博士進行了靈視與生理失調的相關聯的觀察。其中一例是一位名叫黛安娜的靈視者，她能精確地看到病人身上在病發部位的能量形式——從腦部失調到結腸阻塞，這些對以太體的觀察中顯示一個生命能量體或能量場，形成一張有如閃爍光束所形成的矩陣光網，交互貫穿著稠密的肉體。這個能量矩陣是身體組織中物質成分足以成形和固定的基礎架構，身體組織是因背後這股生命能量場才得以存在。

卡拉古拉博士也建立起脈輪的能量擾動與疾病之間的關連。比如，那位敏銳的靈視者黛安娜形容某位病人的喉輪過度活躍，呈現出紅與暗灰的顏色。當黛安娜查看他的甲狀腺時，發現該部位質地呈現過於鬆軟，並且右邊的甲狀腺的功能不如左邊的甲狀腺。這位病人被正規醫學診斷為葛瑞夫茲氏症（Graves 'disease），症狀便是會導致甲狀腺腫大，在這位病人身上是右側腫大。

神智學會美國分會（American Section of the Theosophical Society）的主席朵拉‧昆茲（Dora Kunz）博士擁有多年與醫學專業人士合作和治療的經驗。她在《治療藝術的靈性面》（*The Spiritual Aspects of the Healing Arts*）一書中提到，「當生命能量健康時，其中有種自然發展的韻律」，並且還說道，「身體內每個器官在能量場中都有對應的能量韻律。在兩個不同器官之間，有不同的律動在交互作用，就好像在進行著轉換的功能。當身體是完整而健康時，這些器官間的律動轉換就會比較容易。然而，出現病變後，律動與能量層次也會隨之改變。譬如，我們可以從能量場中感知盲腸切除後的殘餘能量。而鄰近彼此的組織，則會產生有別於先前由盲腸主導的能量轉換功能。在物

理學上稱之為「阻抗配對」或「錯誤配對」，每個相鄰的組織都是「阻抗配對」（impedance matched），這表示能量可以輕易地流通整個組織。外科手術或疾病改變了阻抗配對，造成部分能量消散而沒有被傳遞。

約翰·皮拉卡斯博士發展出一套透過視覺與靈擺觀察人體能量場，以診斷與治療心理失調問題的系統。他觀察能量體所得到的資料結合了生物能量學中發展的身心治療法，以及伊娃·皮拉卡斯發展的概念。這個內在治療的統合過程，稱之為「核心能量療法」（Core Engergetics），全神貫注於穿透性格和自我的防衛，以解開體內阻塞的能量。核心能量療法尋求所有層體的平衡（肉體、以太體、情緒體、理性體和靈性體），從而對整個人產生和諧的治療。

總結上述各類理論和觀察，人體所放射出來的光與健康關連密切。我提議找出一種可信度高、標準化的光學度量儀器來測量出放射的光，把這項資料提供給專業醫生做診斷，而且能量對治療也十分有幫助。

我與同事們已經主持過許多人體能量場的實驗，其中一個實驗中，理查·多布林（Richard Dobrin）博士、約翰·皮拉卡斯博士和我測量一間暗室分別在有人進入前、人在裡面、人離開之後三個階段時，波長約三百五十奈米的光。結果顯示，當暗室裡有人時，光有些微的增加，但在某一個實驗中，光卻減少了，因為在暗室的那個人十分疲憊且滿是失落。在另一個與聯合國超心理學社團（United Nations Parapsychology Club）共同進行的實驗中，透過色彩處理裝置，它能大幅度放大接近身體的光其強度變化。我們能在黑白電視機上顯示其一部分的氣場。另一項在卓克索大學（Drexel University）由威廉·愛迪生（William Eidson）博士和凱倫·格士塔（Karen Gestla）〔一位與杜克大學的萊因博士（Dr. Rhine）共事多年的超能者〕所主持的實驗中，我們成功的以氣場能量影響一道千分之二瓦特的微小雷射光束，使之彎曲或減弱。所有這些實驗皆有助於支持能量場的存在，但仍未得到最終結論。這項結果透過NBC電視台向全國播放，然而因缺乏經費無法繼續更進一步的實驗。

在日本，本山博（Hiroshi Motoyama）從修習多年的瑜伽者身上測得微量的光。他在一間暗室中使用高感光電影攝影機來進行這項實驗。

中華人民共和國蘭州大學鄭榮梁教授使用葉脈製成的生物探測器連接上光量子機（低光量測裝置），來測量人體所幅射出來的能量（稱之為「氣」）。他研究氣功師的能場幅射（氣功是古代中國人的養生運動），以及靈視者所發散出的能量場。研究結果顯示，探測系統隨著幅射的脈動而反應。從氣功師手中發出的能量脈動與靈視者的脈動大不相同。

在中國科學院上海原子核研究所的實驗中顯示，從氣功師身上所發出的能量幅射，似乎有一種非常低頻率的聲音，如同一種低頻波動的載波。某些案例中，也偵測到「氣」如微粒子流的型態。這些粒子的大小為直徑六十微米，速度為每秒二十至五十公分（或每秒8至20英吋）。

幾年前，一群A. S.波波夫生物資訊所（Bio Information Institute of A. S. Popow）的俄

國科學家們宣稱：活生生的有機體會發射出頻率在三百至兩千奈米之間的能量振動。他們稱其為生物能場或生物原生質。他們發現，能夠成功將生物能進行轉換的人，具有著較寬且強的生物能量場。這些發現獲得莫斯科醫學科學院（Medical Sciences Academy in Moscow）進一步的證實，也獲得英國、荷蘭、德國和波蘭所做的研究支持。

我所見過最精彩的人體氣場研究，是在加州大學洛杉磯分校（UCLA）由華樂利‧杭特（Valorie Hunt）博士和其他人所進行的研究。在一項羅夫按摩（Rolfing）❼對身體與心靈的影響的研究上（「結構神經肌肉能量場與情緒的方法研究」，A Study of Structural Neuromuscular Energy Field and Emotional Approaches），她記錄了一連串羅夫按摩過程中，從身體發出千分之一伏特低頻率的信號。她將銀／氯化銀（silver／silver chloride）所做的電極放置在皮膚上；同時，由加州格倫代爾療癒之光中心（Healing Light Center, Clendale, California）的羅莎琳‧布魯耶爾牧師觀察施療者和被治療者。她的評論以電子資料形式記錄在同一卷錄音帶中。她並提出了一份脈輪的顏色、大小、能量移動以及氣場能量雲的運作報告。

科學家繼而將波動模式的資料用傅立葉分析法（Fourier analysis）和聲像圖頻率分析法進行數學分析。兩者呈現的結果值得注意。其連續波動形式和頻率與布魯耶爾牧師提出的色彩報告一致；換句話說，當布魯耶爾牧師在氣場中任何一個特定位置上記錄為藍色，電子測量器也會在同樣地方顯示出藍色波頻的特徵。杭特博士與其他七位氣場解讀專家重複做了同樣的實驗，他們看見的氣場顏色有同樣頻率波動模式。一九八八年二月的研究結果顯示出下列顏色／頻率的關係：〔赫茲（Hz＝Hertz）或每秒周期〕：

藍色　250～750赫茲，加上1200赫茲

綠色　250～475赫茲

黃色　500～700赫茲

橙色　950～1050赫茲

紅色　1000～2000赫茲

紫色　1000～2000赫茲，加上300～400；600～800赫茲

白色　1100～2000赫茲

除了藍色和紫色有額外的頻率帶之外，這些頻率帶的排列順序與彩虹顏色相反。捕捉到的這些頻率不僅僅是儀器運作的信號，也代表測到的能量。

杭特博士說，「這是幾世紀以來靈通人士所描述的氣場幅射首次有了客觀的電子證據，包含頻率、幅度和時間，可以用來證明他們主觀觀察到的色彩變化。」

雖然實驗結果得到的色彩頻率和光或者顏料的頻率不完全一致，這並不表示它是錯的。要知道我們視為顏色的東西，其實是眼睛捕捉

❼羅夫按摩：又稱羅夫療法（Rolf Method）或身心結構整合法（Structural Integration），是由羅夫博士（Ida Rolf）在一九二二年所創，原理在於幫助人重新找到身心與重心之間的平衡。她研究發現人體運動與姿勢和地心引力的微妙關係，指出在失去平衡重心的同時，身體便會發生慢性扭曲，造成肌肉酸痛等症狀，而心理失調亦會影響身體重心。

到的不同頻率，並給予一個詞彙象徵，所以眼睛和大腦的處理中心只能解讀到高頻的那些顏色是理所當然的。視覺的轉譯決定了最終對色彩的經驗。目前我們主要處理的資料頻率範圍最多到一千五百赫茲❽，然而，隨著儀器的進步、記錄和處理資料的技術提升，很可能可以處理到更高頻率的部分。

杭特博士亦宣稱，「在形上學的文獻裡，脈輪多半帶有顏色，也就是說，昆達里尼（拙火）─紅色，下腹部─橙色，脾臟─黃色，心輪─綠色，喉輪─藍色，第三眼─紫色，頂輪─白色。每一個脈輪的活動都會促使其他輪的活動，心輪通常是最為活躍的。當事者接受羅夫按摩碰觸到不同的身體區域時，被喚起了許多情緒經驗、影像與記憶。這些發現，證明了記憶儲藏在身體的組織裡。」

舉例而言，有人的腿部接受了羅夫按摩，可能會再度喚起早期童年的如廁訓練經驗，他不會只記起經驗而已，還會感覺到當時種種情緒。許多父母在孩子腦與肌肉連結尚未發展成熟，還無法確實控制括約肌做正常的排洩時就訓練孩子如廁；因此，孩子會用緊縮大腿肌肉來代替括約肌收縮，這會帶給身體許多的壓力和緊繃。往往這種緊繃會習慣性地維持下去，直到像羅夫按摩這種深層肢體運動或生物能的肢體運動才能清除。在解除肌肉的緊繃和壓力之後，記憶也隨之消除。另一個相似的例子，是將生活的記憶與壓力儲存在緊繃的肩膀上，是我們所有人有的。這是由於將恐懼、不安壓

抑在肩膀裡。你也許可以問問自己：什麼是你害怕無法達成的？或者，當你不成功時會發生什麼事呢？

結論

如果我們把人體能量場定義為來自人體的所有「場」或者放射物，我們會發現其中許多組成成分已經在實驗室中被測量過了。有靜電、磁力、電磁、音波、熱量與視覺等等。這些測量結果除了顯示身體的生理運作狀況，還包括超越這個層次的資料，可以提供作為心身運作情形的傳達媒介。

杭特博士的測量顯示氣場中特定頻率對應著特定顏色，這些頻率有著更高的折光色彩（overtone），因受限於實驗室裝備的因素而無法加以記錄。

以上列出的測量結果也顯示，人體能量場由粒子般的質點組成，有如流體般的運動，好比氣流或水流。這些質點非常微小，某些研究者甚至認為它們是次原子。當充電後，微小的粒子們會聚集成雲而形成物理學家們所稱的「原生質」（plasma，或稱「電漿」、「等離子體」）。原生質會依循某些物理法則，使得物理學家們認為它們是介於物質與能量間的一種狀態。實驗室中測量出許多人體能量場屬性讓科學家認為物質還有第五種狀態❾，有些科學家稱之為「生物原生質」（bioplasma）。

這些研究顯示一般由系統組成的身體模型（譬如消化系統）已不敷使用。另一種以能量

---

❽ 人眼可見的色光頻率範圍約為 400 兆赫茲～790 兆赫茲。
❾ 原來的四種狀態是：氣態、液態、固態、等離子態。

場組織爲基礎概念的模型應該加以發展。一個複雜的電磁場模型（EMF）無法完全符合理想，許多與人體能量場有關的心靈現象，例如預知、接收到前世訊息等，便無法使用電磁場的模型來解釋。

根據華樂利・杭特博士的說法，「以量子的概念來看身體，它是來自運作肉身的原子細胞的能量，穿越了所有的組織與系統。」她認爲人體能量場的全像觀點是一個好的模型。「物理學和腦部研究中新興的全像圖概念，似乎提供了一個整合宇宙實相的觀點，讓我們得以用另一個層面重新詮釋所有生物學上的發現。」

瑪麗蓮・弗格森（Marilyn Ferguson）在《腦心公報》（*Brain Mind Bulletin*）雙月刊中宣稱，「全像模型被形容爲新興的範例，爲一個可以全面描繪科學與心靈美妙原生樣貌的整合理論。也終於有一個理論能夠以開放的系統來結合生物學與物理學。」

回顧第五章

1. 如何測量人體能量場（HEF）？

2. 人類首次在什麼時候知曉氣場現象？

3. 十九世紀第一次觀察到氣場是在什麼時候？由誰所觀察到？

4. 何以現代科學知識不足以解釋人體能量場現象？

5. 今日的理論和實證科學中，哪一個是適合解釋人體能量場現象的模型？

6

宇宙能量場

　　當我成年後再度看見生命能量場，我變得懷疑和困惑。我未曾發現相關文獻（如前兩章所述），也沒有收到如第三章所提到的指引。當然，作為一個科學家我知道能量場，但是我所知的是由客觀角度和數學公式所定義的。真的有能量場嗎？它們有沒有意義？這是我自己編造的經驗？是一廂情願的想法，亦或是我經驗了另一個次元具有含意、秩序的實相，有助於理解我現在的生活情況，並且明白生命事實上為一體嗎？

　　我曾經讀過古時候的奇蹟故事，但全都發生在我所不認識的前人身上。其中許多似乎是傳聞和幻想。我身為物理學家的這個角色，需要以觀察和檢驗來證明這些現象是「真實」或「不真實」的。於是我開始收集資料，所謂資料就是我個人的經驗，看這些經驗是否像實體世界一樣符合某些邏輯形式或系統。我相信愛因斯坦說的，「上帝不會和宇宙玩骰子。」❶

　　我發現所觀察到的現象與我所熟悉的世界十分相近，其形式、形狀和顏色井然有序，並且也以因果關係作為基礎。但總是多了那麼一些，總是留下某些未知、無法解釋的神秘事物。我領悟到，沒有未知存在的生活多麼的枯燥，神秘始終在我們面前跳著舞，隨著我們向前穿越著……。時間與空間原本是我習以為常的想法，現在我明白，我們在個人的「實相」經驗中移動——思維、感覺、感知、存在、融合、個體化，這一切都是為了再次與轉化的無限之舞融合，使靈魂成形、成長、走向神。

　　我進行的觀察與許多描寫氣場與能量場主題的神秘書籍相應。色彩、活動、形狀和形式皆符合。我通常在完成觀察後閱讀那些書籍，彷彿那隻看不見的手要確認我是在讀到之前先經驗這個現象，使我無法投射從閱讀而來的心智印象。現在，我堅信這樣的指引經驗像一首歌曲，推動並貫穿了我的整個生命，隨著我以一個人類的狀態成長並發展著，始終支持我面對新的經驗與課題。

練習「看」宇宙能量場

　　開始觀察宇宙能量場最簡單的方法，就是在一個美好的豔陽天，放鬆地仰躺在青草地上

---

❶一般解釋愛因斯坦這段話是在反駁量子力學中的測不準原理（Uncertainty Principle）又譯為不確定性原理。測不準原理的支持者認為，原子中的電子之躍遷過程為機率性而非精確性，愛因斯坦則堅決認為客觀世界獨立於任何主觀觀察過程。

凝視著藍天。一段時間之後，你就能看到極為細小的生命球（globules of orgone）在藍天中以波浪紋出現。它們像是白色的小球，有時帶著一個黑點，出現一或兩秒，留下輕微的軌跡然後再次消失。當你繼續觀察並擴展你的視野，你會開始看到整個能量場在一個節奏下同步脈動著。這些能量小球在晴天時光亮且移動迅速；它們在陰天看來較為透明，移動緩慢且數量較少。在煙霧瀰漫的城市中，它們比較少、黯淡且移動得非常緩慢。它們能量不足。我觀察過最豐富、最明亮、充滿能量的小球是在瑞士的阿爾卑斯山，那裡經常有明亮的大晴天，所有的一切都覆蓋在靄靄白雪之中。顯然是陽光為這些小球充滿能量。

現在將視線轉移到以藍天為背景的樹稍邊緣。你可能會在樹的周圍看到一層綠色的薄霧。你可能也注意到，這層薄霧裡面異常地沒有小球。但如果你仔細看，會看到小球在綠色薄霧的邊緣改變了它們的波浪紋，並流入樹的氣場中消失不見。很顯然是樹的氣場吸收了這些細微小球。環繞樹周圍的綠色薄霧呈現的是春天和夏天樹葉的生長階段。早春時期，大多數樹木的氣場呈現粉偏紅的色調，與樹木冒出的紅色嫩芽顏色相近。

如果仔細看室內盆栽你也會看到類似的現象。將植物放在明亮的燈光下，讓背景為黑色。你可能會看到藍綠色的線沿著葉子的生長方向閃爍著。它們會突然閃爍，然後顏色慢慢變淡，或許只有在植物的另一側會再次閃爍。如果你將手或一塊水晶置於植物的氣場附近，這些線便會和你的手或水晶起反應。當你將水晶拉離開植物時，會看到植物的氣場與水晶的氣場維持著接觸並延展開來。氣場拉起來有點像太妃軟糖。（見圖6-1）

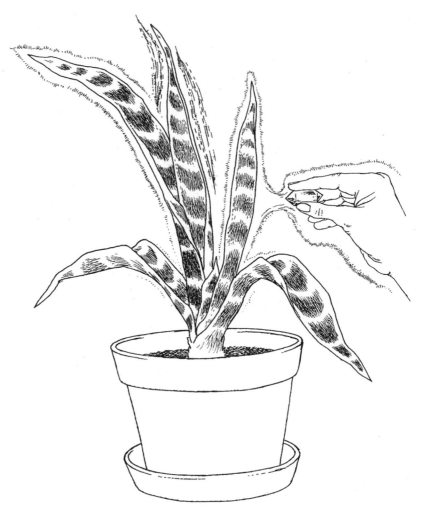

圖6-1：礦石對植物氣場的影響

有一次我試圖去看樹葉的幻影效應（phantom leaf effect），這是克里安攝影術❷中頗受廣泛討論的相關話題。透過克里安攝影的方法，人們已經可以拍攝到樹葉被切去一半之後仍呈現整個葉片的圖像。我觀察葉片氣場是單純的水藍色。當我切下葉片時，整個葉片氣場轉變成一種血腥的褐紫色。我縮手並向植物道歉。它在一至兩分鐘左右重建回復為水藍色，明確顯示出缺少的那一部分的痕跡，不過沒有我在克里安照片中看得那樣清楚。（見圖6-2）

無生命的物體也有氣場。大多數貼身的物品會受到持有者能量的灌注並散發其能量。寶石和水晶會顯現出多層次且圖形複雜的有趣氣場，可以用於療癒。例如，紫水晶有金色的氣場，金色的光芒會從它由天然刻面形成的端點中直射出來。

宇宙能量場的特性

正如第五章中所提到的，歷年來宇宙能量場已受到認識與觀察。打從我們有歷史記錄以來，就有關於宇宙能量場（UEF）的研究。每一種文化對於能量場現象都有一個不同的名稱，並從自己獨特的角度看待它。在每個文化

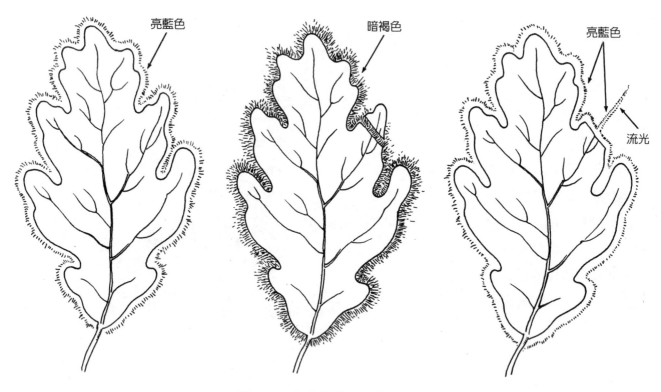

亮藍色　　暗褐色　　亮藍色

流光

圖6-2：查看樹葉的幻影效應

---

❷克里安攝影術（Kirlian photography）由前蘇聯工程師謝苗‧達維多維奇達克里安（Semyon Davidovich Kirlian）於一九三七年無意中所發現。又稱為體光攝影術，為基於電暈放電現象的攝影技術，各種有機物和無機物都會在在高壓電下的感光乳膠上感光，因而產生輝光環繞的現象。

中皆能找到描述宇宙能量場時雷同的基本屬性。在時間推移和科學方法的發展之下，西方文化對於宇宙能量場的研究也更加精確了。

　　隨著科學設備的技術狀態日益複雜，我們得以測量到宇宙能量場更精微的品質。從這些研究中，我們可以推測宇宙能量場可能是由之前未受到西方科學定義的能量所組成，或者可能是一種比我們一般認為的物質更精細的物質。如果將物質定義為是濃縮的能量，宇宙能量場可能存在於目前被視為物質與能量的範圍之間。誠如我們所見，一些科學家將宇宙能量場歸類為生物原生質的現象。

　　章約翰博士與史坦利·克里普納博士❸列出宇宙能量場的許多特性：宇宙能量場貫穿所有的空間、有生命以及無生命的物體，並且相互連接著所有物體；它從一個物體流動到另一個；其密度與和源頭的距離成反比。它還依循諧波電感與和諧共振的定律，這個現象發生在敲擊音叉時，相近的音叉會開始以相同頻率振動並發出同樣的聲響。

　　目視觀察顯示，宇宙能量場由一系列幾何點、各別搏動的光點、螺旋形、網線、火花和雲狀物組成，非常有結構。宇宙能量場搏動著，還可以透過更高的感官去碰觸、品嚐、嗅聞，並憑藉著聲音與亮度去感知到它。

　　這個領域的研究者聲明宇宙能量場基本上具有協同作用，這意味著當一群分離但協調的力量同時動作，產生的整體效應會大於所有個別效應相加的總和。此能量場與熵❹相反，熵這個詞用來形容緩慢衰減的現象，形體和秩序的逐漸喪失，我們經常在物理現實中觀察到這種現象。人體能量場在物質上具有組織的作用，可以建構出形體。它似乎不只存在於三度空間中。物質世界裡出現任何變化之前，會先在這個能量場中發生變化。宇宙能量場總會與某種形式的意識結合，範圍從高度發展到原始未開化的皆有。高度發展的意識會與「更高的振動」以及能量層次相結合。

　　因此，我們瞭解宇宙能量場某種程度與我們所認知的大自然一切事物差異不大。然而，它使我們能夠延伸心智去瞭解宇宙具備的所有特性。在某些層面，它是一種像鹽巴或一塊石頭般「正常」的東西，具有我們能夠以一般科學方法去定義的特性；另一方面，如果我們繼續更深入地探討它的本質，它又跳脫出一般科學的解釋，變得難以捉摸。我們以為可以將它與電力，和其它習以為常的現象「適得其所」地放在一起，它卻隨即再次從手中滑出，誘使我們思考：「它到底是什麼？然後，電又是什麼？」

　　宇宙能量場存在於三度空間以上。這意味著什麼？它是有協同作用的，並建立形體。這違反了熱力學第二定律所指出的，熵總是一直增加的，這表示宇宙中的混亂一直在增加，你

❸史坦利·克里普納（Dr. Stanley Krippner），為美國舊金山賽布魯克大學（Saybrook University）研究所的心理學教授，在超心理學（Parapsychology）與意識研究的領域中是一位知名頂尖的學者並有多本著作。
❹熵（Entropy）：為德國物理學家克勞修斯（Rudolf Julius Emanuel Clausius）於一八五〇年定義的一種度量，用以測量系統中不能作功的能量；作功的意思是在力的作用下進行能量的轉移。當系統的熵值增加時，其作功的能力便下降，因此它是系統能量退化的指標，也是系統中混亂失序的量化。克勞修斯認為，自然界一個普遍規律是：熵值的增大化。

無法得到比你所輸入的更多的能量。你總是得到比你所輸入的還要少一些的能量（永動機從來未能實現過）。❺

　　這和宇宙能量場的情況不同。宇宙能量場似乎總是持續創造出更多的能量。如同豐饒角❻始終盈滿、取之不盡用之不絕。這些是令人振奮的概念，並在我們深陷核子時代的悲觀時，提供了一個頗具希望的未來觀點。也許有一天，我們將能夠建置一部可以利用宇宙能量場的機器，具備所有所需的能量，卻不具傷害威脅性。

回顧第六章

1. 什麼是氣場？
2. 一毛錢也有它的氣場嗎？
3. 什麼是沒有氣場？
4. 描述宇宙能量場（UEF）。

---

❺永動機（Perpetual Motion Machine）：為一部人類夢想中不需外界輸入能源、能量，或在僅有一個熱源的條件下便能夠不斷運動，並且對外作功的機器。與熱力學第一定律「能量無法無中生有」有所抵觸。

❻豐饒角（Cornucopia）：為裝滿花果及穀穗表豐饒的羊角狀物，是希臘神話中大力神赫拉克勒斯獻給大地女神的禮物，象徵著富庶、慷慨、生育和豐收。另一說則是指用來哺育宙斯神的羊的角。

7

人體能量場（或稱氣場）

人體能量場（HEF）是宇宙能量的展現，與人類的生活息息相關。它可以被描述爲一個發光體、包圍並滲透著身體，煥發著獨特的放射狀光線，通常被稱爲「氣場」。氣場是宇宙能量場與物體相連的部分。人類的氣場或人體能量場，是人體與宇宙能量場相連的一部分。研究人員根據觀察，建立了將氣場劃分數層的理論模型。這些氣場層有時也被稱爲能量「體」（bodies），它們相互滲透並且在各層中依序包圍著彼此。相較於所環繞和滲透的前一層能量體而言，越外層的能量體由越精微的物質和越高的「振動」所組成。

練習看見人體氣場

開始感知人體能量場最簡單的方法是通過以下的練習。如果你們有一群人，可握住彼此的手圍成一個圓圈。讓你們氣場繞著這個圓圈流動。感受這樣的脈動流通一段時間。感受它往哪邊流動？了解你旁邊的人感覺它以何種方式流動，這些流動是否有所關連？

現在，不做任何改變也不移動你的手，停止能量的流動。保持停止一段時間（每個人都

立刻停止），然後再讓它流動。再嘗試一次。你能夠感受出有什麼差別嗎？你比較喜歡哪一種呢？現在找一個夥伴做同樣的練習。彼此面對面坐著，手掌對著手掌接觸，讓能量自然流動。它以何種方式流動？將能量從你的左手掌傳送出去，然後讓能量從右手掌流回來，再交換做。現在停止能量流動。下一步嘗試立刻將能量推出雙手。現在再用雙手將能量吸回。推出、拉回與停止是在療癒中控制運用能量的三種基本方式。

現在，把雙手放下，保持你的雙掌相對間隔約二至五英吋（約5～12.7公分）❶；緩緩地往後、再往前移動你的雙手，拉長和縮短雙掌之間的距離。在雙手之間增加能量感。你能感覺到嗎？是什麼樣的感覺呢？現在，把你的手拉開大約八到十英吋（約20～25公分）左右。然後再慢慢地合在一起，直到感覺到有股壓力在推開你的手掌，而你需要用一點力量來將你的雙手合在一起。現在，你已經讓你其中一層能量體的邊緣接觸在一起了。如果你手相距一又四分之一英吋（約3公分），你便已碰觸到自己的以太體邊緣（氣場的第一層）。

❶一英吋＝2.54公分（2.539998公分）；一英呎＝12英吋＝30公分

如果你的雙手間距三到四英吋（約7.6～10公分），你便碰觸到自己的情緒體（氣場的第二層）。現在，非常小心地讓雙手彼此靠近，直到能真正感受到你的情緒體或你右手的能量場的外緣碰觸到左手的皮膚。將你的右手掌向左手掌移靠近一吋（約2.54公分）。當能量場的邊緣碰觸時，左手背會有刺痛感。這是因為你右手的能量場穿透了你的左手！

現在，把你的手再次分開並維持在相距七英吋（約18公分）左右的距離。將你的右手食指指向你的左手手掌，確保指尖大約距離手掌約一至一吋半的距離。現在，往你的手掌上畫圓圈。你感覺到了什麼？感到發癢嗎？這是什麼呢？

在光線昏暗的房間裡，讓你雙手的手指尖彼此相對。將手放在你面前約兩英呎的距離。確認有面純白色的牆壁當背景。放鬆你的眼睛，輕輕地凝視著在你的指尖之間的空間，指尖空間約相距一吋半。別去看閃亮的光芒。讓你的眼睛放鬆。你看到了什麼呢？移動指尖接近，然後再分開來。在指尖縫隙中發生了什麼呢？你在手的周圍看見了什麼？緩慢地將一隻手往上移，另一隻則往下移，讓不同的指頭彼此相對。現在，發生了什麼呢？約莫有百分之九十五的人在進行這項練習時能夠看見一些東西，而人人都能感覺得到。對於上述問題的答案，請參閱本章的結尾。

做完這些練習以及第九章觀察其他人氣場的練習之後，你可能會開始看到前幾層的氣場，如稍後的彩圖7-1A所示。當你對於看見較下層靠近肉體的氣場感到習以為常後，你便可以進行高感知力（HSP）的練習，如第十七、十八與十九章所述。隨著第三眼越來越敞開（第六脈輪），你將可以開始看見更高層次的氣場。（彩圖7-1B）

既然你們大多數人已經能感覺到、看見和體驗到較低層的幾層氣場，接著讓我們繼續描述這些氣場。

剖析氣場

人類根據觀察氣場的經驗，建立起許多種系統，用以定義氣場。所有這些系統皆將氣場劃分為數層，並以所在位置、顏色、亮度、形狀、密度、流動性和功能來定義這些氣場層。每一個系統皆依人用氣場「執行」工作的種類而設計。有兩個系統與我的類似，一是由傑克·史瓦茲（Jack Schwarz）所使用的，他的氣場系統超過七層，並在他的著作中《人體能量系統》（*Human Energy Systems*）有所描述；另一個是加州格倫代爾療癒之光中心的羅莎琳·布魯耶爾牧師所使用的系統，她的系統為一個七層的系統，並在她的著作《光之輪──脈輪的研究》（*Wheels of Light, A Study of the Chakras*）中有所敘述。

氣場的七個層次

在我任職顧問和療癒師的工作中，我觀察到了氣場七個層次。起初，我只能看到較低的層次，這是最稠密且最容易看到的。隨著我工作的時間越長，我便可以感知更多的層次。越高的層次需要更加擴展的意識來察覺到它。也就是說，為了感知更高層次，諸如第五、第六和第七層，我必須進入靜心狀態，通常是閉著雙眼。經過多年的練習之後，我甚至可以看見

第七層之外，我將在本章的結尾扼要說明。

　　我對氣場的觀察揭露了一個有趣的二元場域形態。氣場中每兩層就有一層是高度結構化的，就像光模式中的駐波❷，夾在兩層結構化氣場中間的那層則由不斷流動著的有色液體所組成。這些液體流經由閃閃發光的光駐波所形成的結構，由於流體沿著固定的光的線條流動，流動的方向多多少少受到固定的光的結構所支配。光的固定結構本身是閃爍的，彷彿是由許多微小、快速閃爍，並以不同的速率閃耀的燈光串所組成。好似有微小的電荷沿著這些固定光的線來移動著。

　　因此，第一、第三、第五和第七層都有一個明確的結構，而第二，第四和第六的則由液體狀的物質所組成，沒有特定的結構。它們所呈現的形態受到其所流經的奇數層結構的情況影響，因此會與這些結構層的形態有些雷同。每一層會完全滲透至它以下的所有層，包括身體。因此，情緒體擴展超出以太體，同時涵蓋了以太體和身體。雖然我們覺得它們是一層一層的，但其實每一個體根本不是一「層」。更為確切地說，每個個體都是我們自身更為擴展的版本，裡面包含其他比較收縮受限的形態。

　　從科學家的觀點來看，每一層都可被認為是較其下方一層更高的振動，除了涵括下方層的空間，並更加向外擴展。為了能感知這些層級，觀察者必須將意識向上提升到對應的每一個新的頻率層次。例如，我們有七個體，都同時佔據著同一個空間位置，每一個體都向外擴展超過前一個體，這是我們在「正常的」日常

生活中所沒用到的概念。許多人錯誤地認為，氣場像一顆洋蔥般，連續層是可以剝離的，事實並非如此。

　　結構層中包含身體所擁有的所有形狀，包括內臟器官、血管等等，以及其他的身體不包含的形狀。有一條縱向的能量流在脊椎神經的場域中上下搏動著。它延伸超出身體的頭部之上及尾骨之下，我稱其為主垂直能量流（main vertical power current）。在這個區域上有錐形的旋渦，稱為脈輪。它們的底端位於主垂直能量流中，開放的末端則延伸到所在處每一層氣場的邊緣。

七層氣場與七個脈輪

　　氣場的每一層看起來都不一樣，且具有各自獨特的功能，每一層都與一個脈輪連結。也就是說，第一層與第一個脈輪、第二層與第二脈輪連結，依此類推。這些是一般概念，隨著我們更深入去研究這個主題，會發掘更為複雜的內容。現在，我們將列舉說明氣場層與脈輪，給大家一個概觀。氣場的第一層和第一脈輪，與身體機能以及感覺能力──感覺身體的疼痛或愉悅──相關連。第一層氣場連結著身體的自動機制以及自主神經的運作。第二層和第二脈輪與人類的情緒方面相關連。經由這些脈輪媒介，我們得以擁有情緒生活和感覺。第三層與我們的心智和線性思維相關。第三脈輪與線性思維有關。第四層與心輪關連，透過它做為媒介，我們不僅愛我們的伴侶也愛人類整體。第四脈輪吸收並代謝著愛的能量。第五層

---

❷編按：駐波為專有名詞指靜態的波動。

與更靠近神聖意志的高等意志相關。第五脈輪與文字力量、透過言語力量來顯化事物、聆聽、以及對我們的行動負起責任有關。第六層與第六脈輪與神聖的愛相關。這種愛超越了人類之愛的範圍，涵蓋了所有生命。它傳達的是對保護與滋養所有生命的關懷和支持，將所有的生命形式視爲神珍貴之顯化。第七層與第七脈輪與高等心智、認識並整合我們的靈性和身體結構有關。

因此，感覺、情緒、思想、記憶與其他我們向醫生和治療者描述的非物質經驗，在我們的能量系統中都有特定的位置。瞭解我們的身體症狀如何與這些位置相關連，將幫助我們瞭解各種疾病的本質，以及健康與疾病兩者的本質。因此，氣場研究可作爲傳統醫學和心理關懷之間的橋樑。

七個脈輪的位置

圖7-2A 呈現的是在身體上七個主要脈輪圖的位置，對應著身體主要神經叢的區域。

放射粒子專家大衛‧坦斯利博士（David Tansley）在他的書中《放射粒子與人類的精

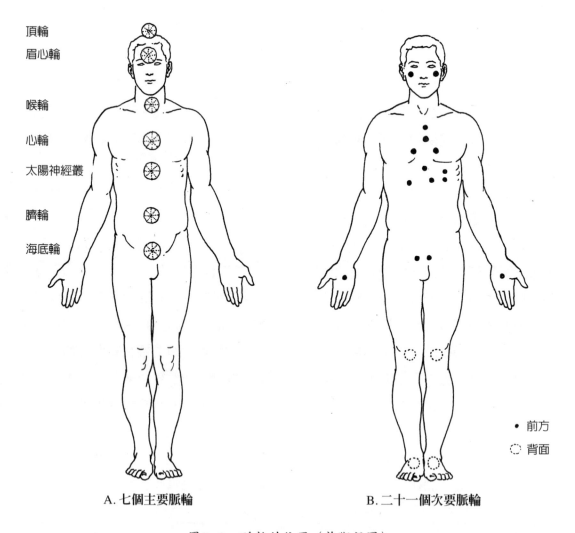

A. 七個主要脈輪　　　　　　B. 二十一個次要脈輪

頂輪
眉心輪
喉輪
心輪
太陽神經叢
臍輪
海底輪

● 前方
○ 背面

圖7-2：脈輪的位置（診斷視圖）

微體》（*Radionics and the Subtle Bodies of Man*）指出，在光的固定行列線彼此交叉二十一次的端點上，形成了七個主要的脈輪。

次要的二十一個脈輪位於能量線交叉十四次的端點上（參見圖7-2B），位置如下：每個耳朵前面各一個、每個乳房上面各一個、鎖骨連接點一個、每隻手的手掌心各一個、每隻腳的腳底各一個，每個眼睛後方各一個（圖中未標示），每條性腺各連結一個、一個在肝臟附近、一個與胃部相連、兩個連接脾臟、雙膝後方各有一個、一個位於胸腺附近，一個靠近太陽神經叢。這些脈輪的直徑大約只有三英吋（約7.6公分），距離身體一英吋（約2.54公分）。位於手掌的兩個小脈輪對進行療癒非常重要。能量線交叉七次的地方甚至創造了更小的漩渦。在這些能量線交叉較少次的位置還有許多微小的力量中心。坦斯利表示，這些微小漩渦可能與中國醫學的針灸穴位十分相應。

每一個位於身體正面的主要脈輪，與身體背面對應部位的脈輪為一對，正面與背面的脈輪被視為同一個脈輪。正面脈輪與人的感覺有關，背面的脈輪與意志有關，頭部的三個脈輪與心智進程有關，如圖7-3所呈現。因此，第二脈輪由2A和2B兩個組成，第三脈輪，由3A和3B所組成，以此類推到第六脈輪。第一脈輪和第七脈輪，如果希望配對的話可以視為一對，因為它們是在脊椎上下流動、將能量運行到所有的脈輪處之主垂直能量流的頂端與末端。

脈輪的尖端或頂端連接著主要能量流，稱之為脈輪的根部或中心。在這些中心之內有許多封口，控制透過該脈輪在不同氣場層之間進行的能量交換。也就是說，七個脈輪的每一個脈輪都有七層，脈輪的每一層也都對應著一層氣場。脈輪在每一層的長相皆不同，我們將在描述每一層時做詳細的說明。為了讓某股能量流可以透過脈輪從一層流到另一層，能量必須通過脈輪根部的封口。圖7-4顯示了七層相互滲透的整個氣場，以及貫穿七層的脈輪。

我們可以看到能量從宇宙能量場流至全部脈輪（圖7-3）。每個旋轉能量的渦流都呈現出從宇宙能量場吸入或輸送能量的狀態。它們的運作方式看起來與我們所熟悉的水中或空氣中的漩渦、龍捲風、水龍捲和颶風等流體渦流相似。以位於氣場第一層的脈輪來說，一個正常脈輪其敞開的末端面積直徑約六英吋（約15公分），距離身體約一英吋（約2.54公分）之遙。

七個脈輪的功能

每一個漩渦皆與宇宙能量場交換著能量。因此，當我們談到感覺「敞開」時，事實上也是如此。所有主要脈輪、次要脈輪，較小脈輪以及穴位，都是能量流入與流出氣場的開口。我們就像被能量之海環繞的一塊海綿。由於這種能量皆對應某一種意識形式，我們以視覺、聽覺、感覺、感知、直覺或直接的知曉去體驗所交換到的能量。

所以我們可以瞭解，保持「敞開」意謂著兩件事。首先，指的是大量來自宇宙能量場的能量，經由大大小小所有的脈輪代謝。其次，意指讓能量流入，並以某種方式處理，所有意識都與流經我們能量相互關連著。這不是一件容易的事，大多數人也無法做到，因為輸入的

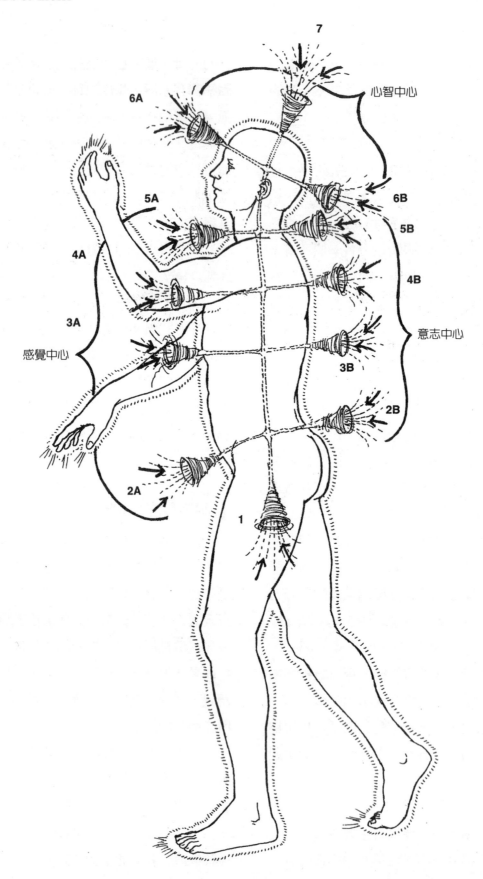

圖7-3：七個主要脈輪的正面與背面圖（診斷視圖）

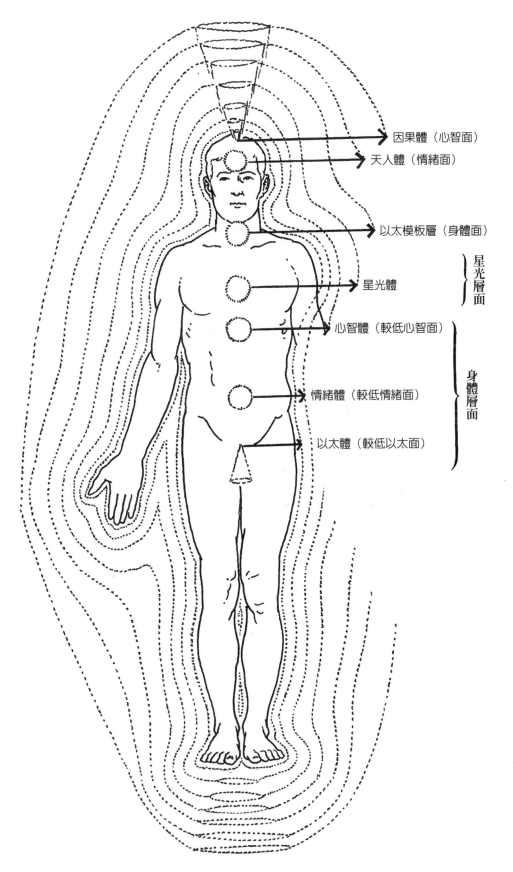

因果體（心智面）

天人體（情緒面）

靈性層面

以太模板層（身體面）

星光體

星光層面

心智體（較低心智面）

情緒體（較低情緒面）

身體層面

以太體（較低以太面）

圖7-4：能量體系統的七個層次（診斷視圖）

能量資訊實在太多了。增加某個脈輪的能量流，可以讓與該脈輪相關的心理訊息被帶到意識層面。過多的心理訊息會被一股迅速的能量流釋出，而我們無法全部處理。因此，無論身處何種成長歷程中，我們會慢慢地打開每一個脈輪，使我們有時間來處理被釋出的個人素材，並將新的訊息整合到我們的生活。

打開脈輪並增加我們的能量流很重要，因為讓越多的能量流動，我們便越健康。身體系統中的疾病是能量失衡或是能量流阻塞所導致。換句話說，人類能量系統缺乏流動，最終導致疾病的發生。缺乏流動還會扭曲我們的看法，並抑制我們的感情，從而干擾了一段順遂完整的人生體驗。然而，若不下功夫使自己更成熟、使覺知更清晰，我們是不會有心理準備來維持敞開的。

五種感官各與一個脈輪連結。觸覺與第一脈輪有關，聽覺、嗅覺與味覺與第五脈輪（或喉輪）有關；視覺與第六脈輪（第三眼）有關。這些將在介紹感知力的章節中詳細討論。

能量體的脈輪有三個主要功能：

1. 供給每一層能量體生命力，因此也等於供給身體生命能量。

2. 實現各個面向的自我意識發展。每個脈輪都關係到一個特定的心理功能。第十一章將解釋打開以太體、情緒體和心智體中的脈輪帶來的心理影響。

3. 在氣場層之間傳輸能量。每一層氣場有屬於自己的一組七個主要脈輪，每一個脈輪的位置都與身體上的脈輪位置相同。由於每一層的振動頻率都比其下一層高一倍，因此同一個脈輪可以在不同層套疊存在。以第四脈輪為例，真的有七個第四脈輪，每一個脈輪都有著比較低層脈輪更高的頻率區段。這些脈輪像堆疊在一起的玻璃杯一樣。每一個位於較高層的脈輪，會延伸到更遠的氣場（直到每一層氣場層的邊緣），每一層氣場都比較低層更寬一些。

表7-5：主要脈輪與其所滋養的身體部位

脈輪	小漩渦的數量		內分泌腺	所影響的身體部位
7—頂輪	972	紫羅蘭色—白色	松果體	上部腦、右眼
6—眉心輪	96	靛藍色	腦下垂體	下部腦、左眼、耳朵、鼻子、神經系統
5—喉輪	16	藍色	甲狀腺	支氣管和發聲器官、肺臟、消化道
4—心輪	12	綠色	胸腺	心臟、血管、迷走神經、循環系統
3—太陽神經叢	10	黃色	胰腺	胃、肝、膽
2—臍輪	6	橙色	性腺	生殖系統
1—海底輪	4	紅色	腎上腺	脊柱、腎臟

能量經由脈輪頂端的通道由一層傳送到另一層。絕大多數人的這些通道都是封閉的，這些通道會因為靈性的淨化工作而打開，脈輪也因此成為將能量由一層傳到另一層的傳輸媒介。以太層中的每一個脈輪，都直接連結到更精細的上層能量體裡的同一個脈輪，被這個位於上層的脈輪環繞與滲透。情緒體中的脈輪連結著次層更精微的心智體等等，所有七層以此類推。

在東方神秘學文獻裡，每個脈輪看起來擁有一定數量的花瓣。經過進一步的研究，這些花瓣似乎是以高速旋轉著的小型渦流。每一個漩渦吸收代謝一種能量振動，這些能量振動以其特定的轉動頻率產生共鳴。舉例而言，海底輪有四個小漩渦並吸收代謝著四種基本頻率的能量，其他脈輪依此類推。每個脈輪以其特定的速率吸收代謝能量，而這些能量的頻率就決定了我們觀察到的顏色。

由於脈輪是為了給予身體活力而服務，它們與所有身體的病狀有著直接關係。表7–5列出沿著脊柱的七大脈輪及其影響的身體部位。每個脈輪皆與一種內分泌腺體以及主要神經叢相關。脈輪吸收宇宙能量或初始能量（primary energy）（氣、生命能、普拉納等等），並將能量分解，然後沿著被稱為能量河流的經脈❸傳送能量到神經系統、內分泌腺體，繼而進入血液滋養身體，如圖7–6所示。

脈輪的心理動力運作主要與氣場的前三層相關，意即在現實界的身體、心智和情緒互動。例如，當一個人的心輪運作正常，此人會善於付出愛。當第一脈輪健康運作時，此人通常會有堅強的生命意志，並與大地有良好的連結，而成為一個非常腳踏實地的人。當一個人的第六脈輪和第三脈輪運作良好，他會思路清晰；反之，他的思緒會混亂困惑。後續將詳細討論這個部分。

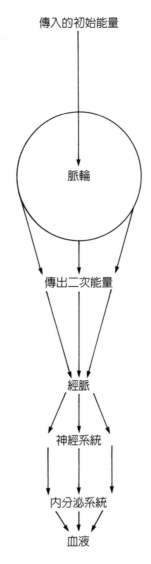

傳入的初始能量

脈輪

傳出二次能量

經脈

神經系統

內分泌系統

血液

圖7–6：初始能量傳入的吸收代謝路徑

❸經脈，（Nadis）為梵文，為通道或河流，意指人體中生命能量流通的管道。人體中有三脈，簡稱左脈、右脈與中脈。左脈掌管記憶、過去和情感面，右脈掌管我們的思維、未來、行動以及計畫等。由於多數人的中脈並不暢通，只能使用左右兩脈的能量，而且經常無法平衡使用。

以太體（第一層）

以太體（源自「以太」一詞，意指能量和物質之間的狀態）是由「一張閃爍的光束波網般」微小的能量線所組成，與電視螢幕的成像線相似（彩圖7-7）。它具有與身體相同的構造，包括所有的結構和全部的器官。

以太體包含一個明確的力線結構或能量基質，依據人體組織的實體而塑造和固定的。肉體組織之所以存在，僅是因為有維持生命所必須的能量場支持著；也就是說先有能量場，而非能量場是物質身體導致的結果。這種關聯性已獲得約翰‧皮拉卡斯博士和我對植物生長的觀察所支持。我們經由使用HSP觀察到，在植物長出一片葉子之前會先投射出一個葉子形狀的能量矩陣，然後葉子會成長為已經存在的形狀。

以太體的網絡狀結構不斷運動著。以靈視所見，藍白色光的火花沿著遍佈於整個稠密的身體的能量線移動。以太體的範圍為從身體擴展出四分之一至兩英吋（約0.6～5公分），其脈動大約每分鐘十五至二十個循環。

以太體的顏色從淡藍色到灰色不等。相較於灰色，淡藍色表示它已與一種更精微的形態連結。一個較為敏感的人有著一個比較敏感的身體，往往第一層氣場會帶點藍色；較為運動型、健壯的人，以太體往往呈現較為灰色。這一層所有脈輪的顏色與該層能量體的顏色相同。也就是說，也介於藍色到灰色之間。脈輪看起來像是以光網製成的漩渦，就像以太體的其餘部分一樣。可以從以太體感知身體的所有器官，不過，這些器官也是由這種閃爍的藍光所形塑成。如同葉子的能量系統，以太結構設定了讓細胞生長的基質，而且基質在細胞生長前就存在於那了。如果把以太體單獨隔離開來看，它看起來會像一個由不斷閃爍的藍光線條所製成的男人或女人，有點像蜘蛛人。

透過昏暗的光線，在純白色或純黑色、或是深藍色的背景前，觀察人的肩膀，你便可能看到以太體的脈動。脈動上升、停在肩膀上、然後沿著手臂往下，如同一個波浪般。如果你更仔細地看，在肩膀和藍色的朦朧光之間看起來有一塊空白空間，然後有一層亮藍色的薄霧隨著從身體延伸出來而慢慢變淡。請注意，因為它的動作如此之快，在你看到它的瞬間，它就消失了。你想再次確認它存在的時候，它已經向下往手臂方向脈動了。再試一次，你便會掌握住下一個脈動。

情緒體（第二層）

第二層能量體（如彩圖7-8所示），或者說是在以太體之後更精微的次層，通常被稱為「情緒體」，與感覺相關連。情緒體大致依循著身體的輪廓，其結構遠較以太體易變，並且並沒有複製肉體的結構。它似乎更像是不斷流動著的、由精微物質構成的彩色雲朵。情緒體的範圍為從身體擴展出去一到三英吋（約2.54～7.6公分）。

情緒體滲透至它所包圍著的下層較稠密的能量體與身體。它的顏色從豔麗清晰的色調到黑暗混濁都有，取決於製造它們的能量或情感是清晰還是混亂的。清晰與能量充沛的情感，譬如愛、興奮、喜悅或憤怒是明亮清楚的；困惑的情感則是暗沈且混濁的。隨著人際互動、身心理治療……等等，這些情感會變得能量充

沛，其中的不同顏色會分離成為初始色調並且變得明亮。第九章將會說明這個過程。

情緒體包含彩虹的所有顏色。每個脈輪看上去像是顏色各不相同的漩渦，依循著彩虹的色彩排列。以下列出情緒體脈輪的顏色：

第一脈輪＝紅色
第二脈輪＝紅橙色
第三脈輪＝黃色
第四脈輪＝明亮的草綠色
第五脈輪＝天空藍
第六脈輪＝靛藍色
第七脈輪＝白色

第九章將提供在療癒過程中一些對情緒體的觀察。在一般情況下，情緒體看起來是在以太體基質中移動的彩色團塊，不過也比以太體更往外擴展一些。有時一個人可以將能量色彩團塊丟入他周圍的空氣中。當某人在一個療程中釋放出情緒時，特別能觀察到這個現象。

心智體（第三層）

第三層能量體是心智體（如彩圖7-9所示）。這層能量體拓展出情緒體並由更精微的物質所組成，皆與思想和心智過程相關。這層能量體通常會顯現出明亮的黃色光芒，從頭部和肩膀放射出來並擴展圍繞著全身。當人專注於心智過程時，它會擴展和變得更明亮。心智體從身體擴展出三至八英吋（約7.6～20公分）。

心智體也是一個結構化的能量體，它包含了我們的思想結構。這層能量體主要是黃色

的，在這個能量場中可以看到成形的思想團塊，由不同的亮度和形狀構成的能量團。這些思想團塊上還會有附加的其他顏色，這些顏色實際上是從情緒層產生的。顏色代表人的情感並且會與其思想團塊相連結。思想越是清晰和成形，與此思想相關的思想團塊便越清晰與成形。我們透過專注於某個想法，強化這些思想團塊，慣性思維會變成威力強大的「成形」力量，進而影響我們的人生。

心智體對我來說一直是最難觀察的。部分原因可能是由於人類真的才剛開始發展心智體，並初步開始以清晰的方式使用他們的智力。出於這個原因，我們很能意識到心智活動，並認為自己是善於分析的群體。

在物質世界之外

在我所使用的療癒系統中（圖7-4），較低的三層能量體用於物質世界的能量吸收代謝，較高的三層則是靈性世界的能量吸收代謝。第四層（星光體層級）與心輪連結，是轉化的熔爐，當所有的能量要從一個界前往另一個時，皆須由此經過。也就是說，靈性能量必須通過心輪的火來轉化成較低的物質能量；而物質能量（較低的三層能量體）必須通過心輪的蛻變之火來成為靈性能量。在第二十二章論及的全方位療癒中，我們會使用所有能量層以及所有脈輪的能量，並透過心「愛的中心」來傳遞。

截至目前的談論都集中在較低的三層。我在這個國家中見識過的大多數身心療法，主要只利用到較低的三層和心輪。一旦有人開始調查能量場中較高的四層能量體，一切就改變

了，因為一經開啓對第三層之上能量層的感知力，隨即察覺存在於這些能量層之中不具物質軀體的人或存在。在我和其他靈視者的觀察中，這裡存在著現實層面或者其他超越物質現實的「頻段」。能量場中較高的四層，對應著這四層的四個實相。我必須再次重申，後續的談論僅僅是試圖用來解釋所觀察到的現象的一個系統，我相信在未來會有更好的系統被創建出來。目前這個系統對我而言是有用的。

在圖7-4中，我一般將較高的三個脈輪與人類在其靈性實相中的身體、情感和心智的功能相連結。這是因為我們大多數人在有限的功能類型中，只使用了自己的那些部分。它們是更高等的意志、更高等的愛的感受，以及更高等的理解，在那裡一切思想即知即曉。第四層關乎於愛，是我們可以通過它進入其他實相狀態的途徑。

然而，實際上狀況比這更複雜。在第三層之上的每一層都是一個完整的實相層次，裡面有超出我們稱為人類的存在體、存在形式和個人功能。每個實相層次都是一個完整的世界，我們同時生活在每一層之中，每一層都有我們的一份存在。我們大多數人在睡眠中經驗到這些實相，但不會記得它們。我們之中有些人可以透過冥想方法擴展意識，進入這些實相狀態。這些冥想方法開啓脈輪層根部之間的封印，從而提供了意識旅行的入口。在後續的討論中，我將只集中描述氣場層次與其有限的功能。本書後半部會有更高的層次或「實相頻率」的更多討論。

星光層級（第四層）

星光體（圖7-10／彩色）是沒有固定形狀的，且是由相較於情緒體更美麗的色彩雲狀物所組成。星光體的顏色往往和情緒體是同一組，不過這些顏色通常還會滲入玫瑰色的愛之光。從身體擴展出約莫半英呎到一英呎（約15～30公分）。脈輪是和情緒體相同的彩虹顏色，但每一個都浸染著玫瑰色的愛之光。一個有愛心的人的心輪在星光層級滿是玫瑰色的光。

當人們墜入愛河，彼此心之間會出現美麗的玫瑰色弧光。在腦下垂體處，平常我看到的是金色的搏動，此時則會添上美麗的玫瑰色。當人們發展關係時，便會從脈輪長出連接雙方的能量帶。除了星光體之外，這些能量帶也存在於氣場許多層裡。越是長久和深遠的關係，能量帶便越多且牢固。當關係結束時，這些能量帶會被撕裂，有時會造成很大的痛苦。「忘懷」一段關係的期間，通常是在這期間裡把能量場較低層次的能量帶切斷，並且將其接回自己身上。

人們彼此在星光體層級有著大量互動。各種形狀的巨大色彩團塊迅速地在人與人之間移動。有些是愉快的，有些則不那麼令人愉快。你可以感受到其中的差異。你可能會對於空間中的某人感到不安，即便對方並沒察覺到你的存在；不過，在另一個層面上許多事正在發生。我曾看過人們站在彼此身旁，假裝沒有注意到對方的存在，然而，在能量層面上一場全面溝通正在發生，許許多多的能量團塊在彼此之間移動著。毫無疑問的你已經親身經歷過了，尤其在男女之間。它不僅僅是身體語言，

有一個實際的精神活力現象可以被感知到。例如，當一個男人或女人在酒吧或派對中幻想著與某人親熱，在能量場中便會有一個實際測試來瞭解能量場是否同步以及人是否合適。更多關於這種氣場互動現象的範例，會在第九章提及。

以太模板層（第五層）

我將氣場的第五層稱為以太模板（彩圖7-11），因為它包含了所有現實界存在形態的藍圖或模板。也就是說，它看起來有點像底片一樣。它是以太層的模板，而我們前面提過，以太體層是身體的模板。能量場中以太體層的結構源自以太模板層，它是提供以太體層取用的藍圖或完美形態。它從身體擴展出約一英呎半到兩英呎（約45～60公分）。生病時以太體層會損毀變形，以太模板的工作即是在其原始模板的形式中提供支援以太體層所需。它是聲音創造物質的層面，在這個層面上運用聲音於療癒是最有效的，我們將在第二十三章的療癒中討論。由我的靈視所見，以太體模板層是以清晰或透明的線條、背景為鈷藍色❹的形式所顯現，與建築師所繪藍圖十分相像，只是這個藍圖存在於另一個次元。就好像將背景空間全部填滿構成形狀，而留白之處則創造了形狀。

我們用一個例子來對照，一個球體如何以歐幾里德幾何的方式創造，而另一個如何在以太空間中被創造。在歐幾里德幾何中，創造一個球體首先要定義一個點，出自這一點半徑所及的所有三個面向，將創造出一個球體的表面。然而，在以太空間中，亦或可以稱之為負空間，形成一個球體是以相反的過程來發生的。無限數量、來自四面八方的面，填滿所有的空間，除了球狀的空間面積留白。這說明了球體是所有互相連接的面填滿之外的區域，所定義的一個空白球形空間。

因此，氣場的以太模板層創造了一個空的或負空間，使氣場的第一層（以太體）可以存在其中。以太模板是以太體的模板，然後形成網格狀結構（結構能量場），身體得以依此結構成長。因此，宇宙能量場的以太模板層包含了所有存在於物質層級中的形狀和形態，只不過它們都還只是模板而已。這些形態以負空間的形式存在，創造一個空的空間讓以太網格狀結構在其中生長，而所有現實界物質皆是根據此結構顯化。

在觀察別人的能量場時，透過單獨聚焦於第五層振動頻率，可以將氣場的第五層分離出來。當我這樣做時，我看到人的氣場形態從個人延伸出約二至個二英呎半（約60～75公分），看起來像一個狹窄的橢圓形，包含了整個能量場的結構，包括脈輪、身體器官和身體形態（四肢等等）皆為負片形式。所有這些結構的顯現皆由填滿深藍色背景前的透明線條所形成。當頻率調整到這個層級時，我也可以在這個景象中看到所處環境中的其他形體。這似乎在我將感知途徑切換到此範圍時就會自動發生。也就是說，我的注意力首先被帶到整體大範圍的第五層，接著我會聚焦在所觀察的特定

---

❹編按：鈷藍色帶有綠光的藍色。

對象身上。

天人體（第六層）

第六層爲靈性面的情緒層，稱爲天人體（彩圖7–12）。它從身體擴展出約二到二又四分之三英呎（約60～82.5公分）的範圍，經由它我們體驗到靈性的狂喜。我們可以透過冥想以及我在本書中所提過的其他類型轉化工作來觸及這個層次。當我們抵達「存在」的瞬間，在那我們知道自己與全宇宙的連結。當我們看見光與愛存在於萬事萬物中，當我們沉浸在光中並感覺我們是光，光即是我們，我們感到與神同在，於是我們的意識提升至氣場的第六層。

當敞開的心輪與敞開的天人體脈輪相連結時，無條件的愛就會流動。在此連結中，我們結合了人性之愛，即對血肉之軀的人類同胞基本的愛，加上在靈性之愛中所發現的靈性狂喜。靈性之愛是超越物質實相、涵括所有存在層次的。兩者相結合創造了無條件的愛之體驗。

我看到的天人體有美麗閃爍的光芒，主要是由柔和的色彩所組成。它的光芒有著金、銀光澤及乳白色的質地，很像珍珠貝母亮片。其形式不如以太模板層明確，似乎只是由身體散射出來的光所組成的，如同圍繞著蠟燭的光暈。在這光裡煥發著更亮、更強的光束。

因果模板層（或因果體）❺（第七層）

第七層爲靈性面的心智層，稱爲因果體（彩圖7–13），從身體擴展出約兩英呎半至三英呎半（約75～105公分）。當我們將意識帶入氣場的第七層，我們明白自身與造物主同在。因果體的外形爲蛋形，容納了一個人與此次轉世相關的所有能量體。因果體也是一個高度結構化的模板，在我看來由極爲耐久的金、銀光細線所組成，以將整個氣場的形體維持在一起。它包含了一個對應肉體和所有脈輪的金色網格結構。

當「調頻」到第七層的頻率層時，我感知到閃爍的美麗金光，它的脈衝如此之快，所以我用「閃閃發光」這個詞。它看起來好似有著成千上萬條金線。這個金色的蛋形從身體擴展出約莫三至三英呎半（約90～105公分），因人而異，腳下那端較小，在頭上三英呎左右那端較大。如果這個人是非常有活力的，它甚至可以擴展得更寬。對我而言，其外緣其實看起來很像蛋殼；它的厚度似乎約有四分之一到半英吋（約0.6～1.2公分）。第七層的外緣部分非常結實且具有彈性、耐滲透並保護著氣場，就像是蛋殼保護著小雞一般。在這個層面上，所有的脈輪和能量體形式看來好像皆由金光製成。這層是能量場中最強韌、最具彈性的一層。

它可以被比作一個以極高的速度振動、有著複雜形狀和形態的光波。看著它時幾乎可以聽到一個聲音，我敢肯定若有人對這樣的畫面冥想，可以聽到聲音。此黃金模板層也包含了在脊椎上下運行的主要能量流，並且滋養著整個身體。當這道金色能量流在脊椎上下脈動

---

❺原文中有兩種對第七層 The Ketheric Template Level 的稱謂。一是因果模板層，一是因果體 The Ketheric Body，此兩者爲同一能量體層，在文中會依原文採對應的翻譯。此外，一般稱因果體亦用 The Causal Body 一詞。

時，它經由每個脈輪的根部運送能量，並且連接著經由每一個脈輪而進入的能量。

主垂直能量流引導其他能量流以正確的角度流向它，形成直接從身體向外延伸的金色流光。然後這些流光引導其他圍繞著氣場的能量流，使整個氣場及其下所有層次被包圍住在這籃子般的網狀系統中。此網狀系統展現出金色光芒的力量，這是將整個能量場全部且完整地連結在一起的神聖心智。

此外，前世帶（past life bands）也在因果體的蛋殼中。前世帶為光的彩帶，完全包圍著氣場，並且可在蛋殼表面的任何一處找到。在靠近頭頸區域發現的帶子，通常是你在今生際遇中努力去清理的那一段前世。傑克・史瓦茨❻談論了這些前世帶，以及如何依它們的顏色識別其意義。在稍後的前世療程中，我將介紹如何使用這些前世帶。因果層是靈性面的最後一層氣場層。它包含生命計畫，並且是與此次轉世有直接關係的最後一層。超出這層之後即為宇宙層面，這一層面無法僅以一個人在世間化身的受限觀點來體驗。

宇宙層面

我目前能見到高於第七層的兩層，是第八層和第九層。它們各別與位於頭部上方的第八和第九脈輪連結著。每一層都呈現出清透如水晶般，並由非常細微的高速振動所組成。第八和第九層似乎遵循著物質（第八層）和形態（第九層）交替的模式，在第八層的主要是流體物質，而第九層則是在其之下一切事物的晶體模板。我尚未發現這些層次的參考文獻，雖然它們可能是存在的。我對這些層次所知甚少，除了我的指導靈曾教導過我一些非常強大的療癒作法，我將於第二十二章論及這些方法。

感知能量場

重要的是，記住當你打開靈視力時，你可能只會察覺到氣場的第一層。你可能還無法區分出氣場的層次。你可能只會看到顏色和形狀。隨著你的進展，你會對越來越高的頻率變得敏感，使你能夠感知更高層面的能量體。你也將能夠區分各個層並且能夠專注於你所選擇的氣場層。

在接下來的幾個章節中，大多數的插圖只會顯示氣場較低的三或四層能量體。層與層之間沒有區別，呈現彼此相互混合的樣貌，並且在多數描述到的互動中是共同作用的。在大部分情況下，較低層的情緒、基本的思維過程以及人際交往的感覺是雜亂地混在一起的。我們自己並不十分擅長區分這些。有些混合甚至會顯示在氣場中。很多時候，心智體與情緒體的運作似乎是無法分離、共同作用的。後續療癒過程的描述並未在各能量體上做出太多區分。然而，藉由治療過程或任何其他的成長過程，一個人的能量體層會變得更鮮明。個案也更能區分基本情感、思維過程，以及與較高氣場層相關聯的無條件的愛等較高情感。這樣的區分會透過對因果關係的瞭解過程而發生，在第十五章將會有所描述。

❻傑克・史瓦茨（Jack Schwarz），荷蘭人，為自然療法醫生，從小便能觀察到人體能量場。其最著名的是提出用呼吸來改變腦波頻率的腦波呼吸法，能幫助腦部很快地進入 α 腦波狀態，因此得到放鬆。

這意味著，個案會開始瞭解他的信念系統是如何影響心智體的想法，又是如何逐步影響情緒體、然後是以太體，最終影響到身體。有了這樣的認知之後，接著便能區分氣場中的各層了。隨著個案變得對生理感受、情緒感受以及想法之間有更清晰的自我理解，並且能採取相應的行動，能量場中的層次實際上也會變得更加清晰、更易區分。

在本書後面提及的療癒部分，區分出各個氣場層將會非常重要。

看見人體氣場練習的Q & A

能量幾乎總是從左側移動到右側繞一圈。停止能量的流動會感覺非常不愉快，而且通常是無法停止整個流動的。在雙手之間建立某些東西，會有一種帶著壓迫感和發癢的感覺，有一點像靜電。當能量體邊緣碰到皮膚時，會在皮膚的表面有一種刺痛和壓力感。當你在手掌上畫圓圈時，你能感受到在圓圈外緣有著發癢的感覺。

大多數人試圖感知氣場時，會看到手指與手周圍那一片薄霧。它看起來有點像在散熱器上的熱流。有時看起來是不同的顏色，譬如藍色調。通常大多數人最初會將它看成是無色彩的。當每一個指尖的薄霧與另一隻相對手指的薄霧相連時，指尖之間的能量體拉動起來很像太妃糖。當你移動手指讓不同的指尖相對時，薄霧會先跟隨著之前的手指然後再跳轉到較為接近的指尖。（參見圖7–14）。

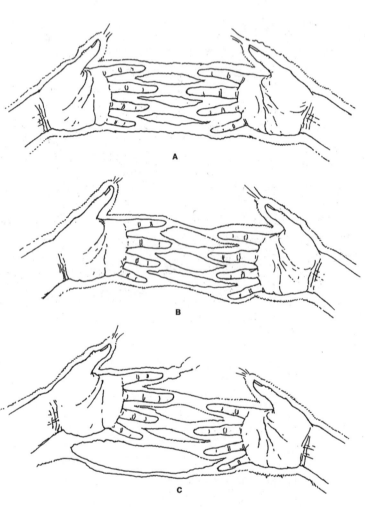

圖7–14：環繞在指尖的氣場

回顧第七章

1. 宇宙能量場與人體能量場之間有何關係？

2. 以太體看起來是什麼？其與情緒體有何不同？

3. 脈輪的三種主要功能是什麼？

4. 為什麼各脈輪各有一個特定的顏色？

5. 脈輪的中心在哪裡？

6. 與脈輪相關的生理結構是什麼？

7. 描述氣場較低的七層以及它們的功能。

8. 描述脈輪與氣場層之間的關係。

9. 第八和第九脈輪位在哪裡？

10. 描述第七層氣場裡的一個脈輪。

11. 主垂直能量流位在哪裡？

12. 哪一層將人體能量場連接在一起？

13. 人體能量場的哪一層是情緒的顯現？

第三篇
心理動力學及人體能量場

「燭焰的金光依戀著燭蕊，棲息在其晦暗的寶座之上。」

《光輝之書》❶

---

❶《光輝之書》(*The Zohar*) 為猶太教神秘主義卡巴拉的重要文獻，十三世紀開始流傳於世。內容講述神、宇宙的起源與結構、心靈性質、善與惡，以及救贖等相關主題，採比喻性手法撰寫，藉以提升人的內在精神，從而感受到更高的實相。

【引言】

治療經驗

在一個心理治療環境中，成年的我首次有意識地再度看見氣場。在這個環境中，我不僅被「允許」近距離觀察人們，也被鼓勵這麼做。長時間的訓練中讓我觀察到很多人的氣場動態。這真的是一份特權，因為一般社會倫理對這樣的行為有明顯分際。我敢肯定你們都有過在公車上或餐廳中，對一個特定的陌生人有興趣的經驗，不過在短暫的觀察之後，這個人便會和你對上眼並且直截了當地讓你知道你最好別再看了。那麼，首先他如何得知你在看著他呢？他經由能量場感覺到你。其次，為什麼他告訴你停止觀看？當人們被看著的時候會變得非常緊張。我們之中的大多數是不希望個人動態被別人知道。被別人審視的時候，大多數人都會對「被看見」感到難為情。我們每個人都有問題，也都試圖至少隱藏其中的一部分。在本篇章節中，我們會討論呈現在氣場中的私人經驗，包括我們的問題。我會敘述這些問題和身體心理治療與性格結構的關係，這些理論也可以在生物能量學中找到。但是，首先讓我們以心理治療與童年發展為基礎開始。

目前在人類的成長和發展上已有大量的研究調查。艾力克‧艾力克森❷以劃分年齡相關的成長及發展階段的論述而聞名。這些不同的階段已經成為我們日常用語的一部分，如口腔期、青春期（Adolescence）、青少年時期（青春發動期）等等。這些研究全都沒有提及氣場，因為在心理學的領域中，氣場並未被大多數人所知曉。然而，透過觀察氣場，可以提供很多關於一個人的心理構成及其個人成長過程的情報。在成長的任一階段中，氣場中的發展直接關係到在這一階段的心理發展。事實上，從氣場的角度來看，這個發展可以視為是氣場變化自然導致的結果。讓我們來瞭解從出生到死亡，氣場通常是如何發展的。

---

❷艾力克‧艾力克森（Erik Erikson，一九○二～一九九四），心理學家和精神分析學家，以其在人類社會發展領域的突出貢獻而聞名，提出人的一生性格發展可以分為八個階段，而每一階段都有心理能力及關係互動發展的重點。

8

人類在氣場中的成長與發展

為了討論從出生到死亡甚至死後的人類經驗，我將引用心理和形而上學的傳統。倘若形而上學讓你覺得不自在，請把它當作是一種比喻就好。

化身轉世

化身轉世的過程需要用上一輩子的時間，而非在出生那一刻發生，然後馬上就完成了的事情。我們需要使用形而上學的說法來解釋這件事。化身轉世是生物靈魂的活動，將較高、較精微的振動或靈魂面向，不斷地從較精微的氣場能量體向下放射到較稠密的能量體，然後最終進入了身體。終其一生，人類使用這些層層交疊的能量作為成長之用。

生命的每個主要階段都帶來新的、更高的振動以及不同的脈輪活化。在每個階段，都產生新的能量與意識，用來協助擴展。每個階段都帶來了經驗和學習的新範疇。對靈魂來說，從這個角度來看，生命充滿令人振奮的發現和挑戰。

轉世的過程是由較高自我所指導。我們的

生命格局出現在第七層因果體的氣場中。這層是一個動態的模板，隨著個體在生活與生長過程中，所做的自由意志選擇而不斷變化著。當個體獲得成長時，就有能力留住那些進入和通過肉身、能量體及脈輪的更高頻振動／能量／意識，隨著人生的軌道推進，得以更加擴展自己的實相。每一個人都是如此進展著，全體人類也是。每一個世代通常能夠維持較前一世代更高的振動，使全體人類在自身演化的計畫中，朝向更高的振動和擴展的實相而前進。這項人類進展的原則在許多宗教典籍中皆有提及，如卡巴拉、《薄伽梵歌》、《奧義書》及其他經典。

關於受孕前的投胎過程，布拉瓦茨基女士以及近期的愛麗絲‧貝利（Alice Bailey）、菲比‧班迪特❶和伊娃‧皮拉卡斯已經有所討論。根據皮拉卡斯的論點，欲轉世的靈魂與其靈性指導們聚在一起計畫來生。在這個會議中，該靈魂與其指導靈考量靈魂成長所需完成的任務，什麼樣的業力需要得到償還和處理，以及他需要透過什麼樣的人生經驗來清除負面

---

❶ 菲比‧班迪特（Phoebe Bendit）：心理治療師，專注於生理和心理健康問題處理，其文章刊載於二十世紀六〇年代和七〇年代之神智學期刊，除了在世界各地演講，並有多本關於人體能量場的著作，如《The Etheric Body of Man》、《The Transforming Mind》等。

信念系統。這份人生功課被稱爲個人任務。

以可能需要發展領導力的人爲例,當他進入現實界生命時,會發現自己常常處於領導力是關鍵事項的情況中。情況依人不同,但重點是領導力。有人可能出生於有著顯赫領導傳統的家庭,好比有一整排受人敬重的公司總裁和政治領袖;而另一個人可能出生在一個無領導力,且將領導者視爲負面權威而貶損或反叛的家庭。此人的任務即是學會以平衡且自在的方式來接納這個問題。

根據伊娃·皮拉卡斯的說法,一個靈魂在決定未來生活情境時,從指導靈那裡獲得的忠告數量取決於其成熟度。他會選擇能提供所需環境和現實界經驗的雙親。這些選擇決定了能量的組成方式,最終將形成靈魂爲進行其任務而轉世使用的肉體載具。這些能量非常精準,並且正是該靈魂任務所需的配備。靈魂同時獲得個人學習的個人任務(如領導力),以及傳承一份禮物給這個世界的「世界任務」。如此獨特的設計讓一個人藉由完成個人任務來做好準備,用以完成世界任務。個人任務透過釋放能量使靈魂得以解脫,這些能量繼而爲世界任務所用。

如前文提及的領導力,個體必須在成爲所選工作領域中的領導角色之前,學習該項才能或技能。他可能會因爲有一大堆傑出領導者前輩先人而感到受脅迫;也可能受到這個傳統的啓發,而以自己的方式在領導之路上前進;亦或是對於那樣的傳統,做出完全在自己領導力啓發下前進的反應。根據來學習的靈魂獨特性,每一個案例都不同,而且是爲個人量身打造。

生命計劃包含了許多可能的實相,能讓自由意志有充分的選擇權。在這張生命之網中還交織了因果效應。我們創建了自己的實相,這個創造在我們生命的許多部分裡顯露出來。儘管很多經驗都可以用因果關係的角度來理解,但也很難只用因果來解釋創造。就字面上而言,你創造你想要的。你想要的就掌握在你的意識、無意識、超意識和集體意識之中。在生命歷程中,所有這些創造性的力量混和,創造了我們在諸多層面的經驗。對我而言,業力即爲長期的因果關係,同樣來自我們生命中的眾多層面。因此,影響我們的創造,除了個人,還有群體,以及大群體中的較小群體,全都加入了這張遼闊的生命體驗創造之網。從這個角度來看,以赤子之心看見生命的豐富是很容易的。

「計劃」完成後,靈魂進入慢慢失去靈性世界意識的過程。在受孕時,靈魂和受精卵之間會形成一條充滿活力的紐帶,此時一個以太子宮也形成了,以保護進入的靈魂遠離任何其他較母親有影響力的外在影響。當軀體在母親體內成長時,靈魂慢慢地開始感到軀體的「牽引」,然後慢慢地有自覺與軀體連接。在一個時間點上,靈魂會突然地覺察到這個連結,一道強烈的意識能量閃光降落到這個成形的軀體中。靈魂然後再次失去了知覺,只有在進入物質界後一點一滴的憶起。這道意識的強烈閃光與胎動的時間相符。

出生

對進入人世的靈魂而言,出生是一個非常特殊的時刻。在這個時間點上,靈魂失去保護

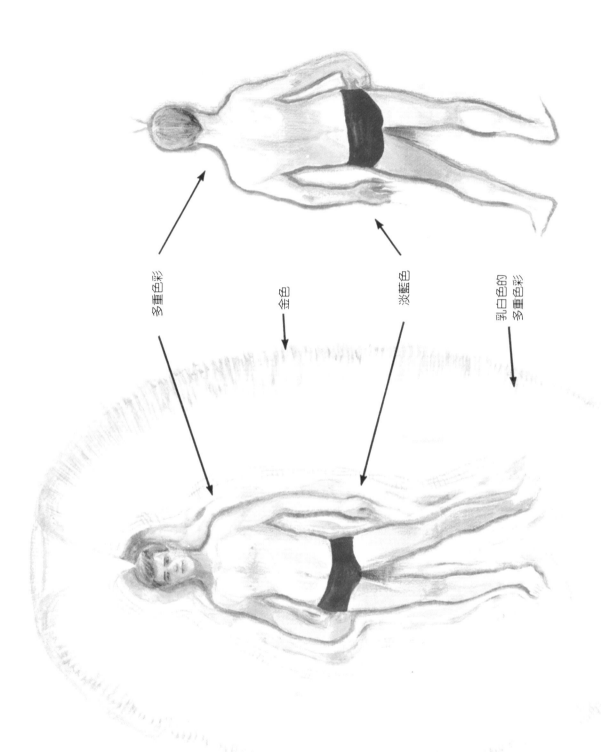

多重色彩

金色

淡藍色

乳白色的
多重色彩

A 七層可見氣場

B. 三層可見氣場

圖 7-1：正常的氣場

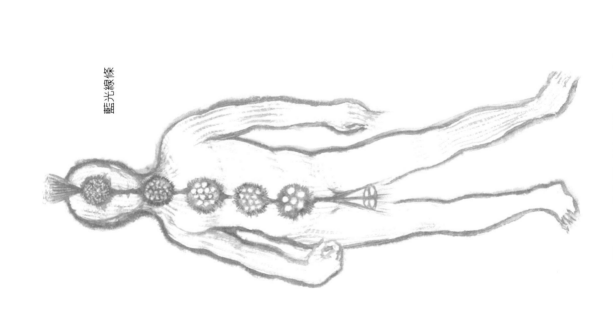

多重彩光的雲狀物

圖 7−8：情緒體 （The Emotional Body）

藍光線條

圖 7−7：以太體 （The Etheric Body）

淡多重彩光的雲狀物

黃光線條

圖 7-10：星光體（The Astral Body）

圖 7-9：心智體（The Mental Body）

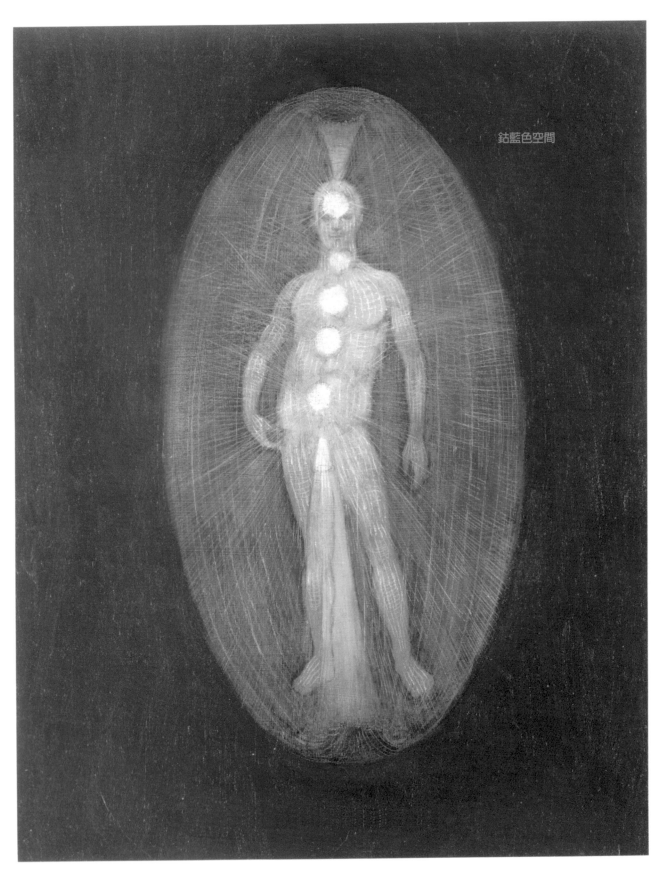

鈷藍色空間

鈷藍色空間

圖7-11：以太模版層（The Etheric Template Level）

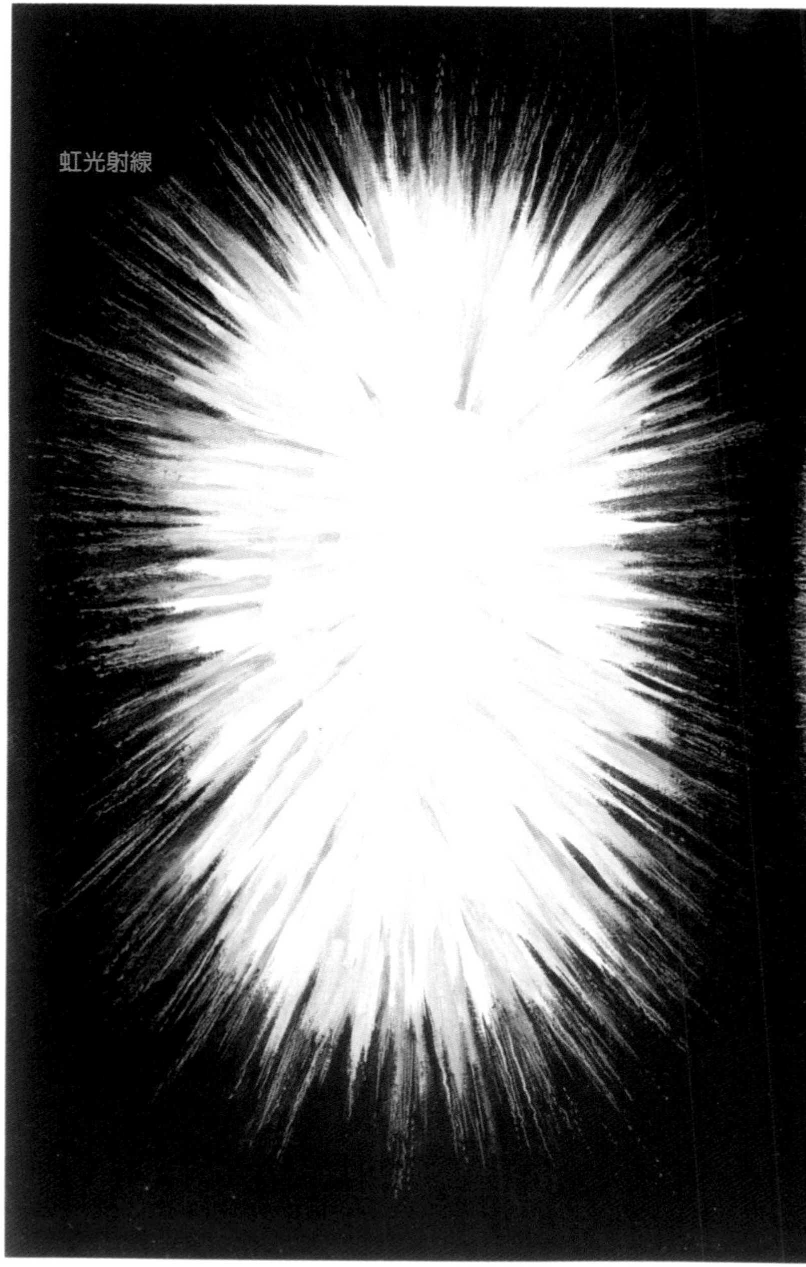

絲狀金光

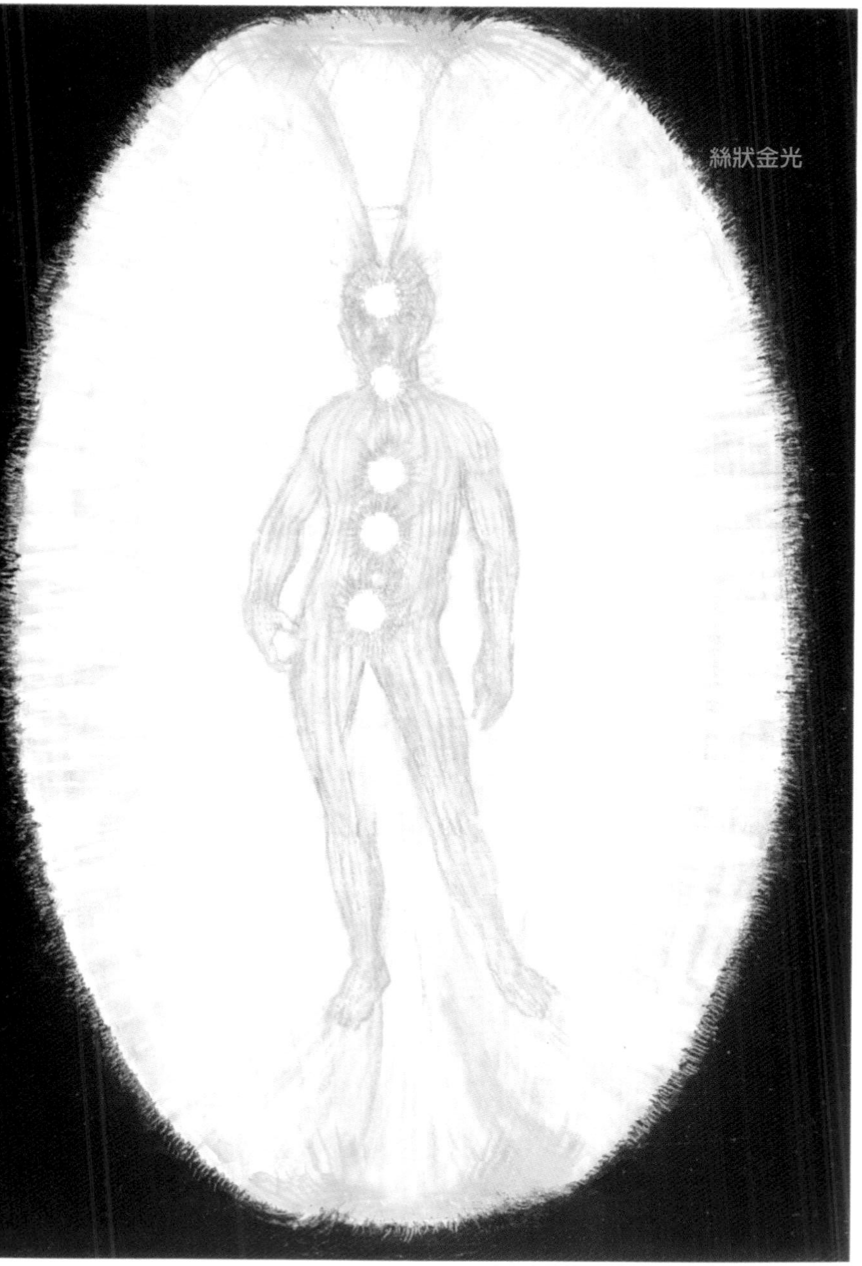

圖 7-13：因果模版層（The Ketheric Template Level）

虹光射線

圖 7-12：天人體（The Celestial Body）

A. 正常氣場

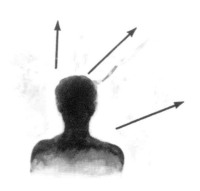

B. 音樂家表演時

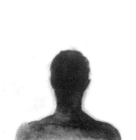

C. 演說自己喜愛的主題的男人

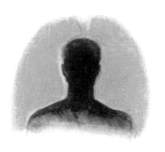

D. 熱情談論著教育的男人

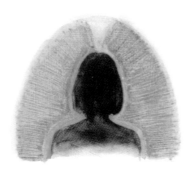

E. 上完核心能量療法課的女人

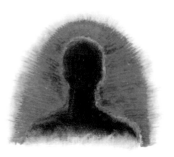

F. 經常穿這個顏色襯衫的男人

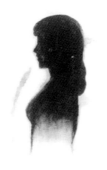

G. 正在做增強能量場冥想的女人

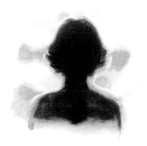

H. 孕婦
柔和的粉蠟筆色彩
經常與女性特質有關

圖 11-1：動態氣場

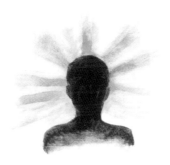

A. 一位正在玩耍的十一歲孩童

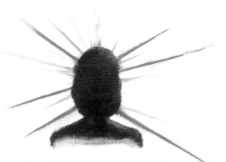

B. 一位正在經歷與父親死亡
相關的強烈感覺的女人

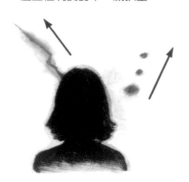

C. 表達憤怒

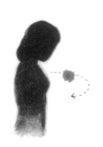

D. 將憤怒內藏

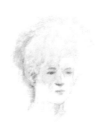

E. 吸食古柯鹼造成的以太體黏液

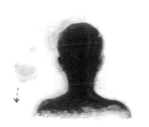

F. 服用許多LSD迷幻藥的人

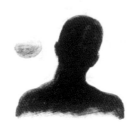

G. 總是將頭歪向一個角度的人

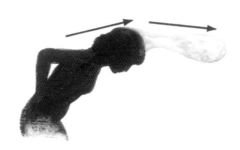

H. 有重量的氣場

圖11-2：療癒時所見的氣場

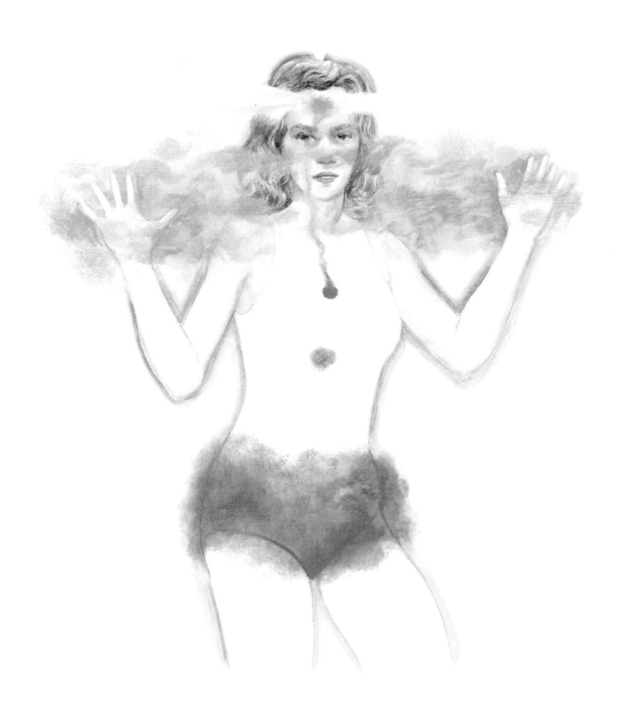

圖 11-5：創造一塊粉紅色能量雲用以防護自己的女人

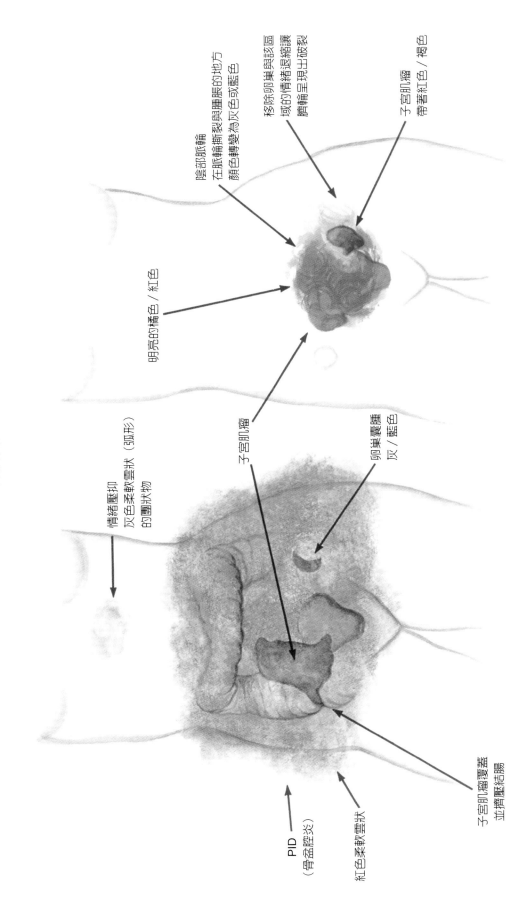

內部掃描

情緒壓抑
灰色柔軟雲狀（弧形）
的團狀物

明亮的橘色／紅色

陰部脈輪
在脈輪斷裂與腫脹的地方
顏色轉變為灰色或藍色

移除卵巢與該區
域的情緒退縮讓
臍輪呈現出破裂

子宮肌瘤
帶著紅色／褐色

子宮肌瘤

卵巢囊腫
灰／藍色

PID
（骨盆腔炎）

紅色柔軟雲狀

子宮肌瘤覆蓋
並擠壓結腸

A. 骨盆腔炎、卵巢囊腫以及子宮肌瘤

B. 子宮肌瘤與受損的恥骨脈輪

圖 18-3：內部觀察（診斷視圖）

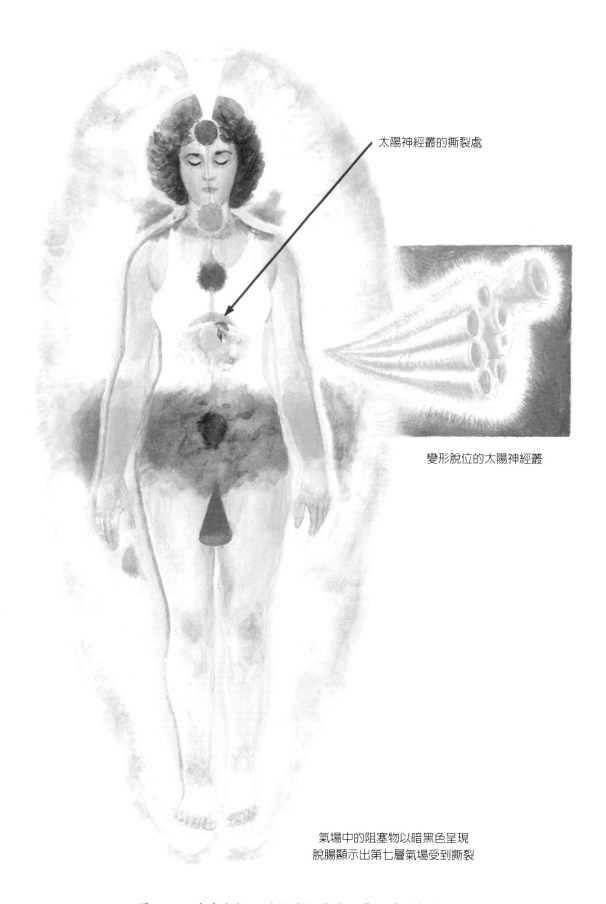

太陽神經叢的撕裂處

變形脫位的太陽神經叢

氣場中的阻塞物以暗黑色呈現
脫腸顯示出第七層氣場受到撕裂

圖 22-4：病患在插回脫位的太陽神經叢之前的氣場

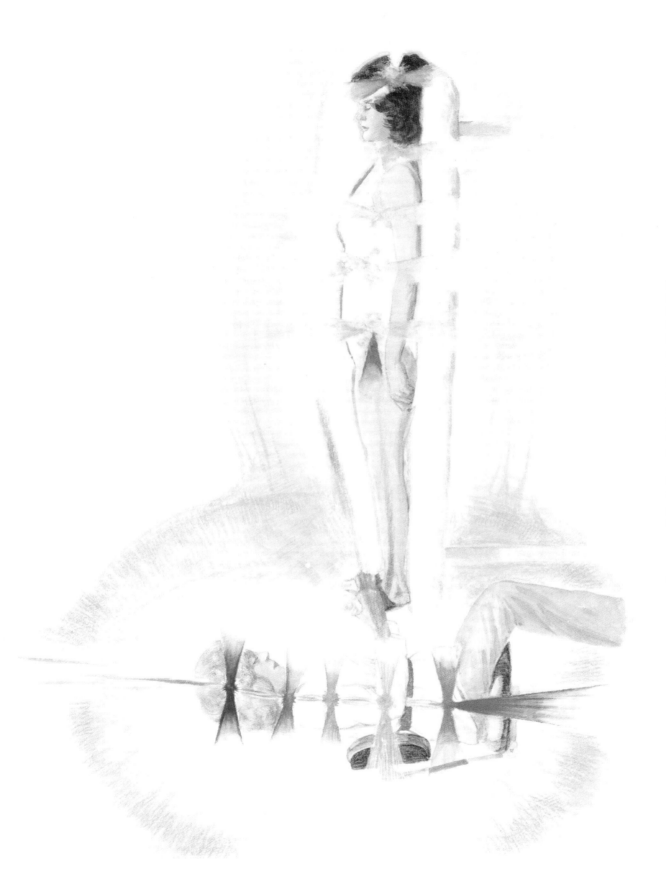

圖 22-6：平衡患者、療癒師的氣場以及宇宙能量場

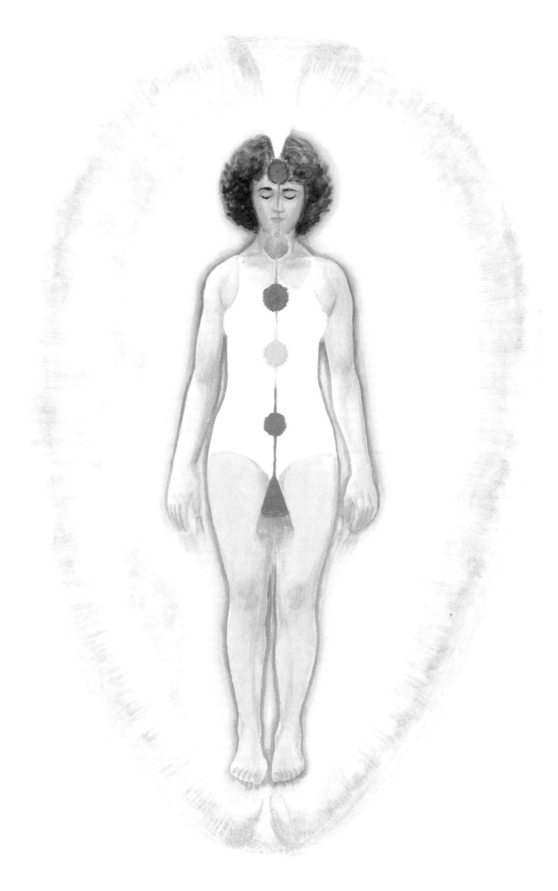

圖 22-20：經過療癒後的患者氣場

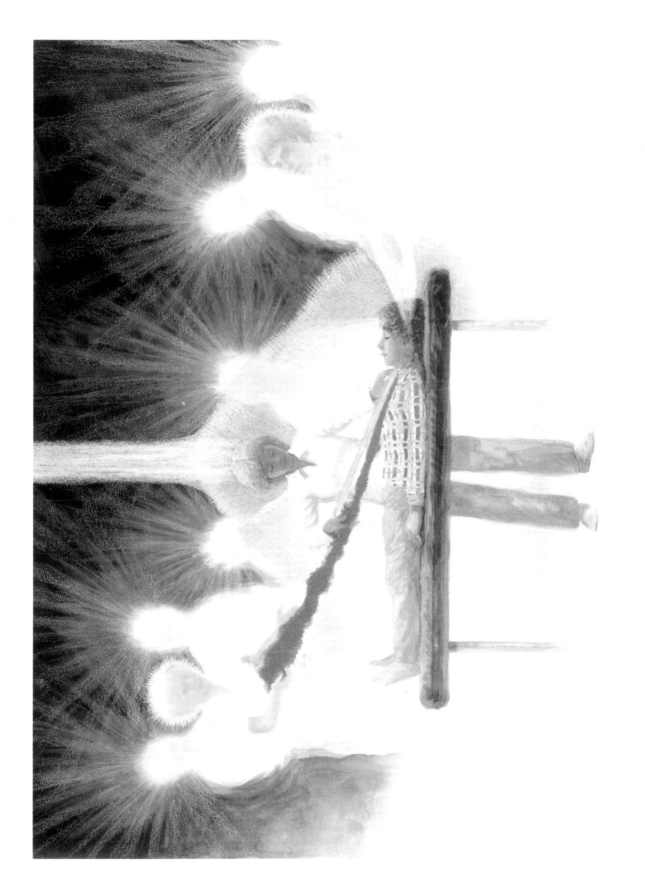

圖 22-21：正在安置第八層入層的防護罩，藍色的防護罩被置入患者的頸部，右方是病人出體的靈體，左方則是其逝去的母親。

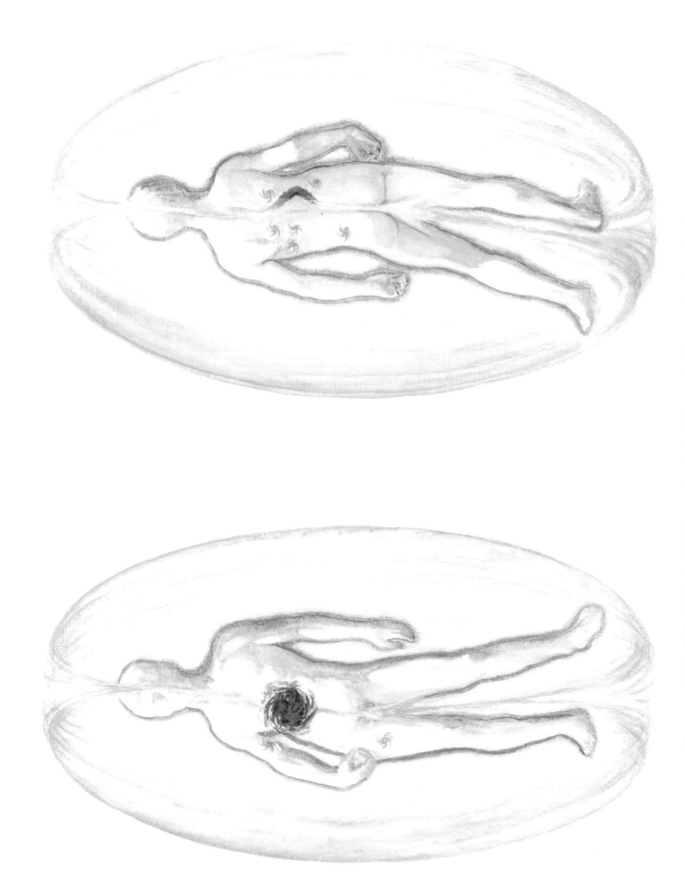

圖 24-1：氣場中位於左側的前世創傷呈現出暗紅色的傷口，並使得右側的垂直能量流轉變流向。

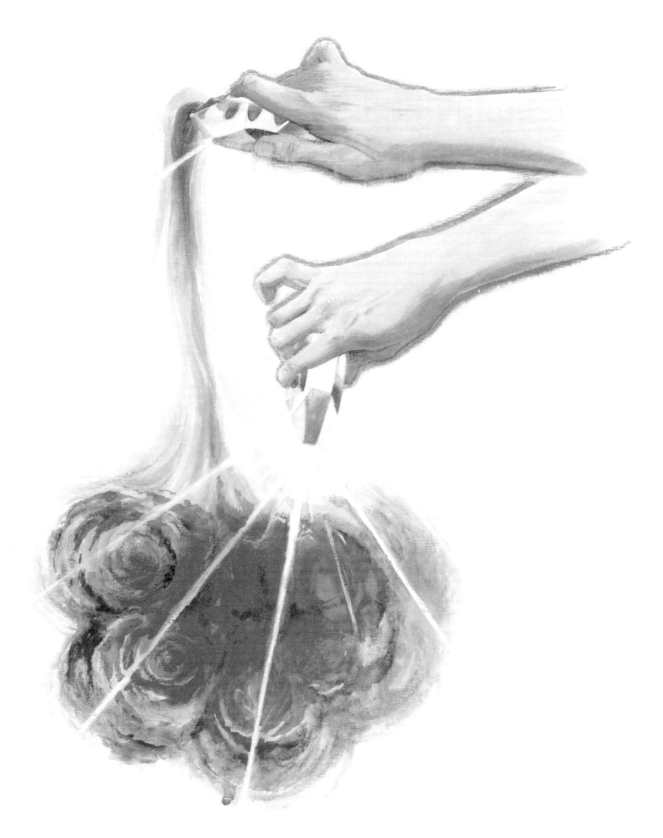

圖24-2：使用水晶移除氣場黏液，水晶勾起黏液並將其拔出。

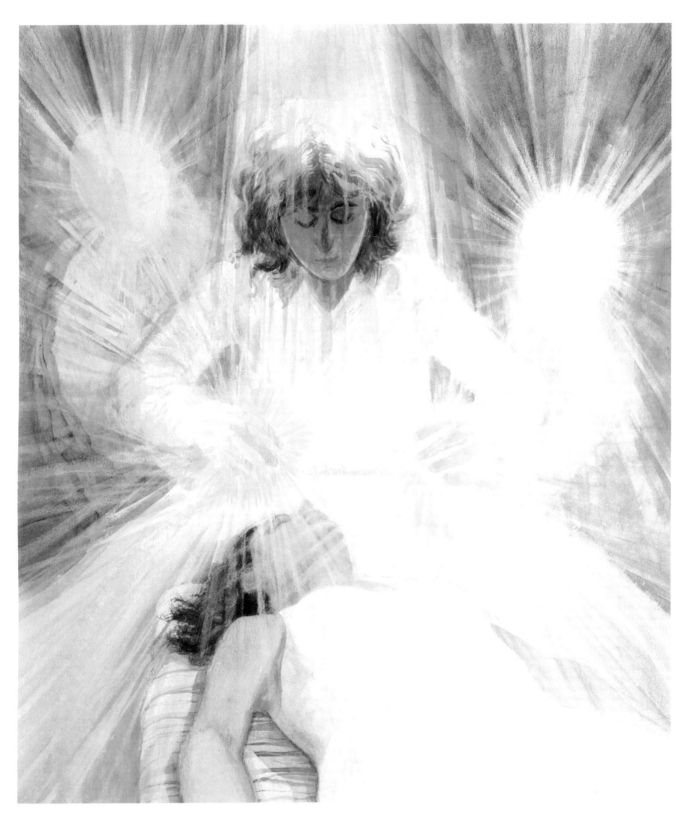

圖24-6：雙手的療癒之光。

他的以太子宮，並且首次受到環境所影響。這是靈魂第一次獨自處於包圍著我們所有人的能量之海中。靈魂為能量場所碰觸。更大、更強的天體能量場也首次在出生時影響了靈魂的新能量體。想當然爾，當下的能量之海也受到一個加入的新能量場所影響，因而更大且更加豐富了。就好像又一個音符被聽見並加入已然存在的生命交響樂之中。

嬰兒期

出生之後，緩慢意識到物質世界的過程持續著。嬰兒在這段期間經常是睡著的，靈魂佔有其較高的能量體，並讓肉體和以太體脫開，使它們能夠繁忙地進行發展身體的工作。

在生命的早期階段，孩子得費力去習慣身體感覺以及三維世界的限制。我見過很多新生兒在這個過程中掙扎著。他們對靈性世界仍有一定的覺知，我也看到他們為放開靈性玩伴與父母模樣，並將情感轉移到新父母身上而努力著。我所觀察到的新生兒擁有非常開放的頂輪（圖8-1）。他們正努力將自己擠進一個受限的小身體中。有許多次我看到他們離開肉體

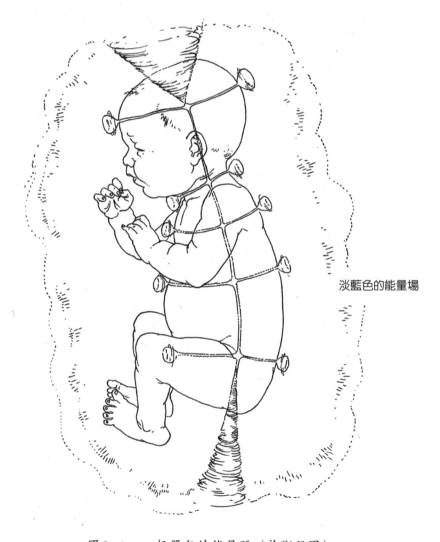

淡藍色的能量場

圖8-1：一般嬰兒的能量體（診斷視圖）

時所呈現出較高的能量體，是約莫高達十二英呎（約360公分）的靈魂，他們在打開較低的根輪和與地球連接時經歷了巨大的奮戰。

此類的其中例子爲一個男孩較預期時間晚出生一個月，他在經歷急產後發了燒。醫生進行了脊髓穿刺來檢查腦炎，脊椎穿刺從臍輪部位進行。這個孩子正爲了放開兩位玩伴與一位女性靈性存在而掙扎著，他們任一方都不想放手。在掙扎的過程中，每當他的指導靈出現他就會開放並與地球連接，隨後又與指導靈斷掉聯繫，看著他的玩伴們和那位女性，在這兩個世界之間劇烈地掙扎著。在這些時刻，他覺得那位女性的靈性存在比身體的母親更具吸引力。當他掙扎著不進入身體時，他會向右將能量從臍輪拋出以避免從根輪（第一脈輪）垂直向下長出根來。他之所以能如此的部分原因是脊椎穿刺在氣場上留下了破洞。歷經一段時間的掙扎後，他再次與他的指導靈連接並冷靜下來，敞開根輪且重新開始進入身體的程序。

我試著給予他療癒。第一次他接受了一些，但之後又拒絕了。每當我試圖將能量傳送到他的氣場中，他便哭鬧了起來。他知道我在做什麼而且不讓我靠近。我試圖縫合他氣場第七層臍輪上的破洞並將能量向下引導，但不被他允許。我甚至在他熟睡時接近他，靠近距離約莫一英呎（約30公分）時他就會醒來放聲大哭。這顯然是一場費勁的掙扎，而他希望不要有人插手。在這段基本的掙扎中，浮現了一個繼發性的身體問題，持續不斷地尖叫與哭泣，造成了過度使用太陽神經叢脈輪的腸道問題。這個問題在他終於決定待在這個物質界後獲得了治療。這個孩子的星象圖清楚地顯示他具備領導者潛質。

因此，隨著開始敞開根輪向物質界紮根，新進的靈魂經常會通過頂輪進入和離開身體。在這個階段，根輪看起來好似一個非常狹窄的漏斗，頂輪看起來像一個很寬的漏斗。其他的脈輪看起來則像小而淺的中國茶杯，有著細小的能量線將能量引入身體的脊椎中（圖8-1）。常見的嬰兒能量場是無組織、不具形的，並且帶著藍色或灰色。

當嬰兒將注意力帶入物質界，他的氣場會變得緊緻且明亮，特別是頭部周圍。當他的注意力消失，氣場的顏色便淡去，不過仍在氣場中保留了以顏色形式呈現的部分體驗。每個體驗都在氣場中添加了些許顏色並增強了他的個性。於是氣場建立的工作也在進行著，並終生以這種方式持續，因此可以從氣場中找尋到一個人的生命經歷。

出生後，母親和孩子之間仍然有著強烈的能量連結。這種連結有時稱爲種質❷。這種母親和孩子之間的連結在出生時最強並將持續一生，即使隨著孩子成長而不再如此明顯，這條心理臍帶使孩子多年來保持著與父母的連接。很多時候，一方察覺到另一方的傷痛經歷，即使他們在實體層次上相隔千里。

孩童的能量場對他生活的氛圍完全敞開，而且容易受到傷害。無論事情公開與否，孩童

---

❷種質（germ pasma）：爲決定生物之間相互區別的特性（生物種性），並將豐富的遺傳訊息從親代傳給子代的遺傳物質之總體。

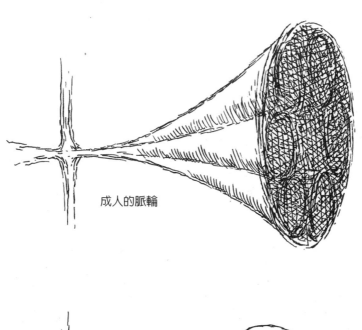

成人的脈輪

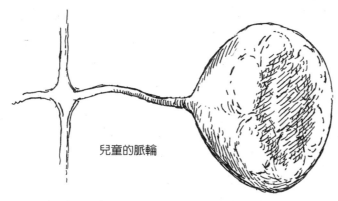

兒童的脈輪

圖8-2：成人和兒童的脈輪

都能感覺雙親之間發生了什麼事。孩童持續地以符合自己個性的方式對能量環境作出反應，他可能會有模糊的恐懼、幻想、脾氣或疾病。在這種情況下，孩童的脈輪是全面開放的，沒有遮擋心靈影響進入的保護膜，這導致孩童非常脆弱和敏感。因此，即使脈輪不像成人那樣發展成熟，能量仍會直接進入孩童的能量場，讓他們模糊地感覺到這些能量，而孩童必須用某種方式來應對。（參見圖8-2成人和兒童的脈輪）。

大約到了七歲，一道保護罩在脈輪的開口成形，過濾從宇宙能量場進入的許多影響。孩童從此不像以往那樣脆弱了。這個階段可視為是一個孩童的成長和個體化，接近理性開端的時期。

很多時候可以看到一個較小的孩童依偎在母親或父親的膝上。外界對孩童的影響被雙親的能量場防護著。由於孩童容易受傷，我對於讓孩童參與成人的治療團體持保守態度。成人不知道孩童的感受，除非本身已回歸到那脆弱的狀態。我曾見過父母們無意中讓孩子在團體治療中受到不必要的心靈震撼，或屈服於團體

壓力，還認爲是一件革新的事。大人的憤怒對孩童系統的撞擊和身體的撞擊相同，而悲傷和消沈則如同一層雲霧掩蓋住孩童。

餵哺母乳除了滋養身體，還供給了孩童以太能量。在每個乳頭裡都有一個小脈輪提供嬰孩能量。請記住，由於嬰孩的脈輪是未開發的，所以無法吸收代謝宇宙能量場的能量來維持生命所需。

幼兒期

隨著孩童成長第二脈輪開始發展，情緒生活變得豐富起來。孩子在生活中編織著夢幻世界，他開始覺得和母親是不同的人，而幻想的世界協助創建了分離感。幻想世界是孩子的領地，他從以太場發送出變形蟲狀的投射能量並圍繞這些物件。在這建造的幻想世界中，越重要的物件便被越多來自他能量場的能量意識所包圍。這個物件會成爲自我的一部分。當該物件從孩童手中被強力奪走時，會撕裂孩童的能量場，並在身體和心靈上同樣造成痛苦。

從兩歲左右開始，孩子將父母視爲所屬，「我、我的爸爸、我的媽媽等等」。能量場中橘紅色和玫瑰粉紅色變得更爲明顯。孩童學習著與其他人有關聯，學習著一種最基本的愛。在能量場方面，孩童可以從母親的能量場中分離出來，有一條以太臍帶仍然連接彼此，本體分離和獨立的過程因而開始。孩童創造一個幻想空間並住在裡面，但仍透過以太臍帶與母親相連著。她仍然可以回頭看看媽媽會不會離得太遠。從靈視圖像來看這個空間，通常像是由藍色的氣場層或以太層的能量所組成。這是孩童較喜歡獨自玩耍的空間，若是有個玩伴被允許進入，此玩伴則會被小心提防著，不准對這個空間有太多干擾。在此階段的孩童並沒有一個足夠強大到在自己與他人之間維持眞正清晰度的自我。他努力找尋獨特性，但仍然覺得和一切事物很有連結。個人物件成爲界定個體化的方式，私人的能量空間有助於這個界定。因此，當另一個孩童來參觀一個五到七歲孩童的房間時，這位小主人會在和其他孩童溝通以及保持自我形象之間掙扎。於是，他努力控制個人物件，並罩上個人能量，以協助確認自己。這樣的掙扎是承認並保持自我個性化，且覺得仍然和一個不同的「個體」有著連結。

在七歲左右，孩童開始將許多金色能量編織到幻想空間中。空間變得更自由、更大、更少和母親連結，對訪客則更加敞開。這時的孩子有更大的自我意識，開始瞭解自己與其他人的相似之處。她現在可以允許「其他」更大的自我在私人空間內表達，訪客可以在他的私人空間創造各種能量形式。這讓事情變得更「有趣」和「生動」，提高了幻想生活的樂趣。這是孩子們進入「小團體」的階段。讓這一切成爲可能的原因之一是：到七歲左右，所有的脈輪都會有罩子覆蓋，可以過濾周遭許多能量場的影響。孩童會感到「較安全」，因爲他在能量體上也確實如此。

感知精神空間的練習

成年人同樣也會讓自己的能量充滿所屬的空間。這些精神空間是人們生活和與自處的安全巢穴。試著弄清楚人們所創造的精神空間，你可以從這些空間中學到很多 —— 包括你自己和空間所有者。就從經常拜訪的空間開始接

收，走進朋友的房間。你感覺如何？喜歡它嗎？想留下來還是想離開？

如果你有孩子，走進他們的房間，在每間房裡感覺能量的差異。裡面的能量如何與孩子相稱？表達了他的哪個部分？顏色適合他嗎？或者它的顏色是你強加在他的空間中？想一想吧。

也試試進入不同的商店。某些商店所發出的能量，讓我覺得很難待在那裡面。

現在對一個物品做個小實驗。在一小群人中（最好是你不太熟的人），把一些他們的個人物品放到中間，然後選擇一個你最被吸引的。把它握在手中，感覺如何？是沈重的、溫暖的、友善的、不友善的、悲傷的、快樂的、可靠的、危險的、健康的、生病的？你有獲得任何圖像嗎？給自己一些時間接收。和物品所有人對照看看。我敢打賭，你所獲得的某些訊息是正確的。練習練習，下回你會做得更好。

潛伏期 ❸

隨著孩子成長，從七歲至青春期之間進入潛伏期，與第三脈輪一起發展的是更多心智能力。更多的黃色心智色彩被添加到這個時期的氣場中。儘管此脈輪開啓了心智能量並且孩童也在就學，心智能量主要被用於增強孩子的幻想生活。在此階段，極具目的性的強烈慾望以及長久以來培養的人類連結開始發揮作用。孩子成為印第安酋長、公主、神奇女俠。這些都

是理想主義的深刻衝動，揭示了靈魂的渴望，並最有可能涉及靈魂的世界任務。從這些原型形式中可以發現個人深層的靈性渴望、目標與志向，就和在自家後院或學校操場上表現出的特質一樣。目前最初的三個中心：地球的身體、情緒和心智中心，協同表達出靈魂轉世的第一個階段。

青少年時期

一如所有的成長階段，青春期的挑戰為尋找自我，並在身體與情緒的變化、渴望甜蜜與拒絕痛苦的混亂中，始終維持對自己真實。

當孩子接近青春期時，巨大的變化開始遍佈全身以及周圍的能量場。更多綠色加入氣場和個人的私人空間中。空間充滿了來自朋友的「氛圍」。隨著心輪對新層次的情感敞開，性慾和愛的曙光從心靈深處顯露出來，美麗的玫瑰色塡滿了氣場。腦下垂體（第三眼脈輪）被這些轉變所活化，身體也開始像成人般成熟。所有的脈輪皆受到這些轉變所影響。這些新加入的更高振動有時被個體興奮地接受，其他時候則被厭惡，因為它們為個體帶來從未經歷過的、新的渴望和弱點。有時整個能量場會被打亂，脈輪完全失去了平衡；而在其他時候，一切都在和諧中流動著。因此，個人情緒實相會經歷巨大的轉變，他的行動表達出這樣的困惑。在某一時刻他是個孩子，在另一個時刻則是個成人。

---

❸ 潛伏期（Latency）：根據佛洛依德人格發理論，也被稱為性心理發展期，可分以下各階段：（1）口腔期（Oral Stage）：發生於零至兩歲。（2）肛門期（Anal Stage）：發生於兩至四歲。（3）性器期又稱性蕾期（Phallic Stage）：發生於四歲至童年中期。（4）潛伏期（Latency Stage）：發生於六、七歲至十一、十二歲。（5）性徵期又稱生殖期（Genital Stage）：發生於青春期至成人。

個體重複著所有的成長階段，但存在著一種差異。在前三個階段，自我意味著宇宙的中心。這是我的、我的爸爸、我的媽媽、我的朋友等等。現在則是一種「吾與汝」（I-thou）的關係。「我」不單獨存在，而「我的」（I's）幸福如今仰賴「不再是我」（Not-I）的適當調整。部分事實是因為，個人不再「擁有」類似和父母或玩具互動之愛的對象。現在，他的幸福取決於行動的平衡，也就是「說服」他所愛的人或所相信的人來愛他。這在他認知自己是誰，以及他認知自己所是之間（根據他覺得她想要他成為的，反之亦然）施加了心理壓力。當然，此狀況在與父母的相處上也發生過，只是更加浮出檯面，因為他所愛的人隨時可能移情別戀，並且經常公然如此。

成年期

在青春期結束時，個人的脈輪和能量模式已然完備。所有的脈輪都為成人形式。此時，個體或許會嘗試安定下來，不再有更多的改變。有些做到的人，他們人生也因為安全、安逸、定義明確的模式與受限的現實而停滯了。大多數人被生命歷練充分地撼動著，明白現實是不那麼容易定義的，並持續一生追尋其真義，引領他穿越層層挑戰，朝向更深層次實現的經驗。

在成熟期，「吾與汝」擴展至個人家庭，並建立其能量模式。更多的能量透過喉輪流動，協助個人給予以及接受。隨著時間的推移，「吾與汝」可以擴展至個體和群體。心不僅能對伴侶及親子之愛敞開，也能對全人類之愛敞開。此時氣場可見色彩為美麗的淡紫色，

為自我、他人與群體意識的整合。隨著第三眼向更高的振動打開，人開始經歷萬物一體，同時也領會在這一體之中個體靈魂獨一無二的珍貴。

成熟期

當個體接近老年和死亡時，甚至有更高振動率會加到能量體之中。人們的頭髮轉變成明亮的白色，隨著白光通過，也增加了他們與靈性世界的關係。現在，「吾與汝」關係加入了十分深刻之個人與神的關係。通過較低脈輪吸收代謝的地球能量減少，並逐步由更加精微的能量所取代，此時相較於活在物質層面，在靈性上有更多事要做，人準備要回到靈性世界的家。當這些自然的過程獲得理解，並允許其從心靈內在開展出來，寧靜與愛便會充滿個體的生活。

經過多年發展事物皆已上了軌道，太陽神經叢脈輪尤其變得更為和諧。人能夠提高其感知的深度，使得生命中的愛好與豐富的經驗持續增加著。可惜的是，在一般情況下，我們的文化不若其他文化，如美國印地安原住民，那樣尊重並利用這種偉大的智慧資源和見解，在他們的社會裡，年老的長輩們留有為群體做出決策的能力。

死亡

據菲比‧班迪特的觀察，死亡時一道亮光從頭頂閃出，人透過頂輪離開地球層面。這種從頂輪出走的體驗，經常被描述為經歷生與死之間的隧道。這條隧道常被視為又黑又長，在盡頭有著亮光。這種「隧道體驗」，也可以說

是靈魂正沿著脊椎往上升，通過主能量流然後從頂輪的白光中離開。

死亡時，已故的老友和指導靈迎接著靈魂。此時，靈魂會看到整個生命歷程十分快速、清晰地掠過，以便不會誤解發生過的事、做過的選擇、吸取的教訓，以及下次轉世時仍有什麼樣的課題。之後會有段慶祝任務完成的時刻，並且在下次轉世前於靈性世界裡度過些許時間。

我經常看見死於長期病痛的人會被白光包圍、在光中休養一段時間。他們似乎受到另一邊某種類型的醫院所照顧。我曾觀察過兩位進入臨終階段、死前幾天的人。這兩個案例都是因為癌症瀕死，並且已經病了一段時間。三個較低的能量體崩解，並且以乳白色混濁團狀物從身體脫離出來。這讓病人有種乳白色的神情。較低的三個脈輪也崩解了，太陽神經叢出現一些長長的能量線。較高的四個脈輪非常敞開，幾乎像裂開的洞。上方不再有保護膜。處在交接時刻的人們大多數的時間呈現不在身體裡的狀態。他們很顯然與指導靈離開到了某處。當他們在身體中時，房間裡會圍繞著為數眾多的靈性存在。在一個案例中，我看到了死神（Azrael）守著閘門。當此人處在極度的疼痛中時，我問死神為何不協助她死去。他說，「我還沒有收到指示」。（死神為死亡天使，對我來說看起來非常強大和美麗，並非某些來源說得那樣恐怖。）

黑元對死亡的觀點

我的指導靈（黑元）講授過死亡過程，我想在這引用他的說法。首先他說，死亡並非我們所瞭解的那樣，死亡只不過是從一個意識狀態到另一個意識狀態的過渡。黑元說，我們忘了自己是誰，這等於已經死了。我們所遺忘的部分將我們與實相阻隔開來，於是我們透過投胎轉世重新獲得這個部分。因此他認為，儘管我們恐懼死亡，但我們其實早就死了，投胎轉世過程讓我們與自身更大存在變得完整，我們實際上發現更多的生命。他說，唯一死去的是死亡本身。

在我們的生命中，我們隔絕了想遺忘的經驗。我們有效率的這樣做，因此不記得許多經驗。早在童年我們就開始這種阻隔的過程，並持續了一生。這些被隔絕的意識其碎片可從氣場裡的阻塞物看出，這會在心理動力學的章節中詳述。黑元表示，真正的死亡已然以內心之牆的形式發生。

「正如你所知道的，唯一把你與一切分開的就是你自己。最重要的是，死亡已在那些你隔絕自己的部分發生了。從我們較高的角度觀之，那或許是人類對於死亡這件事最清楚的定義。亦即成為阻隔與分離的、遺忘的、忘記你是誰，那就是死亡。你已經死了，如果我們想用死亡這個詞的話，事實上，你是將那些被你稱為死亡的碎片帶入生命中而投胎轉世的。那些部分已然是死去的。

「死亡的過程，我們稱之為轉化至更大的覺知，可以從活躍的能量場中看到這個過程。我們現在會描述以協助你從氣場的觀點來瞭解死亡過程。會有一次能量場洗滌，淨化和開啟所有的脈輪。當你死時將前往另一個次元，較低的三個脈輪會崩解，較低的三個能量體會崩解，注意我們用的是崩解一詞。你們曾觀看過

死亡的人，便見過其手、面部、皮膚有著乳白色的質地。那是瀕死時如珍珠貝母般的乳白色，這些美麗的乳白雲狀物正在飄離。那些雲狀物是將身體連結在一起的較低能量體。它們正在瓦解，它們飄離，然後脈輪打開，能量帶出現。上面的脈輪是進入其他次元的大開口。這就是死亡的起始階段，能量場開始解離。能量場較低的部分與較高的部分分離開來，然後約莫在三個小時期間或死亡那刻，會有一次對身體的洗滌，這是一場身體的靈性洗禮，能量如噴泉般沖洗直到主垂直能量流。一道金光噴泉通透地洗刷著，清除了所有的阻塞。能量場於是轉變為白金色。瀕死之人就記憶上又是如何經驗這個過程呢？你早已聽說過了，一個人會見到他／她的人生全景掠過，就是這樣。伴隨洗滌氣場而來的能量場現象是：所有的阻塞都鬆開來，那一世一切被遺忘的經驗皆被揭開，全部流過意識。那一世所有的經歷從而流入意識之中，當此人離世時，這些意識也會離去。這個過程是眾多障壁的瓦解，這些障壁之牆是在這特定一生中為轉化過程所創造的。這是一次巨大的整合。

「隨著你內在遺忘障壁的瓦解，你憶起自己的真實本性。你開始與更大的自我整合，並感受其明亮與浩瀚。因此，死亡和眾人見解相迥，是一個很奇妙的體驗。你們有許多人讀過那些在臨床上被宣告死亡後又起死回生的描述。他們都談及一條在末端有著燦爛亮光的隧道，說在隧道末端遇見一位不可思議的存在。大部分的人會與那位存在進行生命回顧與討論。多數透露是自己決定返回物質世界來完成學習，即便他們所前往之處是如此美麗。他們中的多數人不再恐懼死亡，而是期待死亡為進入寧靜的極大釋放。

「因此，是你的障壁之牆將你與真實分隔開：你所謂的死亡實際上是轉換成光。你想像會經歷的死亡可在你內在障壁之牆尋得。每當你以任何形式分隔自己，便是經歷一場小死亡。每當你阻擋你那美好的生命力流動，你便創造了一場小死亡。因此，隨著你憶起那些與你的本質分隔開的部分，並使你自己重新變得完整，你已死去，又起死回生。隨著你擴展意識，這一道存於世界、存於靈性實相與物質實相的障壁之牆於焉瓦解。因此，死亡只不過是當你準備好繼續向前邁進時，將幻相之牆釋放掉的過程。而你是誰，則被重新定義為更大的真相。你仍是個體自我，當你放下身體時，你會保持自我的本質。你可以從第二十七章（自我療癒）的冥想感知未來／過去的自我本質。你的肉體死亡，但你進入另一層面的實相。你深知自我本質是超越身體、超越肉體化身的。當你離開身體時，你可能會覺得自己是一個黃金光點，但仍然可以感覺到你的自我。」

回顧第八章

1. 靈魂何時接管身體？

2. 出生的那一刻對人體能量場的重大意義是什麼？

3. 孩童與成人脈輪主要的兩個差異為何？

4. 氣場在童年時期所必須的發展為何？

5. 當有人將孩童手上的東西搶走時，孩童痛苦尖叫為何與氣場有關？

6. 為什麼孩童喜歡坐在成人的氣場中？

7. 以下階段在氣場中發生了哪些主要的變化？出生前、出生、嬰兒期、幼兒期、潛伏期、青春期、青壯年、中年、老年、死亡？

8. 在哪個年紀化身轉世的過程才結束？

9. 描述HSP觀察者目擊的死亡經驗。

細思糧（Food For Thought）

10. 討論人體能量場與個人能量場的關係。

11. 討論個人界線和人體能量的關聯性。

9
七個主要脈輪的心理功能

隨著一個人逐漸成長，脈輪也會隨之發展，每個脈輪都表現出個體生命不斷變化的心理模式。我們之中多數人以封鎖感覺和斷絕大量的自然能量流動來回應不愉快的經歷，如此將影響到脈輪的發育和成熟，結果抑制了一個完好平衡的心理功能。舉例而言，如果一個孩子在嘗試給予其他人愛的時候被拒絕了許多次，他可能會停止試圖給予愛。為了做到這一點，他會嘗試阻止能量通過心輪流出。當經由心輪流過的能量被停止或減慢，心輪的發展便會受到影響。最終很可能會導致一個身體問題產生。

這一相同的過程適用於所有脈輪。每當一個人封鎖任何自己的經驗時，便會反過來封鎖他的脈輪，然後造成損傷。脈輪變「阻塞」，塞滿淤塞能量，不規則旋轉，反向（逆時針方向）旋轉，甚至嚴重扭曲或被撕裂（有疾病問題時，脈輪就會呈現此狀況）。

當脈輪運作正常時，每一個脈輪都會是「敞開」、順時針旋轉的，並從宇宙能量場中新陳代謝特定所需的能量。順時針方向旋轉的脈輪會從宇宙能量場汲取能量，這與電磁學的右手定則十分相似，說明了圍繞著金屬導線變化的電磁場會感應此金屬導線中的電流。用右手握住金屬導線，食指指向正磁極。大拇指將自動指向感應電流的方向。同樣的定則亦適用於脈輪。如果你將右手放在一脈輪上方，約莫放在脈輪的外緣，將手指彎曲為順時鐘方向，大拇指指向身體，這就是「能量流」的方向。我們稱這個脈輪對進入的能量「開放」。若反過來捲曲你的右手手指，逆時針放在一個脈輪上方，大拇指指向外面為能量流的方向。當脈輪逆時針旋轉時，能量流由身體外流動，因而干擾了新陳代謝。換句話說，當脈輪逆時針轉時，所需的能量與我們經驗的心理現實並未流入脈輪中。因此，我們稱這個脈輪「封閉」了進入的能量。

我觀察到大多數人有三個或四個脈輪常常以逆時針方向旋轉。通常這些脈輪會隨著治療變得越來越敞開。由於脈輪不僅進行能量代謝，也是感知能量的裝備，它告訴我們周遭世界的狀況。如果「關閉」脈輪，便無法讓這些訊息進入。因此，當我們讓脈輪逆時針轉動時，我們將自己的能量送到外在世界，我們感知所送出的能量，並認為世界就是這樣。心理學將此稱之為投射。

我們投射到世界的想像現實，與我們斷定這個世界的心像相關，諸如透過童年經驗以及

當時的孩童心智。由於每個脈輪皆與一個特定的心理功能有關，我們透過每個脈輪所投射出的，將會存在於各個脈輪功能整個區域裡，這是很個人的，因為每個人的生活經驗皆是獨特的。因此，經由測量脈輪的狀態，我們可以判斷一個人長程與現下全面性的生活議題。

　　我和約翰・皮拉卡斯找出了每個脈輪的不正常運作與心理障礙的對應關係。當使用探測技巧來測量各種對脈輪的干擾時，會顯示出該特定區域的功能障礙與心理狀態有關（請見第十章的探測技巧）。因此，透過測量脈輪的狀態，我們可以診斷個案的心理需求。我也直接對脈輪工作，用來影響心理的轉變。我們也反過來發現治療師所描述的心理模式以可預見的位置、形狀和顏色，與人類的能量場相連結著。

　　圖表7-3列出診斷心理狀態的七個主要脈輪能量中心的位置。其區分為心智中心、意志中心和感覺中心。為了心理健康，所有三種類型的脈輪：理性、意志和情感皆應處於平衡且開放狀態。在頭部和喉嚨的三個脈輪支配著理性；身體正面的脈輪支配著情感；其後方對應的部分則支配著意志。表9-1列出了主要脈輪及其心理功能。

　　讓我們看看每一個脈輪心理功能的大致區塊：**第一個脈輪是尾骨中心（1）**，與身體能量的量以及在物質現實界生存的意願強弱相關聯。它是物質世界生命力量的第一個展現位置，當生命力經由這個中心充份發揮作用時，人便會具備在物質現實中生存的強大意志力。當生命力透過三個最低的脈輪充份發揮作用時，結合一股強烈的流動順著腿往下，便會出現一種清楚且直接地表現出身體潛能的方式。尾骨在精微以太層次扮演著能量的幫浦，有助於能量直接由脊椎向上流動。

　　這個身體潛能的表現方式結合著生存的意志力，給予個人一種動力與活力的「臨在」，陳述著：「我在此時此地」，並且在物質現實中穩健札根，這種動力與活力的「存在」以自身生命力的形態煥發出來。經常擔任提振周遭能量的發電機角色，為其他能量系統重新充電。它有強烈的生命意志力。

　　當尾骨中心受到阻礙或關閉時，身體大部分的活力與生命力也會受到阻礙，這個人在物質世界中便不會產生強烈的存在感，他不在「這裡」，他會逃避身體的活動、他會精力低落，甚至可能變得「病懨懨的」，也會欠缺體力。

　　恥骨中心（脈輪2A）：與個人和異性所能擁有的情愛品質有關。如果這個中心是敞開的，它有助於給予以及接受性愛和肉體的歡愉。此人可能對性交樂在其中，有達到高潮的能力。不過完整的肉體高潮需要所有中心都是敞開的才行。

　　薦骨中心（脈輪2B）：與個人性能量的量有關。這個中心敞開時，一個人會感受到他的性愛能力，如果他封鎖了這個脈輪，他的性愛力量與潛能就會變得薄弱而且使人失望。他可能性慾不強、傾向於逃避性事、否認性事的重要性與快感，造成這方面缺乏滋養。由於高潮會讓身體沐浴於生命能量當中，如果這個脈輪受到阻礙，人就不會在這個方面受到滋養，也無法獲得與他人溝通、產生身體接觸時所帶來的心理滋養。

表9–1：主要脈輪與其關聯心理功能

心智中心		關聯性
7	頭頂心	與生命結合的全然人格，以及人類靈性面向。
6A	前額中心	展望與理解心智觀念的能力。
6B	心智執行	將想法以務實方式落實的能力。
意志中心		**關聯性**
5B	脖子底部	帶著社會與個人專業的自我觀感。
4B	肩胛骨之間	自我意志，亦或面對外在世界的意志。
3B	隔膜中心	療癒，個人的健康意向。
2B	薦骨中心	性能量的量。
1	尾骨中央	身體能量的量，活著的意願。
感覺中心		**關聯性**
5A	喉嚨中心	服用與攝取。
4A	心臟中心	對其他人的心中之愛、對生命的敞開度。
3A	太陽神經叢	由衷的喜悅與擴展、靈性智慧以及生命的宇宙性意識。在這個宇宙之中，你所是的。
2A	恥骨中心	對異性之愛的品質、肉體、智性與靈性歡愉的施與受。

脈輪2A與2B的關係：薦骨與恥骨脈輪是一對，在前後中心交接的兩個點，為脊柱上脈輪的中心，生命力量展現了第二強烈的身體本能與目的——對性結合的渴望，這股強烈的力量突破了兩人之間自我強加的藩籬，讓他們之間的距離更緊密。

所以，每個人的性愛與他的生命力有關（這對所有中心來說皆然，任何一個中心受到阻礙，相關區域的生命力便會受到阻礙）。由於身體的骨盆區域是精力之源，這個區域任何中心受到阻礙，產生的影響就是降低身體與性愛的活力。對大多數人而言，性愛精力在高潮的收放中會傳遍這兩個性脈輪之間，這個運動以一種精力沐浴的方式讓身體回春並且得到淨化，使身體系統消除精力障礙、廢物與過度的緊張，性高潮對於個人身體的健康具有重要性。

這種相互的舒放，經由性交的施與受進入深層的交流，是人類深入解放「分離的」自我，進而體驗結合的一種主要方式。若能帶著愛以及對伴侶獨特性的尊重進行性愛，這是一種神聖的體驗，從原始肉體深層對交配的漸進式強烈慾望，到深刻與神性結合的心靈回報，這是雙方在心靈與身體兩方面的一種結合。

對於那些已經達成這種結合並通往心靈通道其他階段的人來說，諸如昆達里尼瑜伽❶及譚崔傳承（Tantric tradition state）等一些靈修法門，經由性高潮來釋放對此人的健康已不再需要（大多數人都不在這個範疇內）。許多心靈修練運用冥想來遏止、轉移並重新將性慾能量導向不同的能量管道，讓它隨垂直能量流上行至脊柱，以便轉化成更高振動的能量，然後用於造就更高層次的靈性能量體。

這是一個非常強大並具潛在危險性的作法，必須在指導下完成。印度瑜珈修行者戈皮‧克里希納（Gopi Krishna）在他的《昆達里尼》（Kundalini）一書中提到，他身體的種子「精子」轉化為靈性能量，所謂昆達里尼就是指以這種方式改造精子，許多靈修行者都為了轉化而保留精子或心靈種子。

脈輪2A和2B的阻塞：恥骨中心的阻塞可能導致女人無法達到性高潮，無法開放與接受性伴侶性的滋養。她可能無法與她的陰道相連結、無法享受男性插入的行為。相對於插入的行為，她可能更傾向於享受陰蒂的刺激。她也可能總是想扮演性行為中的積極者，例如女上位式，並發動大部分的動作。這類案例的扭曲之處在於，她需要感覺一切都在控制之內。在一個健康狀態下，她會希望有時主動，有時接受，但在這種情況下，她不自覺地恐懼伴侶的力量。藉由伴侶的溫柔、耐心、愛心和接受，她可以經過一段時間、慢慢地打開她的恥骨脈輪，以接收和享受插入的行為。她還必須處理更深層的恐懼感以及她的伴侶因她的情況而產生的壓抑，以便從中找出此感受來源的影像，就如同本章先前描述的一樣。我不是暗示女人不應該在性生活中積極主動，我要說的是──一種施與受的不平衡。

男性恥骨脈輪的嚴重阻塞通常是隨著早洩或不能達到勃起而來的，男性怕在一些深刻的層次上給出他完全的性力量，而去壓抑它。他的能量流常常被打斷、堵塞，或重新導向到背後、從臍輪流出，以至於在性高潮時，他的能量自背後第二脈輪射出，而非來自陰莖。這方面的經驗有時是痛苦的，因而導致避免達到高潮和避免性交。這形成他與伴侶在其他層面上的困難，這就跟無高潮的女人一樣情況。當然很多時候，通過「物以類聚」的法則，這些人找到彼此，共同分享這個相互之間的問題。太多時候「偽裝的」解決方案是，一直責怪另一個人，並設法尋找另一個性伴侶。這只會延續了這樣的處境，直到問題的「所有者」，終於必須承認問題。屆時，挖掘出原始印象或信念的工作才可能起步。

這種情況下，有一個接納、理解且堅定支持的性伴侶是一件幸事。如果兩個人承認他們的困難，而非指責對方，他們就可以專注地給予伴侶愛、理解和支持，從而發展出一種新形態的相互關係。這樣的成長需要時間與耐心，需要真正的奉獻，而不要求另一個人滿足他的

---

❶昆達里尼瑜伽（Kundalini Yoga）：或譯為亢達里尼瑜伽，由印度瑜珈大師Yogi Bhajan於一九六九年引入美國，現今在世界各地都有昆達里尼瑜伽的傳承。又稱拙火瑜伽，其結合了體位法、呼吸、鎖閥（bandha）、唱頌與手印等練習元素，協助提昇意識，平衡人體身心。

慾望。然後相互信任和自尊會從放棄責備和付出愛當中成長。通常性慾便會開啓並成長為滋養的交流。這些能量中心一方敞開，其他之一卻關閉的情況並不罕見。很多時候，這只是成對的脈輪（前／後）在人們體內工作的狀況。會有一方過度發揮作用，另一方作用不足的情況，因為這個人不能承受脈輪的雙重面相在同一時間作用的力量。例如，對於某些人來說，要感覺到極大的性力量，並且在性愛中可以開放的對另一個人施與受，這兩件事是非常困難的。許多時候性的力量變成幻想，而非一個允許自我能滲入性伴侶的深度與個人奧秘中的開放時刻。人類是無限美麗且複雜的奇觀，極少數情況下，我們能夠允許自己直接無羈絆地漫遊進入這美麗和奇觀當中。伴隨不平衡而來的心理問題，在脈輪2A和2B造成令人不滿意的狀況。

舉例來說，當後背中心處於強勁的順時針方向，正前方卻薄弱或封閉，人會產生強烈的性衝動，可能還對性關係有很大的需求。問題是，這種大量的性能量和性慾，並非伴隨著性行為上施與受的能力而來。因此，滿足強勁性慾很難。如果背面中心的逆時針方向很強勁，情況也是如此；然而，性慾也可能會伴隨著負面形象，甚至是暴力性幻想而來。當然，這會使得性慾更難滿足，並且這樣的形態會使當事人可能要進行很多昇華才得以完全避免，因為他會為如此確切的感受感覺到羞怯。另一方面，此人可能有很多性伴侶，因而錯過性行為在兩個靈魂之間深刻交流的可能性。此人可能會破壞承諾，或無法作出與性行為有關的任何承諾。

太陽神經叢（脈輪3A）：太陽神經叢（脈輪3A）與極樂有關，極樂來自深深了解自身在宇宙中是獨一無二的，以及自身在宇宙中的連接位置。一個敞開3A脈輪的人，可以仰望繁星點點，覺得他屬於這片夜空。他牢牢紮根於自身在宇宙中的定位。在顯化的宇宙裡，他是表達自己獨特面的中心，並從中淬鍊出靈性的智慧。

雖然太陽神經叢脈輪是一個精神上的脈輪，它的良性運轉會直接關係到一個人的情緒生活。這是因為心靈或精神作用的確是情緒生活的調節。對情緒的心理認識，使情緒進入有秩序的框架，並且以可接受的方式來定義現實。

如果該中心開放且和諧運作，個人將享有深刻充實的情緒生活，情緒生活不會把他壓倒。然而，當這個中心開放但保護膜卻撕裂時，他將有巨大失控的極端情緒。從星體來的外在因素可能會影響他、混淆他，他可能會迷失在宇宙和群星當中。他最終將因脈輪過度使用而在這方面出現身體上的痛苦，最終可能造成一種疾病，如腎上腺皮質功能衰竭。

如果該中心是封閉的，他會侷限自己的感覺，也許感覺不到任何事物。他不會察覺情緒更深層次的含義，以及這含義給予了存在另一個面向。他可能無法與他自己在宇宙中的獨特性，或自己更大的目的接軌。

很多時候，這個中心在心與性之間伴演一個阻礙。如果心與性兩者都打開，而太陽神經叢受到阻礙，心與性將分別發揮作用，也就是說，性不會跟愛深入接軌，反之亦然。當一個人覺察自己在物質宇宙中牢牢紮根，覺察人類

漫長的歷史線創造了這個人現有的身體工具，心與性之間兩者便會良好接軌。我們永遠不能低估，我們各自都是物質界中深奧的存在。

太陽神經叢中心是關於人類連結一個非常重要的中心。當一個孩子出生時，就存在一條連接母親和孩子之間的以太臍帶。這些能量臍帶（cord）❷代表一種人類的連結。每當一個人創造了與另一個人的關係，兩個3A脈輪之間就會長出能量臍帶。兩個人之間的聯繫越強，這些能量臍帶會更強、在數量上更大；在一個關係結束的情況下，這些能量臍帶也會慢慢失去連結。

彼此間有關係的人，在其他脈輪之間也會有能量臍帶的發展，但第三脈輪的能量臍帶似乎是複製子女與母親的依賴連結，在治療過程中是非常重要的人際關係心理分析。人際關係心理分析是確定你與其他人互動性質一種方法。你與他們是以一種家長對孩子（子女／父母）採取的方式互動嗎？或者你是以他們是孩子，你是成人（成人／兒童）的方式互動？或者你的作為確實像個成人嗎？

這類分析顯示了許多你個人對其他人的反應。你在原生家庭所創造的脈輪能量臍帶本質，將在所有你之後創建的關係中重覆。作為一個孩子，孩子／母親能量臍帶代表的就是這個孩子／母親間的關係。作為一個成年人，你很可能會增加你和伴侶之間的受撫養子女／母親的能量臍帶關係。隨著你的人生開展與成熟，你會逐步轉變這些孩子／母親能量臍帶，讓它們轉化為成人／成人之間的能量臍帶關係。

橫膈膜中心（脈輪3B）：位於太陽神經叢的後面，與個人對自己身體健康的意圖有關。如果一個人對他的身體有一種強而健康的愛，具有保持健康的意圖，該中心便是敞開的。該中心亦稱為療癒中心，並與靈性療癒相關。據說這個中心在一些療癒師身上非常大，並且發展完整。這也是一個意志中心，位於兩個肩胛骨之間，通常比其他的意志中心稍小，在有療癒能力的人身上則例外。該中心與太陽神經叢中心相關，在前面，如果太陽神經叢中心敞開，它通常也是打開的。如果一個人開放他的太陽神經叢中心，因而連接到他在宇宙中的地位，完美自適地接受自己如青草的葉片般，亦如「野地裡的百合」，這個人的自我接納將以身體健康的狀態體現於身體層次。智性、感性和靈性的整體健康需要所有中心的敞開與平衡。

隨著我們經歷過有關脈輪的描述，你會看到，每個脈輪的前方和後方成對合作，以及每個脈輪之間的平衡，遠比嘗試將一個脈輪大幅度打開更加重要。

心輪（脈輪4A）：是我們愛的中心。與所有生命結合的能量通過它流動。這個中心越是敞開，能熱愛一個擴大生活圈的能力就越強。當該中心運作時，我們愛我們自己、我們的孩子、我們的伴侶、我們的家庭、我們的寵物、我們的朋友、我們的鄰居、我們的同胞，我們所有的人類，以及這地球上所有的生物。

通過這個中心，我們連接能量臍帶到那些

---

❷能量臍帶（cord）：又稱為能量繩索，能量帶或能量索。

與我們具有愛意關係的心臟中心，這包括孩子和父母，以及戀人和配偶。你可能聽說過「心弦」這個名詞，它指的就是這些能量臍帶。愛的感覺流過這個脈輪往往會讓我們眼淚盈眶。一旦我們都經歷過這樣開放的愛的狀態，便會意識到我們之前有多麼想念它，我們便哭了。當這個脈輪敞開時，人就可以看到他是人類當中完整的個體。他能看到每一個人的獨特性、內在美，以及每個個體之光，也可以看到負面或未發展的面相。在負面狀態（關閉），人對愛就會遲疑；這裡的愛指的是付出而不期待任何回報的愛。

心輪是療癒過程中所使用最重要的脈輪，所有能量經由脈輪吸收代謝，上行過垂直能量流，通過脈輪的根部後進入心輪，再從療癒師的手或眼睛傳送出來。在療癒的過程中，心臟將大地的能量轉化成靈性能量，亦將靈性能量轉化成大地能量，以供病人運用。我們將在說明療癒的章節中更加詳細地討論。

位於肩胛骨之間，脈輪4B：與自我意志或外在意志有關，這是我們在物質世界中行動所依據的中心。我們追求我們想要的。如果該中心為順時針方向，我們將會有在生活中成事的積極態度，視其他人為這些成就的支持力量。然後，我們將有支持這個觀點的親身經驗，因為我們身體力行了。我們會體驗到，我們的意志與神的意志是一致的，我們將看到，我們的意志與朋友的意志也是一致的。例如，如果你想要寫一本書，你會預見朋友幫助你，書被出版商接受，他們將會表示：「沒錯，這正是我們所期待的。」

另一方面，如果該中心是逆時針方向，情況會正好相反。我們會誤以為神的旨意和其他人的意志，與我們的意志是相反的。人們會成為我們道路上的阻礙，有礙於我們取得所要的東西，或者有礙於我們去成就某一件事。我們將不得不通過他們或碾過他們來獲得我們想要的東西，而不是把他們視為我們的助力。我們會相信像「我的意志在你之上」、「我的意志在神之上」這樣的說法。深層信念跟宇宙如何運行是相關的。

把宇宙看成是一個基本上充滿敵意、強大的侵略者才能生存的地方，這有時可以歸結為「沒有達成我的目的，意味著我最終的生存受到威脅。」人透過控制發揮功能，並力求通過控制別人讓自己的世界安全。解決方案是讓這個人認識到，他是如何透過他的侵略創建了一個敵對環境，然後伺機放手，看看不控制能否生存。冒這樣一個險，最終會導向一個良性的、豐富的、安全的宇宙，此當中人的存在是得到整體支持的。

在另一種情況下，這個中心可能過度活躍。它可以在順時針方向面積很大，伴隨著一個小的順時針或逆時針的心輪。在這種情況下，人的意志不會特別負面，它只是用來執行心臟中心該執行的功能，而不是能夠放手、信任和愛，亦即讓更多能量通過心輪（4A）。此人以他的意志為補償，他讓更多能量通過肩胛骨之間脈輪4的後方。此人可能會私下說：「我要我行我素，而不必考慮你的人性。」此人的功能主要是從意志，而不是愛出發；是想要力量在人之上，而不是從內部發出力量。這個扭曲會讓一個人「擁有」其伴侶，而不是與伴侶地位對等。

喉輪（5A）：位於喉部前端，與擔負個人需求有關。新生兒被帶到乳房前，但必須吸吮來取得滋養。同樣的原則也適用於整個人生。隨著人的成熟，他的需求滿足越來越依賴自己。達到成熟時，這個脈輪會正常運行，他停止為自己的匱乏指責別人，轉而向外創造自己需要和慾求的事物。

該中心還顯示出此人的狀態，他是否帶著敬意接受來臨的任何事物。如果此中心是逆時針方向，此人會婉拒提供給他的事物。

這通常與他首先接觸的是什麼、什麼想像有關。也就是說，如果此人把世界視為一個負面的、普遍敵對的地方，他會保持謹慎，並對迎向他的事物有負面預期。他可能預期有敵意、暴力或羞辱，而不是愛和滋養。由於他以他的負面預期，建立了一個負面力場，他會吸引負面輸入訊息給他自己。也就是說，如果他有暴力行為的期待，他的自我裡面有暴力行為，因此，經由同類相吸的律法，就會吸引暴力行為，如同第六章所解釋過的宇宙能量場性質一樣。

當此人打開他的喉嚨中心，他將逐漸吸引更多的營養，直到能接收到足夠的量，並且能在大部分時間裡保持自己的喉嚨中心敞開為止。在此期間，他很可能會在打開該中心後，很快就吸引了負面輸入的事物，因為他相信事情就是會如此發展。當他能熬過這個經驗，連接到自己內在原有的因，並再次找到內心的信任，他將重新打開他的喉嚨中心。開與關的這個過程一直持續，直到關於接收或接受的所有誤解轉化為相信宇宙善意且滋養為止。

發生在第五脈輪（5B）背面的同化面

向，有時也稱為專業中心，與這個人在社會中、在他的職業中，以及同儕關係中的自我感受有關。如果此人在他生活的這個區塊感到不自在，那麼這種不適感很可能是經過掩飾的倨傲，以彌補自尊心的缺乏。

如果一個人成功、工作適任，對與人生使命相同的工作感到滿意，頸後中心通常是敞開的。如果此人選擇了一種既有挑戰性又充實的行業，並為他的工作全力以赴，這個中心會盛開，他將會在專業方面功成業就，並會從他的宇宙接收滋養作為支持。如果情況並非如此，這個人將不會全力以赴，他不會成功，並會以他的驕傲隱瞞不成功的事實。他私下「知道」他應當「更好」，如果他全力以赴，他會得到一個更具挑戰性的工作。不知怎的，此人兩者都不作，並保持驕傲的防禦，以避免表面之下真正的絕望。他知道，他的人生是真的沒有成功，他可能會扮演受害者的角色說人生如何沒有給他機會，無法讓他得以一展長才。這種倨傲需要被釋放，這種痛苦和絕望的感受也才會被釋放。

在這個中心，我們也會發現失敗的恐懼，阻礙走出去、去創造渴望達成的目標，這對一個人的社交生活也大致成立。既然避免接觸，這個人也避免暴露自己，一方面避免了感覺不被喜歡的恐懼，另一方面避免了競爭、避免「我比你更好，你對我而言不夠好」的自豪感。由於我們對於拒絕的感受源於內在，再投射出來到別人身上，我們避免其他人，就是避免被拒絕。為你心儀的行業孤注一擲，迎向你渴望的接觸，展現你對它的情感，便是釋放這些情緒的方式，也因此可以打開這個脈輪。

眉心中心（脈輪6A）：與觀想和瞭解思想觀念的能力有關。這包括此人對現實和宇宙的概念，或他如何看待這個世界，以及如何設想這個世界對他的可能回應。如果該中心是逆時針，他就會有混淆的思想觀念，或者對現實有不正確、通常是負面的想像。有這些想法的人，會將這些想法投射到他們的世界，並以這些想法創造他的世界。如果該中心被阻塞且虛弱，通常他的創意會有阻礙，因為流經該中心的能量很小。如果該中心是強烈的逆時針，那麼這個人會有產生強烈負面想法的能力。如果結合了位於頭部（脈輪6B）後面執行中心的強烈運作，便會在一個人的生活中引發嚴重的混亂。

在淨化或清理負面信念影像的療癒期間，當能量系統產生影像並開始發揮主導作用時，該中心可能會逆時針旋轉，即使它通常是順時針方向。這樣的療程會使影像浮現，致使它在此人的生活中體現。隨著治療的幫助，人會理解和看到影像的真實面。隨後該中心將扭轉並呈現順時針方向旋轉。通常這種類型的逆時針運動會被經驗豐富的療癒師察覺，因為逆時針運動伴隨著不穩定的感受。這對療癒師是很明顯的，因為這不是活動的正常狀態。例如，這個脈輪甚至可能出現混亂的運動，讓療癒師知道客戶的性格正強烈的被一個實相觀念問題所影響。

位於頭部後方的心智執行中心（脈輪6B）：該中心與執行前額形成的創造性想法有關。如果執行意志中心是敞開的，一個人的想法會接續以適當的行動落實於物質世界。如果此中心並不敞開，此人會很難讓他的想法開花

結果。

特別令人沮喪的是位於前面的中心（6A）打開，後面的中心則關閉著。這個人會有許多創造性的想法，但它們似乎從來沒有實現過。大抵會伴隨著一個藉口，將問題歸咎於外在世界。通常只需要訓練這個人如何一步一步執行他要完成的任務。在進行這類型一步一步的工作時，很多情緒將會出現：「我不能忍受等待這麼久」、「我不想對這種發生的情況負責任」、「我不想在物質現實中驗證這個想法」、「我不接受這個漫長的創作過程，我只希望它不勞而獲地發生」、「你執行，我作動腦筋的人」。此人可能是缺乏早期訓練，不知如何在物質世界以簡單步驟完成他所選擇的目的。他也可能是抗拒在物質現實生存，抗拒作為一個學徒。

另一方面，如果該中心是順時針，想法中心是逆時針方向，我們會有一個更令人洩氣的情況。即使這個人的基本想法不是著眼在現實中，他會繼續向扭曲的概念推進，並獲得一定程度的成功。例如，如果你相信這個世界是一個討人厭的地方，「每個人都只為自己，所以你就想要什麼拿什麼」，你有這樣執行的能力，因為你知道如何去完成它，也就是說，你的執行意志發揮作用，那麼你可能行為舉止會像一個罪犯。在這種情況下心輪大概也會被堵塞了。你的生活在一定程度上會證明你的想法，你會在一定的程度上成功，直到被逮為止。或者，有了這樣的配置，你會嘗試在物質世界簡直是不可能達成的事情發生。或者你可能會是行動家，去執行另一個人不管是什麼的想法。

頂輪中心（脈輪7）：關係著此人與其靈性的連接，以及整個人身體、情感、心智和靈性的整合。如果該中心是關閉的，此人可能沒有與他的靈性實質接軌，他可能不具有「宇宙感」，當人們講述他們的靈性體驗的時候，他不會瞭解他們在談論些什麼。如果該中心是敞開的，這個人可能常常以一個非常個人化的形式，體驗到他個人心靈獨特的層面。這種靈性並非是教條定義或易形諸於文字的。這是一種超越俗世本體進入無盡存在的狀態，凌駕了物質世界，並在個體中創造了整體、和平與信心，也給予自己存在的一種目的感。

回顧第九章

1. 描述每一個脈輪的心理功能。
2. 解釋本章所述之何謂打開與關閉脈輪。

10
診斷脈輪或能量中心

檢查脈輪狀況的方式有好幾種，一開始你需要探索一下，找出對你來說最簡單跟有效的做法。

我所知道偵測脈輪能量的最佳方法就是使用靈擺。靈擺的功能就像擴大器，可以幫助你增強對能量流的感應。我覺得最好用的靈擺是山毛櫸木做的，形狀削成梨形，直徑一英吋(約2.54公分)，長度一點五英吋(約3.8公分)。它的能量場也是擴散的梨形，很容易被穿透。用來做此類測量用的靈擺，以垂直軸線為中心，周圍必須是對稱的。〔你可以向形而上學研究團體買到山毛櫸木做的靈擺（Archers' Court, Stonestile Lane, Hastings, Sussex, England）〕。

如果你的手已經能夠感覺到能量或喜歡撫觸的感覺，你可以練習透過雙手感覺能量流入及流出脈輪。這可以幫助你感覺能量是自由流動還是被卡住，是微弱或充沛。你也可以把指頭放在針灸穴位上去感覺能量。使用這種檢測方式時，你自己的身體甚至可能會產生某些實體感覺，提供你想要的資訊。

在你的感應能力更上一層樓之後，你可能光盯著脈輪，就能看見它們的旋轉狀況（是否規律）、顏色（是暗沉堵塞、稀釋淡薄，或乾淨、明亮且色澤濃密），也可能看到它有沒有變形，以及變形的情況。最後你甚至可能感知到能量場每一個層次的脈輪狀況。

不過，首先，讓我們練習使用靈擺吧！

以靈擺探測脈輪狀況的練習

檢查身體正面的脈輪，要請你的個案仰躺。若是要檢查背面的脈輪，則請個案趴著。

把靈擺繫在長約六英吋（約15.2公分）的繩鍊上，手持靈擺在脈輪上方不動，屏除心裡所有對脈輪狀況的預測或先入為主的念頭。（這是最難的部分，需要練習）確定靈擺盡可能地靠近身體，但不要碰到身體。你的能量會流進靈擺的能量場，為它充能。結合你的能量場與靈擺的能量場，然後與個案的能量場互動，導致靈擺開始移動。（見圖10-1所示）它可能在個案身體上繞著一個看不見的圓圈旋轉，也可能循橢圓形或直線路徑移動。它也可能不規則地擺動。由靈擺移動的幅度與方向，可看出流經脈輪的能量的充沛程度與方向。

約翰・皮拉卡斯博士發現，順時針旋轉表示心理動力學上脈輪處於開放狀態，這意味著這個脈輪的能量流所掌管的感覺以及心理經驗是十分平衡的，且個案的生活中盈滿這些平衡的感覺及經驗。若靈擺逆時針旋轉，表示脈輪

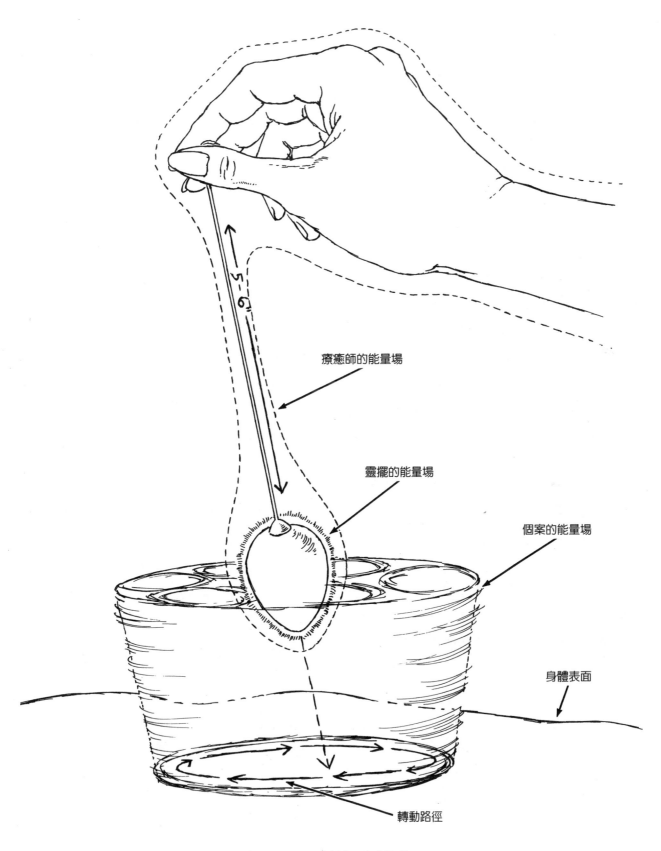

圖 10-1：用靈擺探測脈輪狀況

關閉，意味著在對應的心理層面上有問題存在。意即，因為能量堵塞，此脈輪的能量流所掌管的感覺以及心理經驗失去平衡，很可能此人有一些與這些感覺相關聯的負面經驗。

靈擺轉動幅度的大小與脈輪的強度及能量流強度有關。當天療癒師及個案的能量充沛程度也會產生影響。如果是大圓圈，則表示能量流充沛。如果是小圓圈，表示流過的能量較少。

要謹記在心的是，靈擺轉動的圓圈大小並不等於脈輪的直徑，但可以反映脈輪的大小。就如前面提過的，靈擺轉動的圓圈大小是三個能量場的互動結果：個案的能量場、療癒師的能量場，以及靈擺的能量場。如果兩個人的能量都很低落，所有脈輪會相對看起來小一點。如果能量充足，所有脈輪都會顯得比較大。要注意的是脈輪之間的相對大小的比較。透過平衡脈輪以及讓流經所有脈輪的能量流達到平均狀態，可以讓個案回復健康。因此，應該要讓所有的脈輪大小保持一致。

靈擺的旋轉狀況可能是順時針或逆時針，介於這兩種基本型態之間還有非常多種擺動方式，反映出個案的各種心理狀態。表10-2的表格列出了靈擺的各種擺動情況，這個表格乍看之下有點複雜，不過它其實很好理解。靈擺的每種擺動方式都介於完全打開的脈輪（C6，順時針旋轉，直徑6英吋／約15.2公分）和完全關閉的脈輪（CC6，逆時針旋轉）這兩種極端情況之間。除非個案過度使用了某個脈輪，或在一次靈性經驗之後脈輪處於非常開放的狀態，否則我很少看到直徑大於6英吋的情況。在大部分脈輪都是打開的情況下，我看過最大的旋轉幅度是C10（順時針旋轉，直徑10英吋／約25.4公分）。

唯一不介於C6和CC6之間的例外，是完全靜止的脈輪，此時靈擺完全停止擺動。出現這種情況時，要不是代表脈輪正在改變旋轉方向，就是個案過度使用或壓抑以至於關閉了和這個脈輪相關的心理功能，導致脈輪停止旋轉，不再吸收任何來自宇宙能量場的能量。如果這個狀態持續太久，身體無法使用外來能量健康地運作，通常就會導致生病（請見第十五章：疾病和脈輪的關係）。

若靈擺的旋轉形狀是橢圓形，表示身體左右兩邊的能量流不平衡。這裡標示的左、右指的是個案身體的左側、右側。舉例來說，CEL（或CER）表示靈擺往個案身體的左上角或（右上角）擺動。這種情況也表示身體兩側的健康程度不均等。右邊（包括代號CER和CCER）代表的是主動、積極行動的、男性或陽剛的特質。左邊（包括代號CEL和CCEL）代表的是被動、接納的、女性或陰柔的人格特質。約翰‧皮拉卡斯博士發現，當靈擺擺動路徑呈橢圓形且方向朝向個案身體的右側上方，個案的男性特質通常比女性特質強。這個個案可能會有「過度反應」的傾向，以至於當他處於比較適合用接納的態度來處理的情況時，可能會表現得具侵略性。當靈擺在某個脈輪上呈現橢圓形轉動，表示個案有一些和這個脈輪掌管的心理功能相關的問題。

當靈擺的擺動是朝向左上方（CEL和CCEL），則個案可能在處理和這個脈輪掌管的心理功能相關的問題時，有被動消極的傾向。舉例來說，測試位於肩胛骨之間的那個意

表10-2：能量中心的診斷

符號*	代號	代表意義	心理狀況
↻	C6	順時針旋轉，直徑6英吋	開放且和諧，對現實有清楚的認知。
↻	CER3	順時針旋轉，路徑為朝向個案身體右上角傾斜的橢圓形，直徑3英吋	開放，但主動／接納兩種特性並未良好整合，主動積極的面向比較強。對現實的認知傾向於二元對立中的主動積極、男性、陽性的那一面。
↻	CEL3	順時針旋轉，路徑為朝向個案身體左上角傾斜的橢圓形，直徑3英吋	開放，但主動／接納兩種特性並未良好整合，接納的面向比較強。對現實的認知傾向於二元對立中的被動消極、女性、陰性的那一面。
↻	CEV3	順時針旋轉，路徑為細長橢圓形，直徑3英吋	開放，有把能量向上導往靈性層面以避開人際互動的情況。
↻	CEH6	順時針旋轉，路徑為寬扁橢圓形，直徑6英吋	開放，有壓制或收斂能量以避開人際能量互動的情況。
↺	CC6	逆時針旋轉，直徑6英吋	關閉且處於不和諧狀態，對現實的投射是主動積極的。
↺	CCER3	逆時針旋轉，路徑為朝向個案身體右上角傾斜的橢圓形，直徑3英吋	關閉，左右未整合，主動面向強過被動面向，對現實的投射是偏向被動與陽性的（感知到的世界是被動、陽性的）。
↺	CCEL2	逆時針旋轉，路徑為朝向個案身體左上角傾斜的橢圓形，直徑2英吋	關閉，左右未整合，被動面向強過主動面向，對現實的投射是帶侵略性的。
↺	CCEV3	逆時針旋轉，路徑為細長橢圓形，直徑3英吋	關閉，有把能量向上導往靈性層面以避開人際互動的情況。
↺	CCEH5	逆時針旋轉，路徑為寬扁橢圓形，直徑5英吋	關閉，有壓制或收斂能量以避開人際能量互動的情況。
↕	V6	垂直擺動，擺動幅度6英吋	將感覺和能量往靈性層面移動，以避開與人的互動。
↔	H4	水平擺動，擺動幅度4英吋	壓制能量流和感覺，以避開與人的互動。代表嚴重的堵塞。
↗	R3	朝個案身體右上角直線擺動，擺動幅度3英吋	主動／被動未整合的情況相當嚴重，主動面向較強。
↗	L4	朝個案身體左上角直線擺動，擺動幅度4英吋	主動／被動未整合的情況相當嚴重，被動面向較強。
·	S	靜止	脈輪完全停止運作，會導致生理疾病。
⊗	CEAS5	順時針旋轉，路徑為橢圓形，伴隨有傾斜角度的位移，直徑5英吋	個案正在積極深入地處理問題並經歷劇烈的改變，這些問題可能與這個脈輪的功能有關。敏感的混亂。
⊗	CCEAS6	逆時針旋轉，路徑為橢圓形，伴隨有傾斜角度的位移，直徑6英吋	同CEAS，但這是負面的混亂。

*作者補充：注意，本圖中符號的繪製方向等同於你看著個案身體正面時的方向。（編按：1英吋約2.54公分）

志中心（4B）時，若靈擺的擺動方式指出有被動傾向（朝左上方以橢圓形路徑擺動），則表示需要採取主動時，此人卻仍然維持被動的態勢，導致無法爭取他想要的事物。這個人總是在等待別人來採取行動，或等待別人來給予他想要的東西，而且他無法爲了捍衛自己的權利或機會挺身而出。許多時候，人們用謙虛做爲藉口解釋自己的被動，但眞相是此人害怕自己的侵略性，通常是因爲對具有侵略性所代表的意涵有一些非常深層的、源自童年經驗的既定印象。例如，如果一個孩子有個侵略特質很強的父親，在這孩子每次爭取自己想要的東西時，都採取鎮壓或羞辱的方式應對，就可能造成這種情況。這孩子相信，如果想獲得某樣東西主動爭取不會是個好方法。孩子是很有創造力的，所以八成已經試過其他的方法用來得到這樣東西，或者至少讓自己得到某種補償。他試過的方法中，可以成功的那一種就會成爲他習慣性採用的方式。他會持續採用這個方法，直到這方法在他的人生中不再奏效爲止。不幸的是，由於侵略特質一般被視爲負面特質，使得被動習慣很難打破，需要付出努力才能改變自己並尋找新的行爲模式。通常，隱藏在所有這些被動底下的，是人格中敵意十足的侵略特質，這個部分的人格想要不受壓抑地大聲將自己的感受吶喊出來，想要得到自己所渴求之物。如果個案在療程中重複這個過程，最終將能夠把健康的侵略特質和其他人格整合。同時，他需要試著將被動特質轉化爲比較健康的接納特質。

靈擺在偵測脈輪時，擺動路徑越偏離正常形狀，代表心理扭曲的情況越嚴重。最嚴重的左、右側未整合好的情況，是靈擺以身體垂直軸線爲縱軸，往45度角方向直線擺動（表10-2的R3和L4）。靈擺擺動幅度越大，表示扭曲的能量越強。例如，當4B這個脈輪測量時擺動呈現R6，表示此人會直接且富侵略性地拿取自己想要的東西，毫不顧慮外在情境。

這個以直線擺動狀況來衡量嚴重性的準則不僅適用於垂直擺動的情況（擺動路徑與個案身體中心軸線平行 [V]），也適用於水平擺動的情況（擺動路徑與個案身體中心軸線垂直 [H]）。靈擺垂直擺動的情況表示此人藉由將能量往上方傳送避免與人互動。靈擺水平擺動表示此人藉由壓制和收斂能量流和感覺來避免人際互動。舉例來說，靈擺在脈輪3A處的擺動狀況爲V5，表示此人目前的連結都往垂直方向發展，聚焦在靈性事務，並且避免與其他人產生親密的關係。這個人從靈性信仰的觀點來定義自己在世界中的角色，切斷了與他人連結的面向。如果在這個脈輪的擺動狀況是H5，表示此人不管在靈性層面或世俗層面皆與他人沒有任何連結，可能會導致此人處於孤立的狀態。之後可能會因爲脈輪的低度活動和壓縮，使脈輪轉變成靜止的狀態。對於這樣的個案，需要進行強力的心理動力學治療。

當一個人專注於自己存在的某個面向進行心理工作，不管是發自內心所做的決定或是由於外在情境的迫使，相關的脈輪可能會呈現表10-2中所示混亂及不對稱的運動（CEAS及CCEAS）。這會導致靈擺的擺動紊亂，通常會是一直變換傾斜角度的橢圓形旋轉。新手在一開始可能會對這樣的擺動感到很困惑，不過如果把靈擺放在脈輪上久一點，就會觀察到橢圓

形的傾斜角度一直位移的現象，看起來會如同表10-2最後兩項的描述。只要有此類的擺動情況發生，就是在告訴療癒師這個個案正在經歷許多的改變或衝擊。這時候，需要讓個案對所遇到的問題進行深層的處理，同時也要給個案足夠的獨處時間與空間，度過他的自省與轉化期。在這段劇烈的個人轉變進行的期間，個案最好能夠停止工作，放幾天假，讓自己不被日常例行公事打擾。通常，人們在進行為期一周的密集僻靜期間，由於經歷深層的個人轉化，會出現脈輪轉動混亂的現象。

當療癒師對靈擺的使用愈趨熟練，便可從靈擺的擺動中觀察到更多「特質」。擺動的速度表示透過這個脈輪所吸收的能量充沛程度。透過練習，療癒師也可以「檢選」出諸如緊繃、壓力、活躍、沉重、悲傷、哀痛、和平與清晰等特質。當靈擺快速擺動時，如果擺動呈現的是快速卻緊繃的，表示該區域有工作過度、緊張和壓力的問題。快速擺動也可能是結合了活力充沛的感覺，表示該區域有許多正面的主動與積極特質。透過針對流經脈輪的能量特質培養出更精確的感受力，療癒師可以更了解個案的狀況；他可以分辨出脈輪是否穩定，脈輪處於目前狀況下大概多久了，脈輪是否在兩種狀態之間不停地切換，還有很多其他的資訊。一個脈輪可能有百分之二十的時間是敞開的，或百分之八十的時間都是敞開的。一個經過敏感度訓練的療癒師可以捕捉到這樣的訊息。當然了，這不但需要練習，也需要驗證。

在密集的療程中，脈輪從關閉到開啟，會經歷許多不同的階段。在治療一段時間後，一個持續關閉的大直徑脈輪（CC6）會先偶爾出現直徑縮小的現象，然後轉向為順時針旋轉，接著擴大直徑，直到變成C6為止。或者，通常在心臟或太陽神經叢處的CC6脈輪有可能在經過五分鐘的深深哭泣之後，變成C6。這種改變不會持續很久，不過如果這個人持續努力一段夠長的時間，每次脈輪開啟後，維持開啟狀態的時間會漸漸拉長。這會增加運作良好的時間比例，這個人將會較常感覺快樂。一段時間之後，這個脈輪便會穩定下來，維持在開啟的狀態，很少關閉。通常此時個案就會進入下一個階段，處理下一個影響他日常快樂指數的不順暢脈輪。

我發現，當一個長期關閉的脈輪在療程中打開，通常會有另一個平常處於開啟狀態的脈輪短暫地關閉。一開始人無法承受這個新的開放狀態，他必須給予自己某種「想像的」保護。

密集僻靜個案研究

現在，讓我們來看看在治療案中實際觀察到的脈輪情況。個案是一位女性，來過位於紐約腓尼基的道途工作中心兩次。第一次是在一九七九年，第二次是一九八一年。每次進行為期一周的僻靜，僻靜期間包含非常密集的自我療癒工作。她第二次來的時候，是跟新的丈夫一同前來，兩人進行了很密集的伴侶關係工作。在開始當周的工作前，我們會先做脈輪檢測，結束的時候再做一次檢測。每次檢測的時候，都會先讓這位女士處於平靜狀態一段時間後才進行測量。測量結果如表10-3所示。你需要參考本章的圖7-3、表9-1和表10-2中有關每個脈輪的意義解說來解讀這些測量結

表10-3：密集僻靜個案研究
脈輪探測結果解讀

脈輪	1979		1981	
	僻靜前	僻靜後	僻靜前	僻靜後
頂輪中心（7）	C6	C6	C5	C5
意志執行（6B）	CER4	S	R4	CER6
工作的意志（5B）	CC3	CER3	CC3	C4
外在自我意志（4B）	C5	C5	CC5	C5
健康意志（3B）	CER3	CC3	CEH4	C4
性的意志（2B）	CC4	CC4	CC4	C4
概念的（6A）	C4	C5	C5	C5
接受性／責任感（5A）	L4	CER4	C5	C3
有關愛的（4A）	C3	C4	C4	C4
一般性的認知（3A）	CC4	C3	CC3	C5
接納的，與性相關的脈輪（2A）	C4	C4	CEAS4	C5

果。

你可以從測量結果中看見，這位女士的所有脈輪中，運作最和諧的是處理理性的脈輪，然後是感覺的脈輪，最糟的是與意志相關的脈輪。這表示她的心智清楚且運作良好，尤其是對現實的概念方面（6A）以及在整合其人格與靈性的部分（7）。

多數時間，她的心智執行意志中心（脈輪6B）處於左右兩側沒有整合好的情況，代表在逐步實行自己的想法的過程中，若遇上比較適合採取接納態度的情境，她會出現太過積極爭取的傾向。她會決定自己該怎麼做，然後按部就班的去執行，根本不管時機是否合適。當

這位女士第一次來僻靜的時候，她的脈輪6B是過度積極的，第一次僻靜結束時，此脈輪呈現沉靜下來的狀態，不再過度活躍，而是比較偏向靜止。通常，靜止的脈輪會維持這個狀態或在一段時間之後轉為和諧順暢的運作，但她的情況卻不是這樣。兩年後她再次回來僻靜時，她的脈輪又回復為過度積極的狀態，而且在第二次僻靜的期間一直沒有改變，直到最後一次測量脈輪時，她還是有在落實自己的想法時過度積極的問題。這是唯一一個沒有改變的脈輪，其他脈輪在第二次僻靜結束時都已達到平衡的狀態。

她的其他意志中心（脈輪）也有問題，在僻靜期間都出現偶爾停止運作的情況。在一九七九年的時候，她的脈輪5B、3B和2B運作並不順暢，意味著在自傲（脈輪5B）、自我毀滅（脈輪3B）等面向上有負面的侵略性傾向，並限制削弱了自己的性能力；她把脈輪2B的能量流分成四份（靈擺顯示出四個各別獨立的圓圈），並用在負面的事物上，例如和前夫吵架。第一次僻靜結束時，唯一獲得改善的區域是有關自傲的部分，不但減輕了，還轉變成在工作上正面的運用（5B）。這個部分還是有過度積極的成分在，取代了用來補償匱乏感的自傲。她兩年後回來再次僻靜時，還是有同樣的問題，但在第二次密集僻靜中被療癒了，她所有處理意志的脈輪開始回復正常的運作。

處理感覺的脈輪看起來也有一些障礙，但沒有處理意志的脈輪來得嚴重。心輪（4A）在這兩年間一直是敞開的（她很擅長於付出愛），喉輪（5A）則有吸收滋養的困難和否認

自己需要的問題，但在第一周結束時這些狀況都舒緩了，兩年後她再回來時，由於和她所愛的男人建立了非常美滿的關係，這些問題已經消失。另一方面，她的太陽神經叢輪（3A）一開始是關閉的，這個脈輪處理的是一個人在世界上扮演什麼角色，僻靜期間被開啓了，但在這兩年間又關閉了。第二次僻靜結束時，這個脈輪再度打開，吸收更多的能量。

你會注意到，當她和伴侶的關係穩定下來，而且透過伴侶工作讓關係獲得清楚的定義之後，她的性能量脈輪便獲得了清理。

由於在第一次僻靜期間，她對處理感覺的脈輪下了很多工夫，開啓了這部分的脈輪，並且開始感到擁有感覺是安全的；因此，在第二次僻靜期間，她的感覺中心脈輪的堵塞情況沒有意志中心脈輪那麼嚴重，這使她能夠集中心力深層處理自己以錯誤方式使用意志的問題，讓這部分重獲平衡。你可以從測量結果中看出，她大部分的脈輪旋轉直徑都很大，表示此人擁有很多的力量。

有趣的是，頂輪、眉心輪和心輪在這兩年間都是開啓的，這表示她和自己的靈性層面、現實概念有充分的連結，而且擁有去愛人的能力。綜觀總結這位女士的人格特質，她運作最清晰良好的部分是理性功能，但由於用意志力去補償與捍衛自己脆弱易受傷害的感覺，便使得自己帶有侵略性了。

如同前面提過的，除了執行意志的脈輪外，其他脈輪在第二次僻靜後都回復良好的運作。只要脈輪維持穩定，她便會在理性、意志和情緒功能上達到平衡，並獲得更快樂與平衡的生活。

回顧第十章

1. 用靈擺測量正面的第四脈輪，當結果為C6時代表什麼意義？

2. 用靈擺測量背面的第三脈輪，當結果為CC5時代表什麼意義？

3. 用靈擺測量正面的第二脈輪，當結果為V6時代表什麼意義？

4. 用靈擺測量正面的第五脈輪，當結果為CC4時，分別在肉體和心理上代表什麼意義？

5. 用靈擺測量背面的第二個脈輪，當結果為H5時代表什麼意義？

細思糧（Food For Thought）

6. 當你為他人打開心輪和性能量脈輪之後，為什麼他的太陽神經叢輪會關起來？這會產生問題嗎？

11

在療程中觀察氣場

氣場是生物學、身體治療與心理治療之間失落的一道環節。我們在治療中反覆提到的情緒、想法、記憶和行為模式就是儲存在氣場裡。它並不只是存在於我們的想像裡，而是確實地存在於時間和空間之中。我們的思想與情緒透過能量場在人與人之間傳遞。要能掌握這個傳遞的過程，必須先好好了解它如何運作。讓我們先看一下人們在日常生活中的氣場能量流動狀況，然後看看在療程中能量又是如何流動。現在先把焦點放在較低的四個氣場層次的形狀和顏色變化，我們在下一章再回頭討論脈輪。

看見氣場的顏色

剛開始培養看見氣場的能力時，可能還無法直覺了解顏色所代表的意義，經過練習就能清楚顏色的概略意義。當療癒師發展自己的感應能力並變得更敏銳之後，就可以解讀看見的顏色所代表的意義（第二十三章會詳細討論顏色）。我到現在還記得早期看見某次能量場的「爆發」，那影像在我腦海中依然栩栩如生；那是一九七二年，在一場生物能量與原始吶喊療法❶的密集工作坊中，我看見琳達在吶喊釋放和她父親逝世有關的情緒時（她父親死於癌症），像一棵聖誕樹一樣亮起來，頭上噴出明亮的紅色、黃色、橘色和藍色光流。我以為是錯覺，但我眨了眨眼睛，那個景象還是沒有消失。我還嘗試過把眼睛閉起來，在房間裡面走來走去，尋找殘像，但這個現象一直都在，表示我真的是看見了某些東西。我再也無法否認那些在人們頭部附近看見明顯色彩的經驗，所以我開始近距離的觀察這個現象。

慢慢地，我觀看氣場的技巧變得更為熟練，於是我開始把看見的情況和當事人的狀態進行關聯性分析。我發現當人們沉浸於某種感覺或行動時，會閃耀著明亮的顏色，等他們平靜下來，氣場就回到他們平常的穩定狀態。「一般狀態」或「平靜狀態」下的氣場通常會像彩圖7–1所示，是深藍紫色或透明清澈的，範圍到皮膚外又四分之一英吋(約0.6公分)或最多一點五英吋(約3.8公分)處，持續不停地搏動，搏動速度大概是每分鐘十五次，波浪狀向下擴展到手臂、腿和上半身。這一層再往外，是一層亮藍色到灰色的霧狀光芒，越靠近身體的部分越明亮，離身體

---

❶生物能量與原始吶喊療法（Bioenergetics–Primal Scream）：生物能量療法，為使用宇宙的能量幫助個案重獲平衡，得到療癒；原始吶喊療法，為一種藉由哭泣吶喊來宣洩排解原始傷痛的治療方法。

越遠則越淡。通常在頭部附近三到四英吋處，藍色會轉成黃色；手指、腳趾和頭頂則有比較明亮的藍色光流流出。我發現，大多數人只要練習幾分鐘，在清晰的指導下，就可以看見這些光流。雖然這些光流通常是藍色的，但也可能呈現紅色和紫色，或其他任何顏色。

練習觀看其他人的氣場

既然我們在第七章已經進行過觀看自己手指氣場的練習，現在可以試試看觀察其他人的氣場了。一樣是找一個偏暗的房間進行，比如傍晚的時候就很適合，不要真的等到全黑，應該要能夠輕易地看見其他人的臉才行。請一個朋友站在一片白牆或者白色屏幕前，確定沒有任何可能導致你突然分心的光源，眼睛必須要放鬆。要看見氣場，需要用上夜間的視力，就好像當你走在黑暗中，你如果不直接盯著東西看，反而可以看得比較清楚。這時候，你用的比較是你的視桿細胞，而不是視椎細胞❷，視桿細胞對微弱光線的敏感度比視椎細胞要好，視椎細胞是我們在白天和光線明亮的地方使用的。

看著你朋友頭頂附近或脖子肩膀附近區域的空白處，讓眼睛不聚焦，好讓自己的視線不是盯著線條，而是盯著整片的空白。用這種散焦模式輕鬆地看著頭附近四到六英吋深的空間，讓光線進入你的眼睛，創造出一種允許東西自然浮現的感官狀態，而非用眼睛努力去捕捉，過度用力尋找某樣東西時的感覺。給你自己充分的時間，最好和看得見氣場的人一起練習，這樣你可以把自己看見的東西和他的觀察做比對。你可能覺得你好像看見什麼了，但連說出「我看見了！」都還來不及，它就消失了。把視線移向空白牆面，如果那個影像還在，表示這是補色作用或明度對比差異造成的殘像❸。看見氣場的時候，它很快地出現又消失而且還會搏動。你可能會看見它往下流向手臂，或看見它向上散射出某種顏色的光到氣場之外。你可能會看到身體周圍有一層薄霧狀，看起來不是很炫目，不過別失望，這只是剛開始而已。到身心靈書店買一副氣場視鏡（aura goggles），遵照使用說明，它可以幫助你發展看見氣場的能力，而且可以訓練增強眼睛的敏感度。鑽藍色的眼鏡是最好的，不過比較難買到。大部分氣場視鏡是深紫色的，一樣很好用。

做這些練習的時候，不要持續太久，你會很容易疲倦。根據我的經驗，當一群人剛開始看見一點什麼的時候，他們會很興奮，但繼續嘗試下去的話，就開始產生懷疑，能量系統也會開始疲乏，然後整個房間裡的人都會變得既安靜又疲倦。所以，每天練習一點點就好，將你看到的東西和本書的插圖及敘述做比對。

當一個人產生強烈感覺，他的氣場就會突然瀰漫另一種和他情緒狀態有關聯的顏色及團塊。當感覺緩和之後，氣場就會回復本來的樣子。每個人從感覺出現到緩和要花的時間長短不同，而且有多種可能的影響因素。如果這個

---

❷視椎細胞（cone cell），視桿細胞（rod cell）。眼睛分辨顏色的能力稱為色覺。色覺倚靠視錐感光細胞，其分為視椎細胞與視桿細胞。視椎細胞主要分布在中央視網膜，視桿細胞則是在周邊視網膜。
❸補色就是色彩的相對色（如紅─綠），眼睛盯著某種顏色看久了，視網膜上會自動形成補色。

人沒有釋放掉這個感覺，它會留在氣場裡（通常顏色會淡化）直到被釋放掉為止。如果他釋放掉一部分的感覺，顏色和團塊可能會很迅速地閃爍，然後向外移動離開氣場；或者，在幾分鐘或幾個星期後自行淡化消失；甚至，還可能被其他顏色和團塊遮蓋。有些團塊會留在氣場裡面好幾年之久，我後面會再針對這部分做討論。每個念頭、感覺和經驗都會影響改變我們的氣場，有些會帶來永久性的後果。

圖11-1A ❹ 為一個男子的正常氣場狀態。當他開始唱歌時（如圖11-1B），他的氣場擴展並且變得明亮起來，一吸氣準備唱下一句歌詞，就會有藍色與紫色像閃電般明亮的閃光往外散射。當觀眾變得更專注，他的氣場也隨之擴展，歌者身上有非常大的弧形光束將自己的氣場和聽眾的相連接。感覺在表演者和觀眾之間流動，兩方開始有呼應的團塊形成。這些意識能量團塊在結構和顏色上，與團體的共同想法、感覺以及被創造出來的音樂有關聯性。在曲子到達尾聲時，這些團塊彼此分離開來，掌聲響起，團塊隨之崩裂，掌聲就像橡皮擦一樣，把能量場清乾淨，準備迎接下一次的創造。表演者和觀眾都吸收且盈滿了音樂創造出來的能量，這些能量有一部分會被內化，疏通身體的阻塞，有一部分則在下一次創造時才會派上用場。

圖11-1C描繪的是一個人正在針對喜歡的主題發表演說時，氣場擴展且變成黃色與金色，並有銀色或金色或藍色火花閃現，前述之

說者與聽眾的效應在這裡也發生了，這次主要是心智能量，呈現出黃色或金色。在演講結束後，由於情緒亢奮，講者的氣場還會維持擴張一段時間。演講期間產生了一些意識能量的交換，某些聽眾的振動頻率提升了，圖11-1D描繪一個熱情地談論教育者的氣場，透過和諧的感應，聽眾把自己的振動頻率提升到講者的層次，氣場可能也會染上一些跟講者一樣的粉紅色或波爾多酒紅色。愛的光芒像溫柔的粉色玫瑰一樣在氣場中閃耀，有時候也會出現金色。靈性的感覺會有下列顏色：傳述真理的講者是藍色，靈性是紫色，純潔是銀色或金色。

有時候，氣場的顏色會跟我們所穿戴的衣物顏色相近，圖11-1E描繪一位女士在帶領完一場核心能量課程之後的氣場（這是一堂運用身體運動讓感覺浮出的課程，幫助學員了解自己的心理動力❺），她平常也常穿像這樣綠色的服裝，這種綠色和身體的健康及療癒有關聯。再來看另一個例子：圖11-1F是一個氣場常常發出淺紫色光的男人，跟他最喜歡的一件T恤顏色一樣。這種淺紫色似乎和愛的感覺以及內在柔軟有關。圖11-1G是一個正在冥想以增強能量的女人，氣場上有非常多顏色，有的顏色在她的正面由上往下流動，隱約可看見她肩胛骨之間的意志中心。

當女人懷孕時氣場會擴張，且變得更亮。圖11-1H是一個懷了六個月大小女嬰的女人，氣場上有很多藍色、粉紅色、黃色和綠色柔和美麗的光球從頭部向肩膀交錯滾動。

---

❹ 11-1A至11-1H，與11-2A至11-2H請查閱本書的彩色頁插圖。
❺ 心理動力，即促成行為的潛意識心理動機。

以上只是提供人類的能量場如何在身心層面，與我們看見所有事件互相連結的部分例子。

憤怒和其他負面情緒

紅色一向被視為憤怒的顏色，然而某天我看見我那個快快樂樂、精力充沛的十一歲兒子在正玩得開心時，氣場出現圖11-2A ❻ 的模樣，有明亮的紅色和橘色條紋從他頭上散射出來。並非所有的紅色都代表憤怒，舉例來說，明亮的紅橘色就不是憤怒，而是活躍的生命能量。圖11-2B描繪了前面提到參與原始吶喊治療工作坊的女士（即琳達）情緒爆發的情況，她當時被大量感覺所淹沒，從身體氣場上散射出非常多種顏色的強烈光芒或直線狀光束，且色澤都很濃烈。憤怒的人氣場是暗紅色的，如果此人將憤怒宣洩出來，氣場上就會向外發出閃電狀或圓形火花般的暗紅色，如圖11-2C所示，我在團體和療程中看過很多次這種現象。

圖11-2D描繪的則是不肯釋放憤怒和痛苦的狀況。當紅色斑點從這位女士的喉嚨附近出現之後，慢慢向外移動，之後團體帶領人給了她一些在我看來頗傷人的意見，紅色斑點迅速地回頭往身體方向移動，進入心臟附近。當這個紅色斑點碰到胸口，她開始哭泣，這個哭泣並不是釋放的哭泣，而比較像是「我好可憐，我是個受害者」。我對這個事件的解讀是：她用自己的憤怒往自己的心臟刺了一刀。

恐懼是白灰色帶刺狀的（就像俗話說的「嚇得臉色發白」），看起來一點也不舒服，而且帶有噁心的臭味。嫉妒則是看起來髒髒的暗綠色，質地粘稠，呼應「嫉妒得臉都綠了」。悲傷是沈重的深灰色，好像頭上有烏雲的那些卡通人物一樣。挫折和惱怒通常是深色，色調呈現紅色（所以說「氣得臉都漲紅了」），最明顯的是它們不規則的振動著並觸及其他人的能量場，帶來很不愉快的感覺。當某人有這種情緒以致於讓他的朋友受到干擾時，他的朋友通常會試圖讓他直接把負面的感覺表達出來，這樣反而令人比較輕鬆。舉例來說，可能會有人直接問他「你是不是在生氣？」這個人可能會生氣的吼道「才沒有！」但一部分的惱人干擾就因此被釋放掉了。

藥物對氣場的影響

藥物（諸如LSD迷幻藥 ❼、大麻、古柯鹼、酒精）會損害明亮健康的氣場顏色，且跟疾病一樣，會在以太層製造出像黏液般的物質。圖11-2E畫出吸食古柯鹼對氣場造成的影響，當事人每周六晚上吸食古柯鹼，在周二下午進行療程時，頭及臉部右邊的氣場上總是有很多灰色黏稠的以太黏液，左邊則相對而言還算乾淨。我問他是否比較常用某一側的鼻孔，他說沒有。每次我看見他的氣場出現黏稠物都會反覆質問他，並且將這些「鼻涕」畫出來給他看之後，最後他終於停止了這個習慣。圖11-2F則是一個服用過很多次LSD且飲用

大量酒精的男人，氣場呈現骯髒的綠褐色，那些緩慢向下移動且沒有被釋放出去的髒綠色斑點是他壓抑的憤怒、嫉妒和痛苦混合造成的。若他能夠將這些感覺分開，了解產生這些感覺的原因，表達並釋放它們，這個斑點應該就會分離成為相對應顏色（紅、綠、灰）較明亮清楚的色彩，然後離開。然而，由於他的能量場有太多髒污，他必須先好好進行能量淨化，將以太黏液都清除，他才能將能量層次提升到足以釐清和處理掉上述那些感覺。

「看得見重量」的氣場

圖11-2G是一位長年使用LSD和大麻等藥物的男性，其氣場是骯髒的綠色，右上方有吸毒產生的髒污，而且這塊髒污似乎有重量，因為他總是把頭偏向某個角度，這個角度看起來剛好和這個能量團塊產生平衡。這個團塊一直在同一個位置，我向此人指出此現象，他透過鏡子才發現確有這個問題。要移除這個團塊，除了已提及的訊息，他還必須戒除藥物、清理能量場。除了運動，我還建議進行禁食和淨化飲食，使他能夠增強能量場，讓好的能量瓦解這個累積的團塊，使它消失。

圖11-2H畫出了一個很有趣的例子，顯示黏液狀物質造成的「明顯可見」的重量。這位女性多年來一直扮演「好女孩」，最後終於開始反叛，不再扮演老好人。在療程中變得非常憤怒，在房間裡摔椅子、踩面紙盒，並將它撕爛。當她結束療程離開時，覺得被釋放了，但是隔周她變得非常緊繃退縮，帶著嚴重的頭痛來到我的辦公室。她小心翼翼地走動，將肩膀保持在接近耳朵的高度，此時我看到有一大團黏液在她頭頂上，顯然是之前療程中釋放出來之後累積在那裡的。眾所周知，生物能量治療會導致毒素的排出，強烈的能量流會將累積在組織裡的毒素釋放出來，有些人在進行深層處理後會生病，稱之為「淨化反應」。我的客戶停止了她的「反叛期」，但卻出現自虐或自我懲罰式的行為。我建議她做一些身體運動來開始療程，像是上半身像甩打一樣向前彎曲，她在做這個動作的時候，黏液球向前甩出，向前方延伸了大概二點五英呎（約75公分），她整個人向前傾，好像被很重的東西拉走一樣（如圖11-2H所示）。她用力穩住腳步，黏液團又朝向頭部往後回彈，讓她差點往後摔倒。她不敢再做這個動作，所以我們改做了一些能幫助她把注意力集中在腿部的動作，讓雙腳站穩，感覺和支持她與大地連結，這個程序稱作「接地」（grounding）。療程結束時，她的黏液團已經分散，在她的身體上方平均攤開為薄薄一層，她的頭痛也消失了。為了完全擺脫黏液團，她又做了好幾個禮拜的身體練習。

感覺能量場重量的練習

在合氣道中有種常做的練習可以幫助你感覺到氣場的重量所產生的影響。找兩個人分別站在你左右側，抓著你的上手臂的頂端和底端，試著把你架離地面。確定是筆直向上離地，而不是先把你推向某一側傾斜，以免破壞你的重心。先練習一下，讓你感覺自己有多重，感覺他們把你架起來的難易程度。然後，將能量往上送一陣子，想著：「往上」，注意力放在天花板。當你覺得你可以把專注力定在天花板時，請他們把你抬起來，現在是不是容

易點了？

接下來，專注於增加你跟大地的連結，想像你的手指頭和腳底長出鬚根，扎入地板向下生長，直到碰到地球。集中注意力感覺你和大地之間強而有力的能量連結。當你覺得自己的連結穩定時，請他們把你抬起來，現在是不是好像變重了，變得比較抬不動了呢？

在氣場中游離的意念團塊

根據多年教授生物能量練習的課堂經驗，我觀察到一種我稱之為「移動的實相空間」的現象。這些「空間」很像是「測繪學」❽中所描述的，一組「集合」或「區域」，包含了一組定義該區域中可能的數學運算的特性。從心理動力學角度，所謂的「實相空間」或「信念系統」，包含一組組對現實的概念或誤解相關的意念形式，每個意念形式都包含了自己對現實的定義，例如：男人都很殘忍、愛很脆弱、讓一切在控制內代表安全和強壯。我發現，人們在不同的日常經驗中轉換時，同時也在不同的「空間」或現實層次之間切換，這些空間是由各組意念形式所定義出來的。在每組意念形式或每個實相空間中，對世界的經驗都不一樣。

這些意念形式是能量構成的、可見的實體存在，它們散發出強弱不等的各種顏色，其密度和清楚程度取決於人們賦予它多少能量或重要性。我們的慣性想法創造、建立及維持了這些意念形式的存在，想法越是堅定清晰，意念

形式就越清楚。每個意念形式的顏色、密度與強度，取決於與其相關情緒的性質和強度。這些意念並不一定是在意識層面的，舉例來說，如果某人一直抱持著「他會離開我」的想法，就會創造出一個意念形式，其會表現得好像這真的會發生一樣，意念形式的能量場會為對方的能量場帶來負面影響，結果可能真的將這個人推開。這個意念越被強化，不論是有意識還是無意識的，就越有可能讓恐懼的事成真。通常，意念形式已是每個人人格的一部分，從孩童時期就開始以兒童的思考邏輯為基礎逐漸形成，之後融入人格之中，所以我們根本不會察覺到它的存在。它們是人們內在扛負著的無用行李，而人們對其影響之鉅渾然不覺。這些合併後的意念形式或信念系統，會在人們的外在現實中引來許多的「後果」。

由於這些意念形式並非深埋在無意識中，而是在意識的邊緣，因此我們可以透過諸如核心能量運動、連字遊戲、或冥想等方式觸及到它們。若能表達並釋放與它們相關連的情緒，就能把它們帶到意識層面來，如此才有可能造成改變。這會讓我們清楚看見是哪些對現實的假設造出了這些意念形式，當我們挖掘、看見並釋放不合理的假設之後（別忘了這些假設的基礎根據是童年時期的邏輯），就可以用比較成熟清晰的現實觀取而代之，創造出正面的生活經驗。

在某些人身上，這些意念形式是彼此連結的，他們很難讓自己完全只沈浸在某一個實相

---

❽「測繪學」（Topography）：為研究測定、採集地理資料、處理、描述和應用的一門科學。就內文文義指向，較似「拓撲學」（Topology）範疇，其為近代所發展的一個數學支派，研究各種「空間」在連續性變化下不變的性質。

空間中，而是同時覺知到多數其他現實空間的存在，所以能在日常生活中有高度的整合。

反之，其他人可能會很快地從一個現實空間移動到另一個，但無法察覺它們之間的連結，他們可能無法整合或瞭解這個流動，因此活在困惑之中，特別是當有某個長期的循環流動從內在被觸發時，更是如此。此人會陷入想法自動輪流浮現的循環中，在想法沒有播放完之前，都無法掙脫。

只有當意念形式循環播放直到能量耗盡，他才會進入不同的現實狀態。他自己並不知道是怎麼從循環的模式中跳脫出來的，因此當下次循環又被觸發，也很難把自己拉出來。這些現實狀態可能是開心的，例如認為他會達成偉大的成就，變得有名或富裕，但無法覺知在達到這個目標前他需要實際付出多少的努力。或者相反地，把自己看作一個比實際情況糟的人。不管是哪種狀況，他都沒有真實面對自己或實際生活情況，而是只看見部分的自己並加以誇大。此人或許有潛力成就所有在第一種狀態中看見的事物，但他需要付出許多的努力和時間。而在第二種負面狀態中，他看見自己不好的那部分，卻也忘了改變是可能的。

威廉‧巴勒特（William Butler）在他的著作《如何解讀氣場》（*How to Read the Aura*）中提到，有些意念形式會卡在氣場上靜止不動，直到被內在或外在的能量注入所刺激，才會慢慢開始移動，但不會被釋放掉。這些意念形式就只是把自己播放過一次，就再度進入睡眠狀態，直到又有足夠的能量注入讓它們可以移動為止。意念形式從人們半清醒的慣性想法和相關聯的感覺中獲取能量，也可能透過從其他人身上吸引相似的想法和感覺來得到能量。換句話說，如果你持續給自己某種評斷，你的行動和感覺會跟隨這些評斷，很快地，你認識的人會透過你的行動和感覺塑造你的形象並同意你的評斷，將你的能量注入那些他們呼應你的意念形式和感覺。例如，如果你一直告訴自己是個笨蛋、沒有價值的、醜陋的、胖子，很快其他人就會有一樣的想法。這個能量被儲存在你的能量倉庫中，直到累積到足夠的能量被引發，然後你就會相信自己真的很笨、很醜、毫無價值、肥胖，直到在這個意念形式裡的能量暫時耗盡為止。或者，你可能會吸引一個外在事件讓能量爆發出來，並因此觸發意念的播放。不管怎麼樣，程序都是相同的。觸發點不一定是負面的，例如此人可能透過治療打破了長期循環，讓自己跳脫出來，下次被觸發時他便能夠不再完全被困在自動播放的意念之中。

如果治療師能夠看見並描述個案眼中解讀的這些實相，或能夠幫助個案自己描述，那就可能協助個案跳脫從一個現實移動到另一個循環。治療師在個案處於某個現實狀態時，對狀態作出描述，將有助於讓個案看見整個過程，並在自己內在創造出一個客觀的觀察者，能在進入及離開某個現實空間時，為空間下定義。如此一來，個案與治療師能夠更詳細地解析個案的長期循環模式，一同找出跳脫的辦法，當下一次又發生時，便能打破這個循環。

舉例來說，當某個特別分裂的個案（參見第十三章）卡住時，我走到黑板前，開始請他一邊表達這些想法，我則同時將它們畫出來並做簡短的標記。他大聲覆誦念頭時，我從前一個念頭拉出箭頭指向目前的念頭，很快就畫出

了念頭的循環圖。這些意念形式的外層面積通常都相當小，表示個案體驗到的現實很狹窄，該意念形式對實相定義以及對差異的看法是負面的，有時候是刻板的。例如，所有的人似乎都很有距離，甚至危險；或者，個案完全相信他在生活中是個受害者。當個案停留在某個特別強烈情緒的想法夠久，直到將這個情緒表達出來，他就能夠突破。通常，如果個案能夠忍受和該想法相關聯的憤怒或痛苦，就能打破循環，連結到那個意念形式的更深層。

圖11-3就是個例子，當我把意念形式畫出來，個案就能看見全貌，這幫助她找到自己的中心，並從長期的循環中釋放出來。她深入體驗自己的憤怒，表達它，然後看見更深層的問題。這個意念形式的外層大部分是障眼法，讓此人看不見或不必承擔自己的責任，而是怪罪到他人身上。她為了讓自己看起來「很好」而這麼做，這讓她失去力量，直到她處理更深層的現實，「即這個意念形式的中心」為止。因為她童年的創傷，她覺得自己的內在很壞，而且不可能變好。從進入被陷害的憤怒開始，然後進入意念形式中隱藏的痛苦，這個個案知

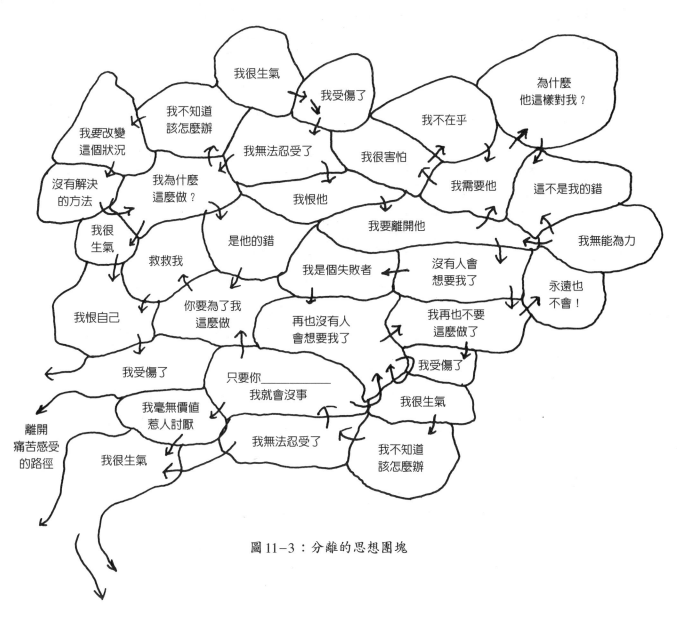

圖11-3：分離的思想團塊

道她未來能夠選擇看見並理解整個架構。她通常藉由停留在意念形式的表面（換句話說，就是脫離現實）以逃避痛苦，感覺到這個痛苦之後，她就能將覺得自己「很壞」的兒童面向，與知道自己並不壞的內在成人整合起來。

表達並釋放感覺，通常是打破長期思想形式循環的關鍵。大多數時候，這些意念形式一開始就是與氣場分離的狀態，好讓人們不會感受到裡面隱藏的痛苦。人們在日常生活中努力試圖避免碰觸這些意念形式，因為這可能會觸發不想要的感覺。但即使某人避開所有會引起感覺的情境也沒有用，因為他一直在灌注能量給這些意念形式，若他持續進行療程，這些意

念形式會變得和人格的其他部分越來越互相連結，負面的部分被轉化為正面的運作，並整合進「正常」的氣場中，成為乾淨明亮、沒有形狀的顏色。

在療程中清理氣場

核心能量課程是設計用來幫助人們透過專注意念和身體動作來釋放氣場的堵塞，圖11-4就是一個例子。個案在有軟墊的凳子上向後彎曲背部，上半身的肌肉因此伸展並開始放鬆，讓能量被釋放並清除堵塞。這個個案在脊椎前面靠近橫膈膜的地方有一個嚴重的能量堵塞，當他在凳子上做動作時，突然之間有一

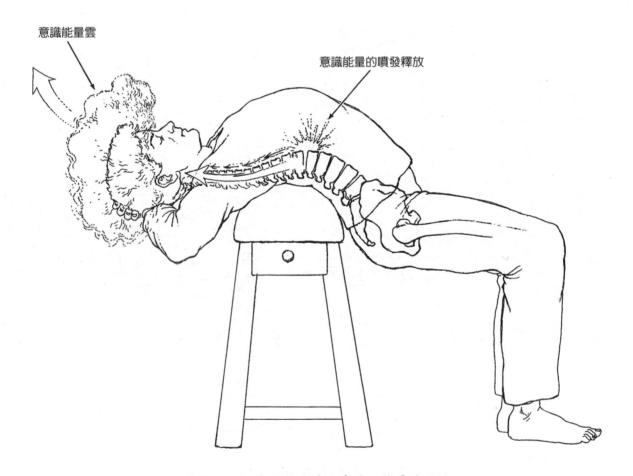

意識能量雲

意識能量的噴發釋放

圖11-4：正在生物能量治療凳上伸展的男性

個能量的噴發，清除了堵塞。有一團「能量雲」快速地沿著脊椎移動到頭部，進入意識，此時我觀察到個案進入了另一個實相空間。他開始哭泣並述說童年時期的痛苦。他一面表達感覺，一面釋放出越來越多的能量雲，然後能量雲往外移動離開了他的能量場。

接下來我要說一個在療程中發生的故事，個案是一個美麗的金髮女郎，我稱呼她為蘇珊。

她年齡近三十歲，是個職業治療師，已婚，有一個兩歲大的女兒。她的丈夫也是個治療師，他們在很年輕的時候就相遇並結婚了，婚姻十分滋養而穩定，兩人在同儕中都是領導人物。蘇珊的父親在她出生前兩周意外身亡，她的母親必須獨力撫養兩個小男孩和一個新生兒。由於她幾乎沒有收入，不得不拜託他人代為照顧蘇珊，蘇珊因此在兩個家庭中長大，一個是非常乾淨、有秩序且嚴格的天主教家庭，另一處就是她母親那個髒亂的家。她母親一直沒能從在重要時刻失去丈夫的傷痛中走出來，之後一直沒有再婚，但有過許多男友。

蘇珊因沒有父親，而有被男人照顧的心理需求，她的早婚滿足了這個部分。她內心帶著害怕永遠無法成功擁有一段婚姻的恐懼（就像她的母親），或害怕她必須要完美才能達到這個目標（就好像在天主教家庭裡事事都必須完美）。有一天早上，蘇珊來做療程，她看起來非常快樂，描述和丈夫度過的一周。當她邊說話邊揮動手臂時，丟出了一團粉紅色和白色的「快樂」能量雲（如彩圖11-5），但是，這個快樂是用來掩蓋她能量場所散發更深層的感覺。我觀察到在她的太陽神經叢（胃部區域）

有一個看起來是深灰色斑點的堵塞，與恐懼和其他感覺有關。還有一個堵塞在她的前額，是比較淺的灰色，表示心理上的困惑，直接與她在心臟處呈現紅色的情緒痛苦連結。她的頭部兩側散發黃色，顯示出大量的心智活動（高能量）。此外，她的骨盆處壓抑了大量活躍的生命與性能量（紅橘色）。

當她繼續揮動手臂、開心地講話，一邊丟出粉紅色和白色的柔軟能量雲，從頭部兩側散射出來的明亮黃光開始遮蔽前額的灰色問題區域。她藉由用黃色（心智）能量遮蔽灰色來說服自己她很快樂。當我描述我看見的景象時，她立即停止製造粉紅色的「偽裝」能量雲，前額的灰色區域回復本來的大小。

蘇珊的平靜完全轉變成恐懼和情緒痛苦，她開始坦誠實際上到底發生了什麼事。在蘇珊來參與療程前不久，她得知她母親因為有某種眼睛肌肉癱瘓的問題而進了醫院。負責的醫師認為這是某種嚴重疾病的徵兆，例如多發性硬化症。蘇珊對此情況感到十分不舒服，同時必須處理所有她對母親的感覺。藉由把生命與性能量鎖在骨盆，不讓它們流向腿部，她把自己與大地隔絕，不去碰觸身為人類在地球上的能量根基。所以，療程的當務之急，就是將能量向下導引至大地，讓她和能量根基——在腿部及骨盆的力量，重新取得連結。

做了一些腿部和骨盆的動作之後，骨盆的能量開始往下流動，可以準備進行更困難的工作了。這股能量快速往下流到腿部，讓她與大地連結，然後流過全身，平均地為整個身體系統補充能量。當骨盆能量被釋放掉之後，能量的改變讓她產生一種安全感，對自己的性能量

和生命力感到安全。蘇珊還是很怕步上母親的後塵，但她心輪與性能量之間有很強壯的連結，所以根本不用害怕，這就是為什麼能量可以這麼快就流向腿部進入大地。一旦能量與大地連結，她知道可以允許自己擁有歡愉的感覺，但仍然保有控制權，選擇將它們用在自己想要的地方。

接下來，蘇珊開始談論心中因母親的病而引發的痛苦感受，她哭了起來。這導致心輪區域的紅色被釋放掉，我們接著處理她太陽神經叢的主要堵塞，這個堵塞跟童年時期沒有被滿足的需求有關，她因為這個痛苦而對母親有抗拒。她的能量場顯示出內在的衝突：一方面，她對重病的母親同時懷有痛苦與愛的感覺；另一方面，她感到抗拒的憤怒，那股憤怒仿佛在述說：「妳並沒有照顧我，為什麼現在我要照顧妳？」將這個衝突帶到意識與理解層面來之後，她前額的灰色區域開始消失。

要釋放太陽神經叢的深色斑點，需要做很多的身體工作，蘇珊在凳子上向後彎曲，伸展鬆動這個堵塞。然後她做了些吃力的前彎動作，讓堵塞及所有它代表的事物浮上檯面。堵塞不但代表了母親的拒絕，還有蘇珊試圖將所有被剝奪的經驗都怪罪到母親身上。她在目前的生活中保持著一種「安全」的被剝奪狀態，童年時期的被剝奪現在由自我剝奪所取代。太陽神經叢的深色斑點（直徑大概有4英吋／約10公分）變亮了一點，且分散了開來（直徑變成8英吋／約20公分），但還是有一部分停留在能量場裡，表示尚未完全獲得解決。由於這個斑點包含了她主要的人生課題，需要花很長的時間來處理釋放。

我之所以說她處在一個「安全」的被剝奪狀態，是因為她對被剝奪的情境感到很舒適，這對她來說是正常的狀態。人類在自認為正常的狀態下是感到最舒適的，無論那個狀態是不是真的正常。對正常的認知是由童年時期的環境建構出來的。

譬如對蘇珊而言，從她居住的空間可以反映出她對「正常」的認知。當她小時候，對於到底哪個家才是自己真正的家感到很困惑，似乎兩邊都不是，而這構成了「正常狀態」，以至於到現在，她的家在八年婚姻中永遠處於未完工的狀態，一直沒有真正把屬於自己的家建造完成並裝潢好。

隨著療程的進行，蘇珊家裡也佈置得和諧，且漂亮地完工了。她真的把內在狀態顯化於外在世界裡了。

透過這些對能量場的觀察，你大概開始對疾病和心理問題之間的關聯有更清楚的瞭解了。人們透過堵塞能量流來阻絕感受，導致在能量系統中有淤塞的能量團，久了就會引發生理疾病。在第四篇還會有詳細的說明與討論。當我們以這種方式來看待疾病，就能輕易瞭解療程是如何幫助個案療癒，療癒師以宏觀角度將病人的整體納入考量，在療癒過程中，身心是相連的，情緒和靈性是無法分割的，每一個部分都需要處於平衡，才能造就一個健康的人。療癒師處理的焦點是生理、心理和靈性的運作不良，如果不處理人格中的心理面向，根本不可能進行療癒的工作。療癒師越是清楚個案的心理動力，就越能發揮治療的效益，幫助個案療癒自己。

回顧第十一章

1. 什麼是能量堵塞？

2. 人體能量場中的堵塞是怎麼被創造出來的？

3. 怎麼分辨人體能量場的堵塞是不是被釋放了？

4. 怎麼分辨某人正在釋放感覺，而不是壓抑？

5. 氣場的改變與生理的現象，何者會先發生？

6. 下列情緒（恐懼、憤怒、愛、喜悅、困惑、嫉妒、怨恨）在氣場中會以何種顏色出現？

7. 哪種顏色對氣場來說是最好的？骨盆附近鮮艷明亮的紅色，或是胸口太陽神經叢附近溫暖濃郁的綠色？

8. 吸食大麻對氣場有何短期和長期影響？

9. 什麼是分離的意念形式？

細思糧（Food For Thought）

10. 練習觀看其他人的氣場，並描述你看見的景象。

11. 找出一組讓你卡住的意念形式的循環，從頭到尾追蹤它。它是怎麼被觸發的？源頭是什麼？怎麼打破它？它掩蓋住、不讓你碰觸的深層感受為何？

12

氣場中的能量阻塞和防衛系統

在觀察過許多人阻塞的能量場之後，我將其分門別類爲六大類。我還觀察到，人類會使用氣場作爲防衛，保護自己不受不愉快的經驗威脅，即使那個經驗根本就不存在，只是自己的想像而已；我把人們在自我防衛時創造出的氣場稱之爲能量防衛系統。首先，讓我們看看這六類的能量阻塞。

能量阻塞的種類

我看見的能量阻塞如圖12-1和圖12-2所示。圖12-1A的「喧鬧」團塊由沮喪的感覺和能量積滯而成，會引起該部位的體液滯留，產生水腫。這種團塊的能量並不密實，是鬆散的，和絕望有關。如果這個團塊一直沒有消散，可能引起結腸炎或心絞痛。它的顏色通常是灰藍色，質地黏稠厚重，像黏液一樣。這裡面也帶有怨懟的怒氣，此人已經處於放棄的狀態，感到無力。舉例來說，有個女人在婚姻中並不快樂，她爲了婚姻放棄自己的事業，直到五十歲了，發現自己再也無法返回職場，於是她認定自己的不快樂是丈夫的錯，要求她的女兒代替她成就自己的夢想。她試圖透過丈夫和女兒活出自己想要的人生，但當然不可能成功。

圖12-1B是壓抑感覺的壓縮型能量阻塞，裡面包含有大量的憤怒，就像座火山一樣。它的顏色是暗紅色，看到它的人通常都會想要避開，免得自己成爲火山爆發的犧牲者。這種團塊會導致該部位身體肌肉或脂肪的屯積，如果持續發展下去，可能會引發諸如骨盆發炎之類的疾病。當事人通常自己可以感覺到怒氣的存在，但卻又覺得被困住了，因爲對他們來說，釋放怒氣跟羞辱的感覺是相連的。我曾見過一位女性從小時候開始就認定擁有性的感覺會帶來羞辱，因爲在年輕時，她的父親對她的性慾加以羞辱，結果她把強而有力的性感覺緊緊關閉在骨盆處，這些感覺慢慢變成怒氣。她因爲害怕羞辱而一直不釋放這些怒氣，淤積在骨盆的能量導致了感染，在歷經多年的長期反覆輕微感染後，她被診斷爲有骨盆發炎的問題。

圖12-1C的是網狀盔甲，可以在氣場上很快速地移動，爲當事人在生活中或療程中被挑戰時協助其避開感覺，特別是害怕的感覺。如果治療師試圖用身體運動或深層按摩來釋放能量團塊，它會轉移到身體另外一處。這種團塊不像其他團塊那麼容易引發病痛，個案的人生看似一切美好，在世俗世界獲得成功，有完

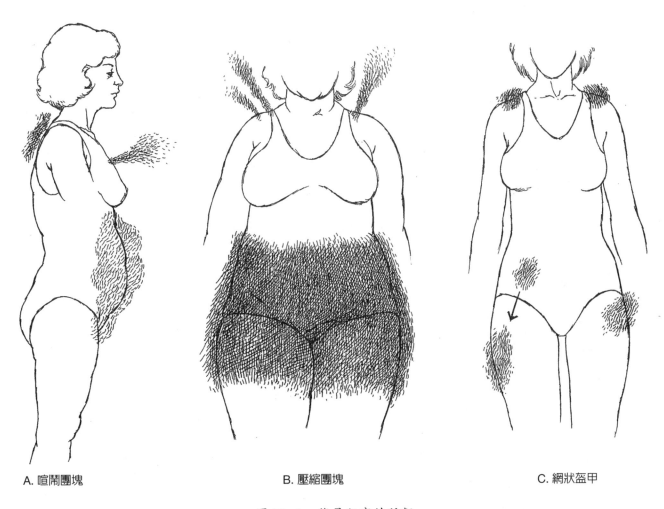

A. 喧鬧團塊　　　　　　　　　　B. 壓縮團塊　　　　　　　　　　C. 網狀盔甲

圖12-1：能量阻塞的種類

美的婚姻和模範子女，但她會模糊地感覺到少了甚麼。這種個案在忍受一段時間的壓抑深層感覺之後，可能會在生活中創造出某種危機，好讓深層的感覺浮上台面。危機可能以任何形式出現，比如突然生病、意外，或者婚外情。

　　圖12-2A是盤狀盔甲，它以較具張力狀態聚集在身體周遭，把所有種類的感覺凝結固定住。這類盔甲讓當事人在外在建構出井然有序的生活，身體健壯，肌肉通常比較精實。但在內心裡他會感覺到某種空虛，因為這些盔甲阻絕了所有的感覺。這讓整個身體變得很緊繃，可能導致幾種疾病：工作過度造成潰瘍，

或因為在生活中逼自己不停前進，沒有讓自己獲得滋養，而產生心臟問題。這類個案和身體的感覺沒有良好的連結，比如感覺不到肌肉的緊繃，所以可能會讓肌肉承受過多的壓力，造成脛骨疼痛或肌腱炎。他們也會有看似完美無缺的生活，但卻缺少了深層的與自己的連結，最後迫使自己創造出某些像前面提過的人生危機，以便碰觸到更深層的現實。有些男人的方式是心臟病發。我認識一個成功的生意人，經營好幾份發行量極大的雜誌，因為太投入工作而疏遠了家庭。在心臟病發之後，他的子女對他說：「你不能再這樣下去了，不然你會

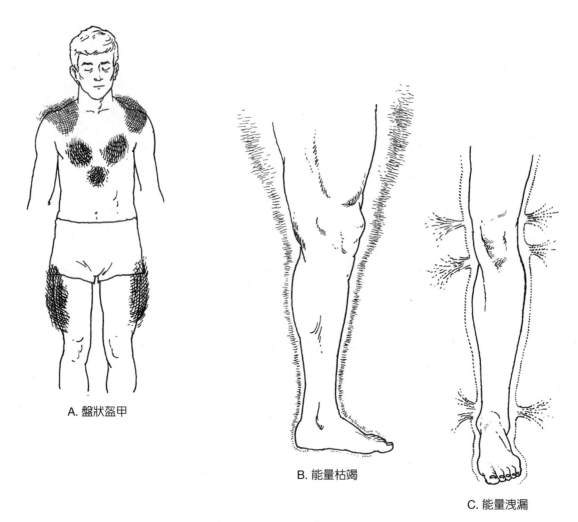

A. 盤狀盔甲

B. 能量枯竭

C. 能量洩漏

圖 12-2：能量阻塞的種類

死的。教我們怎麼經營你的事業，讓我們來吧！」這男人聽進了孩子的話，終於使家庭重新獲得了凝聚。

圖 12-2B 為能量枯竭的情況，能量經過四肢往身體末梢流動的過程中變得越來越稀薄，個案切斷與四肢的連結，不讓能量往四肢流動，造成四肢虛弱，甚至發育不良。此人避免使用四肢，避開軟弱無力以及更深層的相關感覺，例如無法靠自己的力量生活，或感覺在人生中是個失敗者。

圖 12-2C 是能量洩漏，此人在關節處噴洩能量，不讓能量流向四肢，這個無意識的舉動是為了讓自己沒有足夠的力量或感覺去回應生活中的某些經驗。個案通常在童年時期就認定了做出反應是不恰當的或甚至危險的，因此不願重蹈覆轍。舉例來說，在他小時候，當他拿了某件他想要的東西，就被打手。透過四肢虛弱（以及協調能力不佳）的情況，讓個案得以有藉口避免使用他的四肢。上述這兩種情況都會造成四肢冰冷，當事人能量流失的部位通常都變脆弱的。這類能量缺乏會導致關節的問題。

有很多因素會決定每個人發展出何種能量阻塞，包括個性和兒時經驗。我們每個人都同

時有多種能量阻塞，哪些阻塞是你偏好使用呢？

能量防衛系統

　　由於我們把世界視爲危險的地方，所以創造出能量團塊來保護自己，而每種團塊都會影響整體的能量系統。這樣的能量防衛系統是用來擊退外來力量，或以主動、被動的方式保護自己。藉由這些防衛，我們讓自己看起來很強大以便嚇跑入侵者，或間接地獲得注意力，卻又不必承認想要被注意。

　　圖12-3呈現了幾種我所觀察到的能量防衛機制，當人們感覺受到威脅，防衛系統就會開始運作。

　　首先是「豪豬型」防衛系統，通常是白灰色的，氣場上長出很多銳利的刺，碰到了會痛。好幾次我把手放在某人身上而那個人不想要被碰觸時，我感覺到能量刺穿透我的手掌。面對這種能量防衛，多數人會採取保持距離的策略。

　　接下來是「退縮型」防衛法，這個人讓感覺受到威脅的意識和氣場離開他的身體，形成亮藍色的能量雲。此時，就算他努力假裝自己在注意聽你講話，目光也會變得呆滯。

　　上述情況也適用於「偏離型」防衛系統，這是退縮型的長期版本，退縮型通常只會出現幾秒鐘或幾個小時，但偏離型可能持續幾天甚至好幾年。我見過有人在童年創傷或手術後，有一部分的氣場就脫離身體長達數年之久。有個22歲的年輕女孩在兩歲時動過手術，之後她的上半部氣場就部分脫離身體在她身後的上方漂浮，所以她來找我幫她把能量場穩定下來。由於氣場連結不良，導致她和自己的感覺失去連結。

　　「言語防衛型」的氣場會在頭部有很多能量，通常是黃色的，頸部有嚴重能量阻塞，下半身有能量枯竭，能量呈現蒼白靜止的狀況。爲了要維持現狀，此人會拼命找話講，確保頭部的能量流通，好讓自己還有「活著」的感覺。

　　「閒扯榨取型」跟言語防衛型有緊密的關聯，此人通常無法自己從自然環境吸收能量，所以靠吸取身邊其他人的能量來餵養自己的能量場。換句話說，他從周遭環境吸收消化宇宙的生命力來轉化爲自己能量的能力有缺陷，使得他必須吸取其他人先消化過的能量。吸取方式通常是透過叨叨絮絮無聊且十分累人的談話，對方會感覺能量被榨乾；或者有些人會有雙「吸塵器」般的眼睛，看著對方時感覺將能量吸過去。這些人喜歡和他人交際，好製造機會吸收能量。還有一群人是需要釋放過剩的能量，這些人通常有點受虐傾向，他們和「閒扯榨取型」是好夥伴，可以滿足彼此的需求（見第十三章）。

　　有些人頭上會長出能量鉤，通常是有心理不健康的性格結構，且正面臨團體的挑戰。他們覺得受到威脅時，會在頭上形成一個能量鉤，如果情況緊張起來，就把這個鉤子擲向被視爲入侵者的人，通常還會伴隨一段發言。而如果這類型的人想要挑戰其他人，他們很可能用心智能量從頭部抓住別人，讓對方卡在他的能量場裡，直到他確定自己的觀點被清楚闡述而且獲得同意爲止。對接收者而言，這種防衛、侵犯是非常令人不舒服的，因爲表面上看

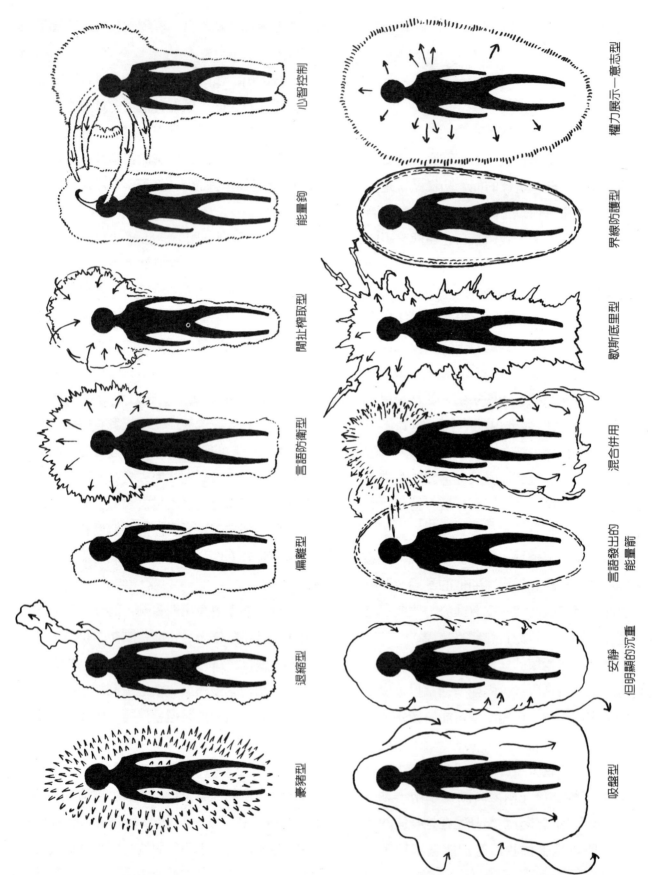

心智控制

權力展示一意志型

能量鉤

界線防護型

閒扯榨取型

歇斯底里型

言語防衛型

混合併用

偏離型

言語發出的
能量前

退縮型

安靜
但明顯的沉重

豪豬型

吸盤型

圖 12-3：能量防衛系統

起來，該人用十分理性的步驟引導對方作出「正確」的結論，但隱含的訊息卻是接收者最好同意他的觀點。這類能量互動通常還伴隨著一種暗示：被挑戰者是糟糕的、是錯的，挑戰者才是好的、對的一方。

「吸盤型」的氣場會緩慢地滲出，它滑溜溜、安靜且沈重地碰觸你的太陽神經叢，把你的能量拉出來，讓吸取者獲得安全感。這樣的人自身充滿了能量，卻不知道如何使用，因為他覺得讓能量活動就會帶來羞辱。結果就是被卡在絕望的感覺裡，甚至跟自己的能量失去連結。此人可能會保持安靜、凝重的姿態一段時間，然後他的吸盤開始對自己發揮作用，讓他失去力量。然而，安靜的沈重在能量層面上卻非常吵雜，他在一個滿屋子人都很開心的房間裡顯得很突兀，很快地身邊就會圍滿想要幫助他的人，他會充滿感激地謝謝每個人給他的幫助，述說為什麼這不會有用，希望獲得其他建議。這是無意識下出現的狡猾反應，讓這個遊戲可以繼續玩下去。吸盤型的人覺得自己需要從外在獲得些什麼，但其實他需要的是付出。接下來他可能會嘗試用尖銳的言語來激怒他人，這些話像箭一樣，快狠準地射中對方，不但在言語層面上傷人，在能量場上也造成痛楚。發出能量箭的人無意識地希望這會引起夠多的痛苦，好激發怒氣，然後他就有藉口釋放自己的怒氣，卻又不會帶來羞辱。他試圖透過這個方式羞辱他人，同時避免在身體下半部有任何感覺。

使用「歇斯底里型」氣場防衛機制的人，會十分樂意地以情緒爆發來配合擲出「能量箭」的一方。他們會扔出閃電般的能量以及爆炸的各色能量到其他人的能量場上，用力量和混亂來威脅或嚇退他人，目的是要把房間裡的每個人都趕出去。

使用「界限防護型」氣場的人則會試圖把自己抽離所處的情境，招數是加強和增厚氣場邊界，好讓自己不受影響。結果會傳達出的訊息是自己好像高高在上。另一種方式是展示他超強的控制力／意志，這會讓他的氣場擴張以及發亮，藉此宣告他的主控地位，好讓大家知道誰是老大，最好不要惹毛他！

練習找出你的主要防衛機制

把這些防衛機制都試過，看看自己用的是哪一種？找一群人一起練習，每個人輪流啟動一種防衛機制在房間裡走一圈，感覺一下每一種帶給你的熟悉感，你在不同的情況下分別會使用的是哪些防衛機制呢？

除了上述幾種防衛機制，還有很多其他的可能情況，你自己肯定也能想出來一些，是你自己在使用或朋友使用的方式。不過請記住，所有人都會使用防衛機制，我們全都有意識或無意識地同意和其他人以這些方式互動。沒有人被迫參與這些互動，我們全都是自願的。當某個人啟動防衛機制，一定有他的原因，可能是為了保護自己脆弱的部分，好讓這個部分不要失控，並把它藏起來，不讓自己或其他人看見。大部分防衛機制都是在童年時期就發展起來的，如同第八章介紹過的，孩童的氣場還沒有完全長好，就像身體還沒有發育完全一樣。隨著孩子長大，氣場也會經歷不同階段的發展與變化，還有表現力量與脆弱的基本個性模式也會隨之漸漸確定下來。

回顧第十二章

1. 說出六種主要能量阻塞的名稱，並試著描述它們。

2. 列出主要的防衛機制，描述它們如何運作。你使用的有哪些？效果好嗎？有沒有更好的方式可以處理你的人生體驗？

細思糧（Food For Thought）

3. 你的主要防衛系統建構於哪種個人的信念體系之上？

4. 如果你不使用這些防衛機制，生活會如何改變？會變得更好、還是更糟糕？

5. 列出你在身體和能量系統上創造的團塊，找出它們的種類和位置。每一個團塊關聯的童年經驗為何？

13
主要性格結構的氣場和脈輪模式

許多身體或心理治療師用「性格結構」這個名詞來描述人的身心型態，威廉·賴希在長久的觀察研究之後，發現他治療過的個案可以五大類來概括。威廉發現，有相似童年經驗以及親子關係的人，會有相似的身體型態；而有相似身體型態的人，通常其基本心理動力也會差不多。這些心理動力取決於親子關係的型態以及第一次經驗人生創傷的年紀，在發生創傷經驗後，孩子開始阻擋自己的感覺，能量流動也因此受到阻礙，並開始發展出後來慣性使用的防衛系統。不同時期經歷的創傷會導致非常不一樣的防衛方式。在人生的各階段：子宮期、口腔期、如廁訓練期或性成熟前期。我們都會經歷變化，能量場也都很不一樣，所以自然會發展出不同的防衛系統（參見第八章）。

本章會簡單描述幾種主要的性格結構的成因、身體型態、氣場模式，還有高我（Higher Self）的本質，以及該種結構的人可能擁有的人生功課。每個人的高我和人生任務都是獨一無二的，不過還是可以歸納出一些共通之處。

人的高我可視為內在神聖火花，或者每個人的內在神性，在那裡我們已經與神合而為一。在我們的肉體與靈體中，每個細胞都有神性的火花，包含內在的神聖意識。

所謂的人生任務可以分為兩個層次。首先是所謂的個人功課，我們需要學習展現自己某個尚未顯露的面向。靈魂中還沒有與神合一的部分塑造了我們獨特的樣貌，協助我們學習如何與造物者合一，卻又保持自己的個體性。其次是來到這個世界要執行的任務，每個靈魂帶著各自獨特的禮物前來物質界。很多時候，這份禮物與人生早期自然浮現的天職相近。例如藝術家帶來藝術，醫生帶來療癒，音樂家貢獻他的音樂，母親貢獻她的滋養與愛。有時人們必須要換很多次工作才能找到自己的天職。個人功課學習的進度，對執行人生任務的能力和清晰度會產生很大的影響。

我們的身體是能量場在物質界結晶具體化的產物，每個人周圍有好幾層能量場，這些能量場包含了每個靈魂所攜帶的任務。所謂的性格結構，可以說是每個人選擇此生要解決的基本問題或個人功課的凝聚顯化。我們的身體攜帶著這些問題或功課，好讓我們能夠輕易知道此生應該處理的是什麼。因此，若能學著認識自己的性格結構，我們就能找到療癒自己的關鍵，並找到自己的個人功課和人生任務。

從所有我共事過的人身上，我發現人的基本問題就是對自己的恨。我們所有人內在都攜

帶著恨自己以及不接納自己的部分，只是在不同性格結構中，有不同的展現方式。當我們學習瞭解自己在日常生活中的各種心理動力，就可以學會接納自己。儘管我們可能多年來都活在神的意志（我們內在的神）、真理和愛之中，這些都是瞭解自我的必經之路。但直到學會無條件的去愛，才能說是真的回家了。我們必須由自身開始：即使看見自己的缺點，我們還是能夠無條件的愛自己嗎？當我們搞砸事情時，我們能夠原諒自己嗎？在搞砸之後，我們是否能夠站起來說：「我得從這件事中學習」「我是神性的存有」「我將讓自己重新回到光中，我願穿越所有為了找到內在神性及回家的路，所必須經歷的一切過程。」讓我們帶著對自己無條件的愛，開始學習瞭解我們的性格結構：或許是特定某一種，或許是數種性格結構的綜合體。要處理性格結構形成的深層原因，可能要花上一輩子。

一開始威廉·賴希純粹基於生理和疾病表現發展出性格結構分類，後來艾爾·魯文（Al Lowan）博士和約翰·皮拉卡斯博士兩人共同研究出性格結構在身體和人格層面的主要表現，之後約翰·皮拉卡斯博士又加上靈性和能量部分的描述，改變了性格結構的意義。約翰·皮拉卡斯博士將每種性格結構和脈輪功能關聯起來，我個人再加上了氣場模式的描述，如圖13-5到13-8所示，並歸納了每種性格結構使用的防衛機制，請見第十二章中對防衛系統的說明。表格13-1到13-3列出每種性格結構的主要特性。這些表格的內容來自一九七二年吉姆·阿克斯博士在生物能量訓練課程中的說明，以及一九七五年約翰·皮拉卡斯博士的核心能量課程內容，再加上我根據經驗得出的氣場相關資訊。

分裂型結構

第一個性格結構是所謂的分裂結構。列為第一個是因為這是造成生命能量流最早被切斷的性格結構。首次的創傷經驗發生在出生前或出生時，或者剛出生之後的那幾天。通常是直接接收到父母某一方的敵意，例如父母不想要這個孩子所產生的怒意；或在分娩的過程中發生創傷，例如母親在情緒上與孩子切斷了連結，使小孩覺得被拋棄。引起這類創傷的事件可能性非常廣泛，即使只是母親和孩子之間輕微的切斷連結，對媽媽來說毫無影響，但對小孩來說卻是非常嚴重的創傷。這跟靈魂的特質和選擇此生要來進行的任務有關。

在這個階段為了應付創傷所採用的自然能量防衛機制就是退縮，縮回靈魂來源的靈性世界。這種性格結構的人會持續發展使用退縮機制，直到他不費吹灰之力就可以把自己抽離到非物質界（見圖12-3）。這會變成慣性，每次此人感覺被威脅，他就會把自己抽離。這型人的基本問題是恐懼——害怕自己沒有存在的權利。在和他人互動時，不管是跟治療師還是朋友，他會試圖用一種去人格化❶、斬釘截鐵且知性的方式說話，但這只會帶來更多與生命

---

❶去人格化又稱人格解體，當事人覺得自己的感覺、情緒和行為好像不屬於自己，而像是他人的經歷，所有的事物都顯得不真實，對自我的認知感也消失了。

表13-1：各個性格結構的主要面向
人格組成

	分裂型	口腔型	轉移型	自虐型	嚴苛型
發展受阻時間	出生前或出生時	嬰兒期	童年早期	自律期	性成熟期
創傷	帶有敵意的母親	遺棄	引誘 背叛	控制 強迫餵食及排泄	性拒絕 心的背叛
模式	連在一起	緊抓著	敲竹槓	隱忍	抑制
性態度	用性來感覺生命力 性幻想	用性來獲得和他人的 親近與接觸	敵意／脆弱 同性戀 性幻想	性障礙 對色情影片 有強烈興趣	對性輕蔑
缺點	恐懼	貪婪	欺騙	恨意	驕傲
要求的權利	存在	得到滋養與滿足	得到支持與鼓勵	獨立	有感覺（愛／性）
主訴症狀	恐懼／焦慮	消極（疲倦）	失敗的感覺	緊繃	沒有感覺
負面意圖	「我會分裂」	「我要你給予」 「我不需要」	「我要世界照我 的意願運作」	「我喜歡負面的 事物」	「我不會臣服」
負面意圖 背後的驅力	一體 vs. 分離	需要 vs. 遺棄	意志 vs. 臣服	自由 vs. 服從	性 vs. 愛
需要的事物	強化界線	對自己的需要負責， 靠自己的力量	信任	自信、自由 開啓靈性連結	將心和性器官 連結起來

分離、不踏實存在的感受。

　　在開始療程時，其主訴症狀會是大量的恐懼和焦慮。療程中他要處理的主要問題是去感覺自己存在，他必須感覺完整，但是他卻又相信他必須分裂才能生存。他因為某種負面的意圖而想要讓自己分裂。這創造出了雙重束縛❷：「存在就是死亡。」要解決這個問題，他必須強化自己的界線，清楚定義自己是誰，並在物質界感覺自己的力量。

　　在治療過程中，一旦此人停止在治療師面前扮好人，並開始真的處理問題，遇到的第一層人格（有時稱為面具）❸會是歸咎他人的部分：「我要在你拒絕我之前先拒絕你。」在更深入挖掘人格之後，被稱為「小我」或「陰影」❹的底層情緒會是：「你也不存在。」當療癒開始發生，人格中發展較好的部分，即「高等意志」或「高我」，會浮現並且說：「我是真實的。」

---

❷雙重束縛（Double bind）：人類文化學家貝特森（Gregory Bateson）提出的概念，指接收到兩個互相矛盾的訊息，令人不知如何是好。

❸「人格面具」是心理學家榮格的理論，指一個人展示在眾人面前的那一面，用來保證能夠在社會中與人相處並實現個人的目的；換句話說，就是我們在社會上扮演某種角色時所戴上的面具。

❹「陰影」也是榮格的理論。為個人的無意識心理最隱蔽秘密之處，包含了個人本性中反社會和傳統道德的特質，人格中被壓抑、被拒絕的部分所在之處。

表13-2：各個性格結構的主要面向
身體及能量系統

	分裂型	口腔型	轉移型	自虐型	嚴苛型
體型	瘦高 左右不平衡	瘦 胸膛凹陷	胸膛不飽滿 上半身較有份量	頭向前傾 笨重	背挺直 骨盆後傾
身體的張力	「環狀」的緊繃 不協調 關節脆弱	肌肉鬆軟	上半身精實 下半身笨拙	緊縮	笨拙 盤狀盔甲 網狀盔甲
身體循環狀況	手腳冰冷	胸膛冰冷	腿／骨盆冰冷	臀部冰冷	骨盆冰冷
能量程度	過度活躍 不穩固 （沒有跟大地連結）	活躍度低 低能量	上半身過度活躍， 下半身劇降	活躍度低 （能量被鎖 於內部）	過度活躍 （高能量）
能量位置	被凝固在核心	主要在頭部 通常有能量枯竭	在身體的上半身	在內部沸騰	在周圍， 無法存在核心
主要運作 的脈輪	第七脈輪 正面第六脈輪 正面第三脈輪 背面第二脈輪，不對稱	第七脈輪 正面第六脈輪 正面第二脈輪側邊	第七脈輪 第六脈輪 背面第四脈輪側邊	正面第六脈輪 正面第三脈輪	意志中心 正面第六脈輪
已開啓脈輪的 心理動力	靈性 心智 意志	靈性 心智 愛	心智 意志	心智 感覺 意志	意志 心智
能量防衛系統	退縮型 豪豬型 偏離型	閒扯榨取型 言語防衛型 歇斯底里型	能量鉤 心智控制 歇斯底里型	靜默的沈重 吸盤型	展現權力／意志 界線防護型

有分裂性格的人能輕易地離開自己的身體，而且他們常常這麼做。結果造成身體好像是一塊一塊拼湊而成的，不是一個堅實的整體。這些人通常既高又瘦，不過有些人也可能很重。身體的緊繃會環繞在身體外緣，關節通常很脆弱，身體協調不佳、手腳冰冷。這類人常常能量過度活躍，不夠穩固，沒有好好跟大地連結。靠近頭骨底部的頸部會有一個主要的能量阻塞，通常是深灰藍色的，頭骨底部常常有能量噴出。因為他們常常有部分的自己是離開身體的，習慣性的脫離物質界也造成脊椎常有錯位的現象。手腕、腳踝和小腿肚比較纖細，通常沒有跟大地連結。就算沒有打網球的習慣，也可能會有一邊的肩膀比較粗壯。頭常常會傾向某一邊，目光渙散，好像他有一部分消失了一樣（實際上的確如此）。有時人們會說這個人「怪怪的」。這類人有很多在童年早期就開始自慰，透過性慾連結生命能量。這讓他們在無法跟周遭其他人連結的情況下，能感覺自己還活著。

使用分裂性格結構來做防衛的人想避開他們的內在恐懼，一種會「什麼都沒有」的恐懼。在他們還是嬰兒的時候無法處理這個恐懼，因為他完全依賴周遭的人生存，但周遭

表13-3：各個性格結構的主要面向
人際互動

	分裂型	口腔型	轉移型	自虐型	嚴苛型
引發需求	理智化	母愛	屈從	作弄	競爭
反移情*反應	退縮離開	被動消極 需索 依賴	採取控制行動	罪惡感 羞恥 緊抓住	退縮到自我 壓抑狀態中
溝通方式	不容置疑的絕對姿態	提出問題	命令	哀怨	設下條件
言語	去人格化	間接	直接操縱 （「你應該」）	間接操縱 （禮貌的表現）	引誘
雙重束縛	「存在就是死亡」	「如果我要求才有的話，那就不是愛；但如果我不要求，就得不到。」	「我一定要是對的那一方，不然就會死掉。」	「如果我生氣，我會被羞辱；如果我不生氣，我還是會被羞辱。」	「不管怎麼選都不對」
人格面具的訊息	「我要在你拒絕我之前先拒絕你」	「我不需要你」 「我不要提出要求」	「我是對的，你是錯的」	「我要在你殺死（傷害）我之前，先殺死（傷害）我自己。」	「好，不過……」
小我的訊息	「你也不存在」	「照顧我」	「我要控制你」	「我要找你麻煩、激怒你」	「我不會愛你」
高我的訊息	「我是真實的」	「我是滿足的，完整的」	「我將自己交出」	「我是自由的」	「我承諾」 「我愛」

*「移情」為佛洛伊德提出的概念，指個案在治療時，將童年時對某個他人的情感轉移到另一個人（通常是治療師）身上；「反移情」則是移情的對象對移情行為產生的無意識反應。

的人對他來說很可怕，或讓他在最需要的時刻——分娩的過程中，帶給他被遺棄的感覺。他在嬰兒時期感覺到父母其中一方的直接敵意，而父母卻是他賴以生存的人。這個經驗造成他的存在恐懼。

在以成人的身分瞭解到他的內在恐懼其實是一種憤怒之後，他們就能夠從對「什麼都沒有」的恐懼感解脫出來。由於他們一直有的經驗是：世界是一個非常冷酷、充滿敵意的地方，想要生存就必須把自己隔絕，所以累積成了內在的憤怒。在這個憤怒底下是痛苦，他知

道自己需要與其他人有著充滿愛、溫暖的連結與滋養，但他在生命中常常無法創造出這樣的體驗。

他害怕自己內在的憤怒一旦爆炸，他會粉碎消散在虛空中。他必須漸進地面對自己的憤怒，同時不落入防衛反應（將自己抽離）。如果他可以穩固地留在當下，允許恐懼和憤怒浮出，就能夠釋放內在的痛苦和想與他人連結的渴望，創造出一個空間，讓「自愛」可以進來。愛自己是需要練習的，不管我們的性格結構是哪一種，我們都需要學會愛自己。愛自己

是不背叛自己，根據自己內在的眞理而活。愛自己可以透過簡單的練習來做到，本書最後一篇會提供相關練習。

分裂型結構者的能量場

這類人的能量場特色有不平衡和破碎的不連續情況，他們的主要能量被深鎖在核心，通常呈現靜止停滯的狀態，直到療癒工作將其釋放出來爲止。圖13-4顯示了此類人的以太體狀況：單薄、邊緣破裂，關節處有能量流失。顏色通常會是很淺的藍色。情緒體和心智體則可能有兩種情況：凝固緊貼且不流動，或以不平衡的方式隨機在前後或左右之間移動。通常某一側及頭的後面能量較多，看起來比較亮。他們的靈性體通常都很發達明亮，在氣場第六層（或稱爲天人體）有很多光彩奪目的顏色。第七層的橢圓形因果體看起來都非常耀眼，顏色的部分銀色會比金色多，邊界有點擴散模糊，整個形狀沒有完整的被撐開，腳部附近會比較收縮，所以呈現倒立的蛋形，腳部區域有時候會有一些脆弱破損處。

尚未展開療癒過程的分裂型結構者，除了氣場前三層有不平衡的狀況之外，也會有很多逆時針旋轉的脈輪，這意味著他們送出的能量比取進來的多。至於那些順時針旋轉的脈輪，常常會有不對稱的情況，就算是開啓的狀態，也並沒有平衡運作，有的部分能量流動量較多，有的較少。這種不平衡現象通常發生在左右兩側，例如右側的能量流大於左側，導致此人在這個脈輪掌管的生活方面會比較偏向積極甚至侵略性。第十章已經描述過脈輪的主動被動不平衡的問題。若用靈擺來測，會出現對

角線或橢圓形路徑移動，有靈視能力的人則會看到圖13-4描繪的樣子。這些脈輪失衡的部分反映出他們性格結構中需要被轉化的面向。

在他們身上通常會保持敞開的是性能量的中心（第二脈輪）、太陽叢神經（第三脈輪）、前額（第六脈輪）以及頂輪（第七脈輪）。第六和第七脈輪是關於心智體以及非物質界的靈性，是這類人在生活中通常比較聚焦的部分，他們也大量使用意志的力量（第二脈輪）。在轉化的過程中，脈輪的狀況會不斷改變，當此人比較安於生活在第三次元以及物質界時，就會有更多的脈輪呈開啓狀態。在療癒過程剛開始的時候，背部的性能量中心會有多次不會打開。

圖13-4的下方顯示出腦部區域的能量活躍程度。最明亮、最活躍的是枕葉或後方區域，最不活躍的是前額部分。次活躍的是第三眼脈輪，和大腦的第三腦室區域，兩者之間有一條明亮的光橋銜接。接下來是旁葉，這部分和語言有關。腦部有很大一片區域呈現低度活動狀態。

這類人常常會有空白、空洞的眼神，反映出前額區域的低能量，他們通常把能量沿著脊椎往上傳導至頭後方的枕葉區域，在頭後面造出一團凸起的能量包。這是一種避開活在物質界當下的方式。

他們主要使用的能量防衛機制是「豪豬型」、「退縮型」以及「偏離型」。第十二章的圖12-3有這些防衛機制的描繪。不過每種性格結構的人都會在不同的時候使用不同的防衛機制，並非固定不變的。

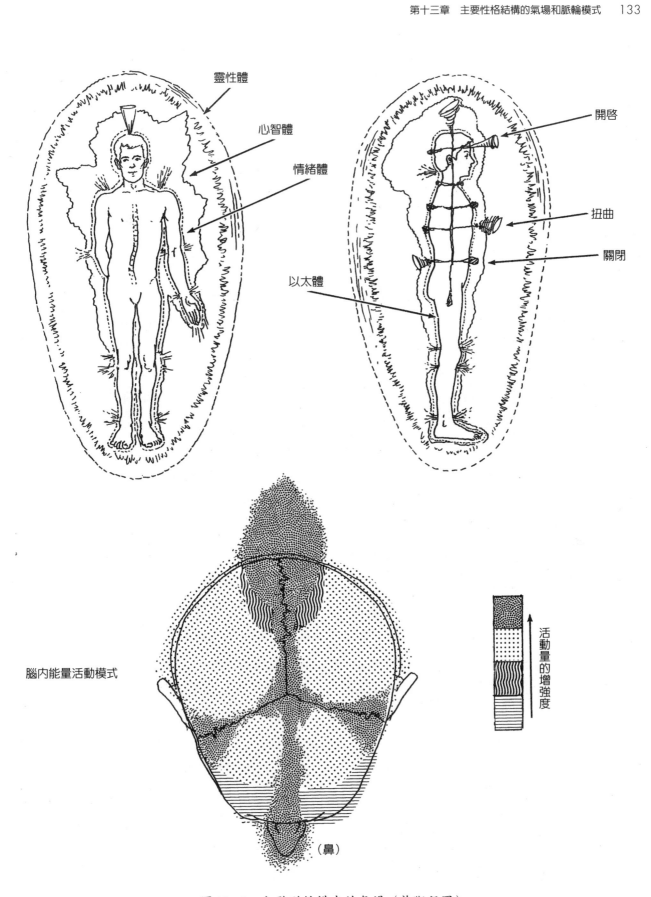

圖13-4：分裂型結構者的氣場（診斷視圖）

分裂型性格者的高我和人生任務

我們在成長過程中需要誠實面對自己的缺點，付出努力轉化它；但是把自己卡在負面部分太久是很不健康的。除了處理需要轉化的部分，我們也需要找到自己高我的本質，支持它，強化它，讓它浮現。轉化不就是為了讓我們朝更高層次的自我邁進嗎？

有分裂型性格結構的人通常是頗具靈性的人，對人生的真正目的有深刻的覺知。他們常常試圖把靈性帶入周遭的日常生活中，非常有創造力，有許多天賦，常常有很多創新的點子。我們可以說他們是個內部有很多房間的屋子，每個房間都佈置得美侖美奐，有不同年代、文化和風格的味道，各具特色。這類人在多次轉世的過程中發展出許多種才華，每種才華就是一個房間，但是有一個問題：這些房間之間沒有通道。要從某個房間進入另一個房間，他們得爬出窗戶，爬下梯子，又爬上另一個梯子，才能進入另一個房間的窗戶，非常的不方便。這些人需要整合自己，並在這些房間之間建造通道，好讓自己可以輕易地觸及自身存在的整個部分。

一般說來，我們可以說這類人的個人功課是面對自己內在的恐懼和憤怒，這些恐懼和憤怒阻擋了他將驚人的創造力落實在物質界的能力。事實上他用恐懼及憤怒來隔離自己，因為害怕他的創造天賦一湧而出的能量太過強大。他的另一個任務是將自己的靈性落實帶入這個物質世界，可能是透過他的創造力展現靈性的世界，例如寫作、發明、幫助人群等。每個人的任務都很不同，不能一概而論。

口腔型結構

如果在口腔期產生被遺棄感，使正常人格發展被遏止，就會形成口腔型性格結構。小孩可能因為母親死亡、生病或退縮在自己的世界裡，而覺得失去了母親。母親對孩子並非沒有付出，但付出得不夠；她常常「假裝」給予，但卻不把自己給出去。孩子會因此強迫自己提早獨立，很多這類小孩很早就學會說話和走路，以此來彌補他的失落。他們對於接受這件事感到很困惑，而且很怕去要求得到他需要的東西，因為內心深處他相信自己一定得不到。他需要被照顧的感覺導致了依賴、黏人的傾向、索取以及降低自己的侵略性，他會用獨立的行為來對抗這個部分，但這個獨立會在壓力之下崩潰。他的接受特質會變成帶有惡意的被動，侵略特質則變成貪婪。

口腔型結構的人基本上是匱乏的、感覺空虛、空洞並且不想負責任。他的身體並沒有發育得很好，肌肉纖長且鬆弛，軀體無力地彎曲。這種人看起來不太成熟，不像個成年人，胸膛冰冷扁平，呼吸短淺，眼睛可能會吸取他人的能量。心理動力學上這種人會依附他人，好抵抗被遺棄的恐懼。他無法獨處，對他人給予的溫暖和支持有過度的需求。他想從「外在」得到能量，好填補自己內心巨大的空虛，他壓抑自己的強烈渴望和侵略性，把對於被遺棄的憤怒壓抑住，用性來取得與他人親近的感覺和連結。

這類型的人在人生中常常感到失望，有許多在要求自己想要的事物時被拒絕的經驗。因此他們變得充滿怨恨，覺得不管擁有多少都不夠。他們是無法被滿足的，因為他想填滿的是

內在的渴望，但他們拒絕承認自己有這個渴望，而用其他事物來補償。他要求被滋養、被滿足，與他人互動時，他會用一些間接的提問來引發他人的母愛。但這無法填補他的需求，因為他已經不再是個小孩了。

他在進行治療時的主訴症狀，是自己的消極被動和疲倦。療程中主要的焦點會是找到在他人生中能夠滋養他的事物。他相信自己如果想獲得需要的東西，就要冒著被遺棄的風險或者別人虛情假意的應付。他的負面意圖是「我要你給予」或「我不會需要」。這會創造出雙重束縛：「如果我要求才有的話，那就不是愛；但如果我不要求，就得不到。」要解決這個問題，他必須找出自己的需求並負起責任，學習在人生中滿足自己的需求，學習腳踏實地並用自己的力量活著。

治療過程中會處理到的第一層人格是我們的面具，它傳達的訊息是「我不需要你」或「我不要提出要求」。在深入挖掘之後，小我或陰影會說：「照顧我」。接下來當療癒開始發生，高我會出現並說：「我是滿足的，完整的」。

口腔型結構者的能量場

如圖13-5所示，有口腔型結構的人常常有枯竭的能量場，能量活動不活躍且平靜。主要能量在頭部。以太體緊貼著皮膚，顏色是淺藍色。情緒體也被抑制住，沒有什麼色彩，通常有枯竭的情況。心智體是明亮的，通常呈現黃色。氣場較外圍幾個層次不是很亮，第七層沒有完全撐起成為漂亮的蛋形且不明亮，在銀色的表面上有銀色一金色的光芒，在腳部附近

區域有能量枯竭的情況。

這類人在尚未好好處理自己之前，脈輪多數是關閉或能量不足的。頂輪和眉心輪應該是開啟的，對應他們心智和靈性上的清晰。如果他們經歷過了個人成長的功課，正面的性能量中心應該也會打開，讓他對性產生興趣和性慾。

圖13-5下半部是頭部能量場活躍的情形，大部分能量集中在腦部的額葉和旁葉，能量最少的區域在枕葉。這表示他們的焦點放在智能和言語活動上，對身體活動較缺乏興趣。

他們主要使用的防衛機制是「言語防衛型」、「閒扯榨取型」，可能會使用言語的能量箭，但和第十二章描述的受虐型人格者不同，他們的能量箭不是為了引發他人的憤怒，而是為了獲取注意力。

口腔型結構者的人生任務和高我

他們需要學習相信宇宙的豐盛，並把索取的過程反轉為付出。他需要放掉受害者的角色，承認自己獲得的好處。他得學會面對自己害怕獨處的恐懼，深入自己內在的空無，在那裡找到與生命的連結。當他為自己的需求負起責任，用自己的力量活著，他將能夠說：「我擁有」，並讓核心能量打開並流動。

這類型人的內在就像是一個精緻的樂器，如同一把史特拉底瓦里小提琴。他們需要調整校正音色，譜出自己的交響曲。當他們學會了在人生中演奏自己獨特的旋律，他們便會臻至圓滿。

當其高我被釋放之後，他們將能把智力善用在藝術或科學等創造工作上。他們會是天生

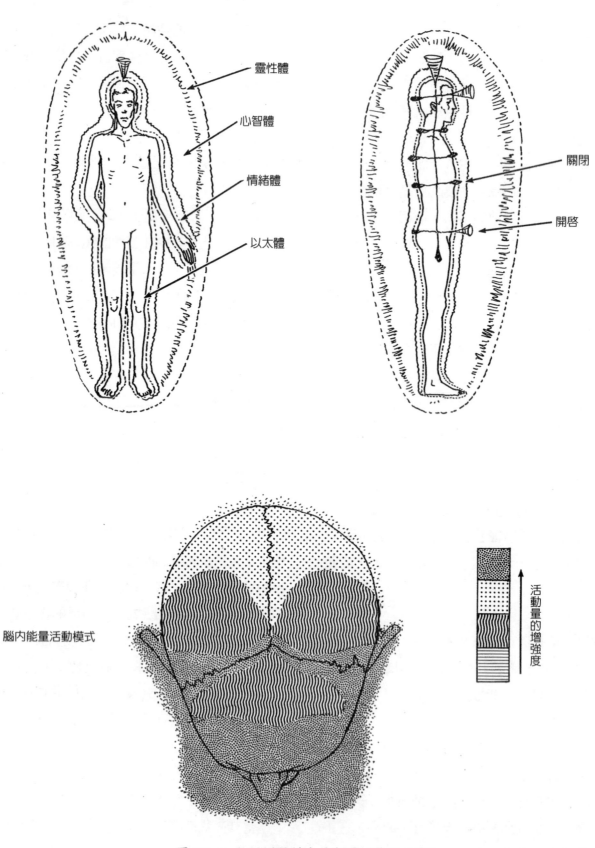

靈性體

心智體

情緒體

以太體

關閉

開啓

腦內能量活動模式

活動量的增強度

圖13-5：口腔型結構者的氣場（診斷視圖）

的好老師，因為他們興趣廣泛，而且總是能夠打從心底熱愛所知之事。

錯置型（轉移型）結構

這類人在童年早期時曾被父親或母親（與他性別不同的那一方）暗地裡引誘的經驗。他／她想從這個孩子身上得到些什麼，以致於孩子和父母形成三角關係，這樣的孩子很難從與他同性別的父母身上得到支持。他跟雙親中不同性別的那一方形成同一陣線，然他一旦無法獲得自己想要的，便會感覺被背叛，於是用操縱同一陣線的父或母來彌補。

他會盡其所能地嘗試控制他人。為了做到這一點，他必須讓自己看起來很強勢，必要時甚至欺騙。他要別人支持他、鼓勵他，但在與他人互動時，他會直接下達操縱指令，例如告訴別人「你應該⋯⋯」以使他人屈從。但這不會帶來支持。

從負面的角度來看，這類型的人有非常強烈的權力慾，不得不去統治他人。為了達成控制的目的，他有兩種方法：霸凌他人或透過引誘削弱他人。他的性慾常常是帶有敵意及很多的幻想。他心裡有一個自己的理想形象，也有著強烈的優越感和鄙視心態，用以掩蓋深層的自卑。

在開始治療時，他們的主訴症狀是戰勝感覺。他總是想要贏。但是，想要被支持，就意味著臣服，而他相信臣服就是失敗。他的負面意圖是：「我要世界依照我的意願運作。」這會導致雙重束縛：「我一定要是對的那一方，不然就會死掉。」要處理這個問題，他需要學會信任。在療程中，遇到的第一層是面具

人格，它說：「我是對的，你是錯的。」在深入挖掘之後，高我會浮現並說：「我將自己交出。」

他們的上半身看起來比較壯碩，但能量沒有在上半身與下半身之間流動。骨盆缺少能量，冰冷且緊縮。肩膀、頭骨根部和眼睛有嚴重的緊繃，腿部虛弱，沒有跟大地連結。

這類型的人將自己武裝起來，對抗失敗的恐懼，他被卡在依賴他人和想要控制他人的欲望之間左右為難，害怕被控制、被利用，也害怕被放在受害者的位置上——這對他而言完全是個羞辱。他用性來玩弄權力，歡愉對他來說是次要的，征服才是重點。他試圖讓其他人需要他，好隱藏自己的需求。

轉移型結構者的能量場

能量主要集中在上半身，能量在上半身過度活躍，然後在下半身劇降。如圖13-6所示，這類型的氣場每一層的底部通常能量枯竭，頂部則非常飽滿，所以會呈現顛倒的蛋形氣場。以太體越靠近腳部就變得越稀薄，顏色通常是深藍色，比分裂型和口腔型結構的人色調更濃重一些。心智體在身體正面的厚度比在身體背面薄，情緒體也是在頂部比較飽滿，且在肩胛骨之間的意志中心處有很大的突出能量包。氣場較外圍的那幾層，也是上半身比較飽滿明亮。

脈輪的部分，他們在肩膀和脖子底部的意志中心通常是開啟的，肩胛骨之間的意志中心非常大，而且被過度使用，正面的脈輪和頂輪也是開啟的，其他脈輪（尤其是感覺中心）多數是關閉的。背面的性能量中心可能是半開半

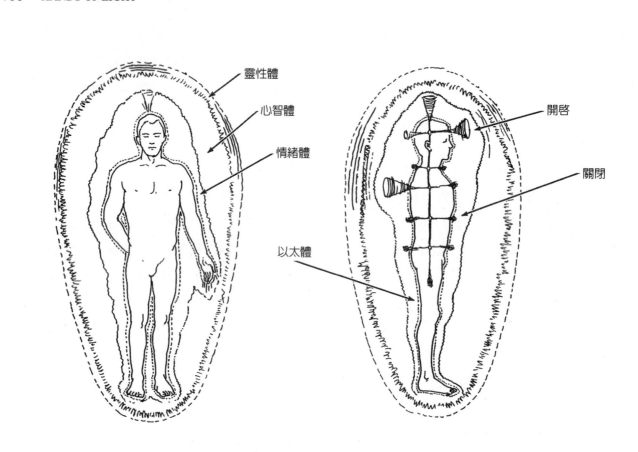

靈性體
心智體
情緒體
開啟
關閉
以太體

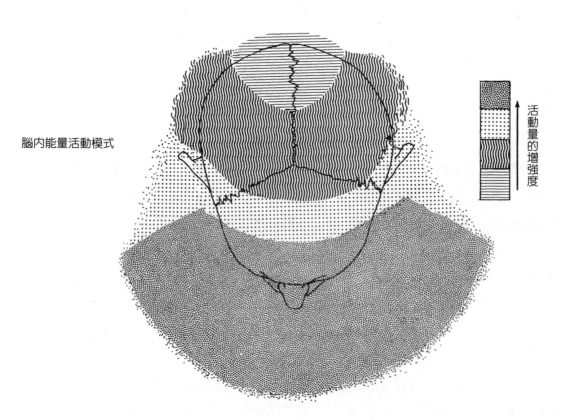

腦內能量活動模式

活動量的增強度

圖13-6：轉移型結構者的氣場（診斷視圖）

關。他們主要是透過心智和意志能量運作。

他們腦部額葉的能量活動十分活躍且明亮，越往頭後方就越不活躍，到了枕葉部位通常很靜止，呈現深色。表示此人主要對智力上的追求較有興趣，比較不在意身體活動，除非是對自己意願有幫助的身體活動。他的智力也是用來協助實行其意願的。

他們可以從充滿能量的額葉射出拱形的能量束連結到其他人頭上，將對方卡在自己的心智能量中，用來作為一種防衛手段。他們有時也會採取言語防衛的方式，或是像歇斯底里型的人一樣暴怒，但不同的是他們的能量並不混亂，而是經過控制的、平衡的能量。

轉移型結構者的人生任務和高我

這類型的人需要逐漸鬆開自己，放鬆上半身，放掉控制他人的傾向，臣服於深層的自我以及性的感覺。一旦這麼做，可以滿足他活在現實、和朋友情感交流，以及感覺像一個人的深層渴望。這類人的內在充滿了幻想和光榮的冒險，在他們的幻想國度裡，贏得戰役的英雄是那個最誠實、最忠於真理的人；世界以高貴的美德為中心運轉，毅力和勇氣是美德的根基。他們多麼渴望將這一切帶入現實世界！終有一天他們的心願將得以實現。

當他們的高我能量被釋放，他們是非常誠實正直的，高度發展的智力會被用來解決紛爭以及協助他人找到自己的真理。這類型人的誠實將引領他人找到自己的誠實。他們擅長管理複雜的計劃，並有一顆充滿愛的寬闊之心。

自虐型結構

這類型的人在童年期得到的愛是有條件的，他的母親犧牲很多，非常強勢，甚至連他吃飯和排泄的功能都要控管。結果這個孩子對任何自己的主張，或想要自由的欲望都覺得充滿罪惡感。他嘗試抵抗施加在自己身上的龐大壓力，但都失敗了，他覺得被困住、失敗、羞辱；於是他壓抑住自己的感覺和創造力。事實上，他想要壓抑所有的一切，結果導致了憤怒和恨意。他要求獨立，但是當與他人互動時，他雖然表現得很有禮貌，卻夾雜著間接操縱他人的怨懟。這是用來激起別人作弄他的欲望。因為被作弄，他就有理由生氣了。這個怒氣本來就已經存在，現在只是有個藉口將它發洩出來而已。結果他被困在一個造成自己依賴的循環之中。

這類人總是在受苦、在呻吟、在抱怨，外在永遠表現得很順從，但其實永遠都不會真正的臣服。內在鎖住了強烈的怨恨、負面、敵意、優越感和恐懼，爆發的時候會成為強烈的憤怒。他們可能有性障礙，對色情影片有強烈的興趣。如果是女性，可能無法擁有高潮，而且覺得自己的性慾是不潔的。

開始治療時他們的主訴症狀是緊繃，他們既想要從壓力中解脫，卻又無意識地相信如果放掉緊繃並接受內在的事物，會導致屈從和羞辱。因而他無意識的負面意圖會繼續阻塞，以及「愛負面的事物」。這帶來雙重束縛：「如果我生氣，我會被羞辱；如果我不生氣，我還是會被羞辱。」要解決這個問題，他需要讓自己變得有自信、自由，以及開啟他的靈性連結。

治療過程中，首先會遇到的第一層面具人格是：「我要在你殺死（傷害）我之前，先殺死（傷害）我自己。」在進行一些探索內在的療程之後，小我會浮到意識層面，並說：「我要找你麻煩、激怒你。」最後，他的高我會被釋放出來解決這個情況，個案將發現：「我是自由的。」

身體特徵上，他們很重，整個人很有份量，肌肉過度發達，脖子跟腰較短。脖子、下巴、喉嚨和骨盆處累積了大量壓力，他的臀部冰冷。能量被卡在喉嚨處，頭向前傾。

在心理動力學上，他們被卡在呻吟抱怨的泥沼中，將所有的感覺和挑釁壓抑下來。如果他挑釁成功，他就有藉口生氣了。但他們自己無法意識到這個挑釁的行為，反而相信自己在試圖取悅別人。

自虐型結構者的能量場

他們的主要能量都鎖在內部，外在是活動力低落的樣子，但內在像一鍋燒開的滾水。能量場完整地張開，如圖13-7所示。其以太體密實、厚實且粗糙，顏色多半是灰色而非藍色。其情緒體飽滿，有很多顏色，跟以太體一樣分布平均。心智體很大，在上半身和下半身都很明亮，智力跟情緒整合得較好。天人體很明亮，顏色是淡紫色、褐紫紅色和藍色。整個氣場完全撐起，在腳部附近稍微比較飽滿，所以形狀比較像是橢圓形而不是蛋形，顏色是暗金色。氣場的邊界分明，但有些過厚與緊繃。

他們在還沒開始核心工作前，身上開啟的脈輪通常是前額、太陽神經叢，背後的性能量中心可能有部分開啟。他們是以心智、情緒和意志能量運作的。腦部的能量活動集中在額葉、頂葉和腦室區域，可能還延伸到枕葉中心的一小塊區域。常用的防衛機制是吸盤型、靜默的沈重以及言語能量箭。

自虐型結構者的人生任務和高我

這類型的人需要以釋放自己的侵略性，擺脫羞辱的感覺。在想要表達意見的時候，能積極主動地用自己喜歡的方式表達自己。

他們的內在像是纖細精緻的金銀細絲飾品，他們的創造力展現在精細、錯綜複雜的設計上，每件設計都充滿個人獨一無二的品味，每個細節差異都很重要。如果他們能把這個高度發達的創造力展現出來，將使世界為之讚嘆。

這類人的高我充滿了照顧他人的能量。他是個天生的協商好手，有一顆寬容的心。他帶給其他人很多支持，樂於付出他的能量和理解。內在有很深的慈悲，帶來歡樂的能力亦極佳，能創造出好玩與光明的氛圍。他將能夠展現上述所有的天賦，並且在他想要的部分達到極致。

嚴苛型結構

這類型的人在童年時經歷過雙親中與他性別不同的那一方的拒絕，孩子覺得這是一種對愛的背叛，因為對孩童來說，情慾的愉悅、性慾和愛是一體的。為了補償這個拒絕，孩子決定要壓抑痛苦、憤怒和好的感覺，以控制相關的感覺。對他們來說，臣服是一種犧牲，因為臣服意味著再次釋放這些感覺。因此他不會直接要求他想要的東西，而是用操縱他人的手法

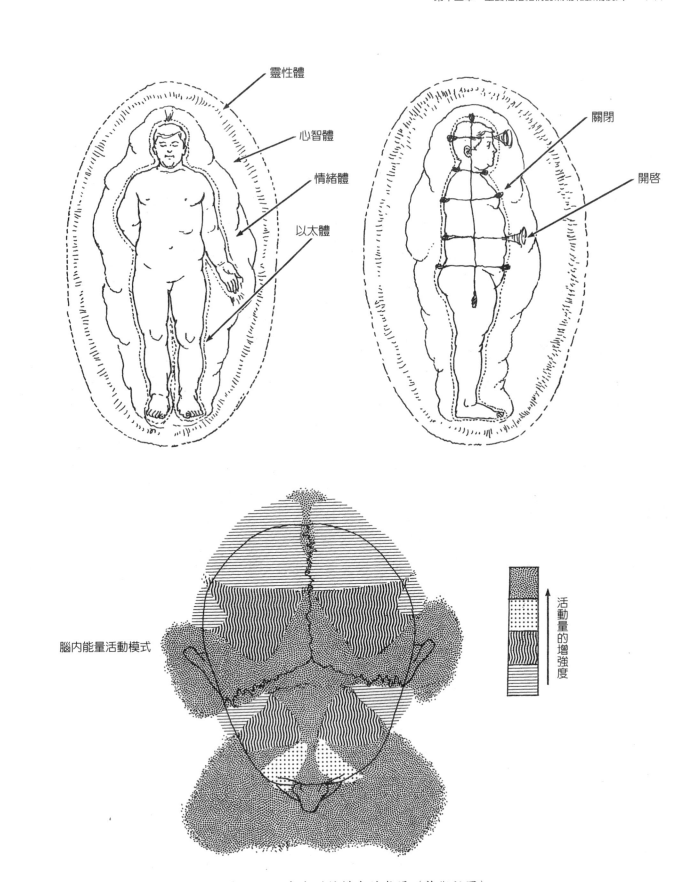

圖 13-7：自虐型結構者的氣場（診斷視圖）

達成目的。驕傲和愛的感覺連結在一起，對情慾之愛的拒絕傷害了他的驕傲。

從心理動力學上來說，這類型的人因為不想要看起來像笨蛋，而克制自己的感覺和行動。他們傾向於踏實、野心很大、競爭心強烈。他們的宣言是：「我很優秀，我什麼都知道。」但他們內心深處非常害怕被背叛，他們無論如何都不允許自己脆弱，非常恐懼被傷害。

他們的頭總是抬得高高的，背打直，展現他的傲氣。對外在一切都控制得當，對現實世界有很強烈的認同感。這種強大的自我被用來成為不願放棄控制的藉口；並且害怕人類內在所有不是由自我（Ego）決定的、非自願經歷的過程。其內在之我被阻絕於感覺流動之外，性關係不是發自於愛，而是出自鄙視恨。

他會抑制所有的感覺，這樣只會造出更多的驕傲。這些人要求其他人對他們有愛和性的情感，但在互動時他們會誘導狀況來讓自己不用做出承諾。這會導致競爭，而不是愛。他的驕傲成為傷害，他自己則會變得充滿競爭心。這是個惡性循環，讓他永遠無法得到他要的東西。

如果他們難得願意來參加療程，主訴症狀會是他沒有感覺。他想要臣服於感覺，但他認定這只會導致傷害，他的負面意圖是：「我才不要臣服。」他選擇了性而不是愛，但這無法帶給他滿足。這會導致雙重束縛：「不管怎麼選都不對。」臣服就會受傷，保持驕傲又無法擁有感覺。要解決這個問題，他必須讓心和性器官連結起來。

在療程中，他的面具人格會說：「好，不過……」一段時間之後，小我或陰影會浮現進入意識層面，說：「我不會愛你。」當進行一些身體工作讓感覺開始流動之後，高我將會宣告：「我承諾，我愛。」

身體比例勻稱，充滿能量，整合得很好。他們可能有兩種形式的能量阻塞：好像鑲在身體上的鋼鐵製盤子一般的盤狀盔甲，或像鎖鏈網一般掛在身上的網狀盔甲。骨盆後傾且冰冷。

嚴苛型結構者的能量場

主要的能量都被鎖在周邊，遠離核心，他們是非常積極活躍的，氣場強壯明亮，在身體周圍的分佈狀況大部分都很平衡，因此這類型的人的特性就是平衡以及整合。以太體很寬，平均且厚實，呈藍灰色，粗糙程度中等。情緒體處於平靜的平衡，且分布均衡。如果他們還沒有學習打開感覺的話，情緒體可能不像其他類型的人有那麼多顏色。由於他們背後的脈輪都是開的，所以身後的情緒體體積會比較大。心智體發展良好且明亮。如果還沒有學習對無條件的愛或對靈性開放的話，天人體可能會不太亮。蛋形的因果體強壯又有彈性，顏色是金色為主的金色及銀色，明亮，形狀完好。

在開始療癒之前，他們開啟的脈輪大概會是背後的意志中心、性能量中心和心智的脈輪。他主要是透過心智和意志的力量而活。頂輪及太陽神經叢不一定開啟。在進行療癒並開放接納自己的感覺之後，正面的感覺中心會開始敞開。

從腦部活動圖可看出旁葉和中間後半部較活躍，有時候額葉也會跟旁葉一樣活躍，端視

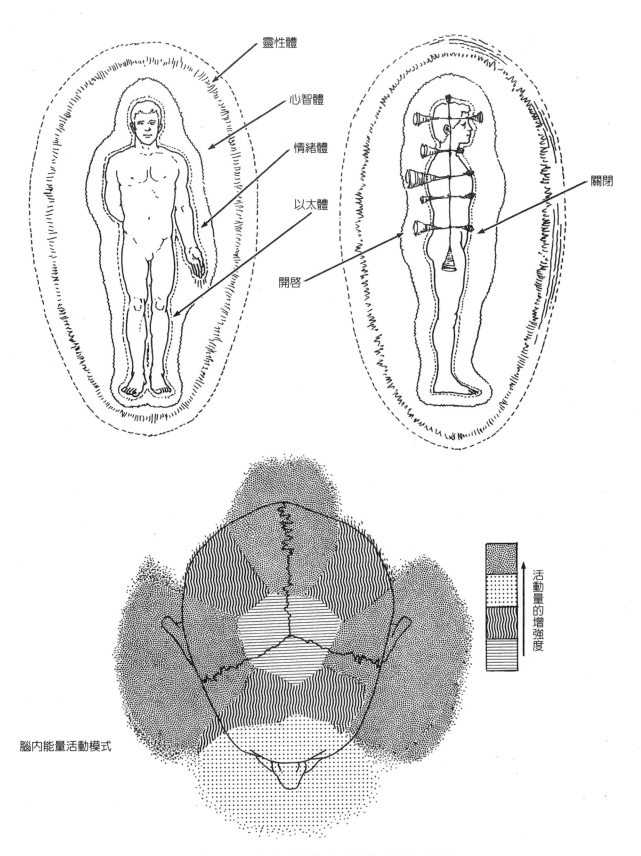

靈性體

心智體

情緒體

以太體

開啟

關閉

活動量的增強度

腦內能量活動模式

圖13-8：嚴苛型結構者的氣場（診斷視圖）

他決定在人生中致力的部分爲何。如果是智力的追求，那額葉就會和旁葉一樣明亮且活躍，如果不是的話，通常就是第二活躍的部位。如果這個人追求的是藝術領域，例如繪畫、音樂，或其他創造形式，那麼旁葉會比較明亮。在人們進入療癒過程、成長且更開悟之後，腦部的活動模式會變得更平衡，在旁葉、額葉及枕葉部分都會有活動。從頭頂看，頭部開始有橋梁一樣的連接通道被建造出來，形成一個十字架。我發現，如果他們開始發展靈性，並有了一些靈性經驗，例如在冥想中得到的體驗，腦部中央就會變得更加活躍。

他們最常用的能量防衛機制是展現權力—意志、界線防衛，有時候會使用歇斯底里型防衛機制（如圖12–3所示）。

嚴苛型結構者的人生任務和高我

這類型的人需要打開他們的感覺中心，讓感覺流動，允許其他人看見。他需要分享他所有的感覺。這會讓能量流入及流出核心，將高我釋放出來。

他們的內在是充滿冒險、熱情和愛的：攀爬山岳，捍衛眾人利益，以及譜出羅曼史。就像飛向太陽的依卡洛斯❺、帶領族人到應許之地的摩西，他會以對生命的愛和熱情啓發他人，他在大部分自己想要從事的工作上都會是天生的領導者。他能夠和其他人以及宇宙進行深層的接觸，在世界中嬉戲並盡情享受人生。

在給予療癒時，將個案的一般性格結構考量在內會很有幫助。如此可協助治療師將適合每個個案的方式帶入療癒，並發揮最佳效果。光是根據個案的關係界線狀況採取合適的方式，就能有所助益。

分裂型結構的人需要清楚定義以及加強界線，並且肯定他的靈性知覺的確存在；發展HSP對此很有幫助。在氣場部分，他們需要注入更多能量，並學習怎麼把能量儲存在自己身上，以及修復能量流失的問題。

口腔型結構者需要的是爲氣場注入能量、打開脈輪，以及強化界線。他們需要學習辨認脈輪打開的感覺，幫助他們在練習和冥想時，保持脈輪的敞開；他們還需要很多的肢體上的撫觸。轉移（錯亂）型結構者需要強化下半身的氣場，打開位置較低的脈輪，並學習不要只靠意志生活，而要用心來生活。處理他們在性方面的問題時，要非常的溫柔，療癒師要帶著謹慎、理解與接納的心來處理第二脈輪，在碰觸他們的下半身時要很敏感及小心。

自虐型結構者需要學習釋放所有他壓抑住的能量，讓它們流動；除此之外，對他們而言最重要的是尊重界限，沒有獲得允許就不要碰觸。他爲自己做的療癒越多，療癒速度就越快，效果越好。他們的療癒過程一定跟創造力有關，挖掘並發揮隱藏的創造力，這是他們需要完成的功課。

對嚴苛型的人，要軟化他們的氣場，打

---

❺依卡洛斯（Icarus）：希臘神話中，伊卡洛斯和父親被國王囚禁在城堡中，他的父親做了兩對蠟和羽毛黏成的翅膀，讓他們逃離。雖然父親警告過他不要飛得太高，以免太陽的熱度融化了蠟，但伊卡洛斯得意忘形，越飛越高，終於導致翅膀被融化解體，他也墜落海中死去。

開他們的心輪，這些人需要與愛和其他感覺連結。他們還需要活化第二層氣場（即情緒體），並學習覺知自己的感覺變化，療癒師在進行這個部分的時候要慢慢來，一次只讓他們碰觸自己的感覺一小段時間。使用雙手療癒可以碰觸到他們的深層核心能量，療癒師在把手放在個案身上時，需要充滿愛地接納他們的個性與人格。

超越性格結構

當人們付出努力，在心理動力、身體及靈性層面追尋提升，氣場也會隨之改變，變得更平衡，脈輪也愈來愈開啓，內在負面信念系統中對現實的印象和誤解會消融，能量場的阻塞減少，更光亮，振動頻率也會提升，變得更健壯、能量流動更順暢。能量循環代謝改善的結果就是創造力增加，能量場擴展，帶動更深層的變化發生。

很多人頭頂中央會開始出現美麗的金色和銀色光點，然後長成明亮的光球，隨著個人的提升進化，這顆光球會長大到超出身體範圍，看起來像是個人接受光能的種子核心，帶來更多的光，讓天人體得到進一步發展，變得更光亮，並開始對於超越物質世界的宇宙實相有所認知，並與其互動。這道光似乎位於頂輪根部及第三眼處，腦下垂體和松果體所在的位置。當心智體持續發展，對宇宙實相會變得更敏感，生活方式也隨之轉變，呼應和宇宙間的自然能量交流及能量轉化。我們開始能將自己視為與萬物一體，但同時是宇宙中一個獨特面向的存在。我們的能量系統是一個能量轉換系統，從環境中吸取能量，將之分解、轉化、重新融合，以更高的靈性狀態送回給宇宙。因此，我們每個人都是活生生的能量轉換系統，既然我們所轉換的能量是有意識的，我們等於在轉換意識。我們在做的就是把物質靈性化的工作。

性格結構與人生任務

每種性格結構都是能量轉換系統以錯誤方式運轉產生的結果。一開始，我們根據錯誤的信念生活，妨礙了能量流動，讓能量流阻塞或變慢。很多時候，我們都是脫離現實的，因為我們眼中的世界常常只是我們自以為是的樣子，並非它真正的模樣，而我們就活在這個經過扭曲的實相中並與之互動，為自己創造出痛苦。但遲早我們會發現不能再這樣下去，並試圖改變自己和能量系統來減輕痛苦。在我們開始清除能量流的阻塞並轉化能量之後，不但消除了個人的負面信念，還以正面的方式影響身邊其他的人，真正地轉化了能量。

在開始清除能量阻塞之後，就可以進入處理人生功課的部分，這會釋出能量，讓我們可以做一直以來想做的事情：我們從孩童時期就擁有的渴望，那個秘密的夢想，那就是我們的人生任務。如果有一件事，你想要它勝過其他任何事物，那就是你的人生任務。你為此而降生於這個世界。清除個人的能量阻塞，就是為達成你心底最深處的渴望鋪路，讓你的想望帶領你並跟隨它，它會為你帶來幸福。

你的身體和能量場是經過特別設計、用來幫助你達成人生任務的工具。它是能量和意識的結合體，配合你此生所來進行的任務而組成其構造，沒有任何一個人的構造和人生任務會

跟你一模一樣，你是獨一無二的。如果你阻礙了為進行任務而特別設計的能量系統的流動，你也就阻礙了你的任務。人們採取的阻礙方式一般稱為性格結構及防衛系統，讓你和自己來到這個世界要完成的任務失去連結，同時它也顯示出你來到這裡要學習的事物。你的身體和能量場裡標記著你的人生功課。每個人都根據自己的特殊需求，打造了最適合自己的教室，你就居住其中。

你們會學到，能量的阻塞終會導致身體的疾患，因此，透過身體疾病，我們也可以反向追溯找出性格結構或我們阻礙創造力能量的方式。不管你生的是什麼病，它都直接與你的人生任務有關，疾病透過能量系統連結到我們最深層的渴望，生病表示你沒有追隨你的深層渴望而活。讓我再問你們一次，你們人生中最想做的事情是什麼？那件讓你渴望勝過一切的事情是什麼？找出你是如何阻礙自己的，清除能量阻塞，做你想做的事，你就會好起來。

練習找出你的性格結構

詳細讀過所有的表格和每個性格結構的說明，在鏡子前面觀察自己，你的身體結構看起來像是哪一種呢？然後，回答問題七至十。

回顧第十三章

1. 描述五種主要性格結構的能量場的一般狀態。
2. 描述每種性格結構潛藏的最美好的品質。
3. 以靈視者的眼光觀察，每種性格結構者大腦最活躍的區塊為何？

細思糧（Food For Thought）

4. 每種性格結構帶來的人生任務為何？
5. 性格結構和人生任務的關聯為何？
6. 疾病和人生任務的關聯為何？
7. 列出你的個性／身體中，每種性格結構佔的百分比。例如：分裂型50％，口腔型20％，轉移型15％，自虐型5％，嚴苛型10％。
8. 閱讀表格13-1，找出每個項目下符合你個性的描述。
9. 閱讀表格13-2，找出每個項目下符合你身體和能量狀況的描述。
10. 閱讀表格13-3，找出每個項目下符合你人際互動模式的描述。
11. 根據上面三題的答案，你認為自己的人生功課和人生任務為何？
12. 如果你身體有任何狀況，請解釋此狀況和第11題答案的關係。
13. 為你的每個個案做問題7-12的評量。

第四篇
療癒師的覺知工具

「主雖以艱難給你當餅，以困苦給你當水，你的教師卻不再隱藏；你眼必看見你的教師。」

「你或向左或向右，你必聽見後邊有聲音說：這是正路，要行在其間。」

以賽亞書第三十章，第二十～二十一節

【引言】

疾病的成因

從療癒師的觀點來看，疾病是失去平衡所造成的結果，而人之所以失去平衡，是因為忘記自己是誰。當我們忘了自己真實的身份，就會形成某些導致不健康生活方式的思想和行為，最後會讓我們生病。疾病是個訊號，警告著我們已經因為忘記自己是誰而失去平衡，同時也是傳達失衡程度和療癒步驟的使者，告訴我們如何找回真實的自我和健康。只要知道如何好好與疾病溝通，它帶來的訊息非常精確。

我們可以說，疾病就是你給自己的一門功課，幫助你憶起自己的真實身份。我知道，你會立刻浮現出一堆例外狀況的想法來反駁這個論點，不過這些大多都會讓你對實相的認知侷限於現實界中此生的體驗。然而，我的論點是從一個更超然的角度出發，惟有當你接受自己不僅僅是一個活在有時空限制次元之中的身體，而是一個超越這種限制的存在，你才有可能完整且正確地了解這些概念。這些概念的基礎是：個體即是整體。乍看之下，整體是由許多個體所組成的，但個體不僅僅是整體的一部分，它們如同全像圖，每個個體都包含了整體的所有訊息，所以它們事實上就是整體。在這個概念中，你是整體的一部分，因此它們也涵蓋了整體，這是全然之愛的概念。

我以諮商師的身份工作了好幾年，期間除了經歷個人成長的過程，也對人類能量場累積了很多觀察。那段時間中有兩個重大變化徹底影響了我工作的方式：第一個是我開始在療程中收到靈性導師的指引，教導我該如何治療。我開始針對氣場的不同層次尋找資訊和提出疑問；第二個改變是我開始發展出所謂的「內在視覺」，我可以看進個案的身體裡，如X光一般。所以我漸漸從諮商師轉型成為靈性療癒師。

一開始，療癒工作只是療程的額外延伸部分，接下來慢慢變成療程的核心，它能夠觸及靈魂和肉體的所有面向，遠超過一般治療所能達到的效果。我的工作內容變得很清楚了──我療癒靈魂，或在靈魂遺忘自己身份的時候，成為一個管道協助它憶起本來面目和自己的方向，讓它脫離病痛。我非常滿足於這份工作，它充滿喜悅，帶來與高頻能量以及前來協助治療的天使接觸之經驗；同時也具有挑戰性，不但要面對各種可怕的肉體病痛，為了進行療癒，療癒師必須某種程度上去經驗個案的痛楚。我必須目睹嚴重的能量和靈魂失衡，人們攜帶著痛苦、寂寞，及對自由深深的渴望而來。療癒師的工作即是愛的工作。療癒師必須

溫柔地進入這些痛苦的地帶，喚醒希望。療癒師溫柔地喚醒靈魂的古老記憶，碰觸身體每個細胞內的神性火花，提醒身體它已是神性的，因此必然隨著宇宙意志流動，每一天都更趨於健康和完整。

在接下來幾章中，我會從靈性導師們的觀點探討疾病和療癒的過程，與各位分享在進行專業療程時接收到指引的經驗，並討論HSP的運作與學習方式。此外，我還會介紹我的靈性導師黑元對實相的看法。對於學習第五篇的治療技巧來說，這些都是重要的基礎知識。

14
分離的實相

在第四章曾經提過，牛頓力學認為宇宙是由分離的物質做為建構單位所組成的，這個觀念在二十世紀初期已經過時了。科學家已經提出很多證據，證實萬物都互相連結。我們並非孤立的存在，而是個體化的結果。古老的牛頓學派思想讓我們相信自己不是整體的一部分，它錯了。接下來我會用一個例子來顯示，以分離的觀點闡釋「自己的責任」的概念。

假設有一個孩子因為輸血而感染了愛滋病，從分離的觀點來看，我們會說：「真是可憐，他是無辜的受害者。」從「自己的責任」的大眾化版本觀點來看，則是：「他創造了這個事件，所以這是他的錯。」但是，從萬物合一的觀點來看，我們會說：「這個勇敢的靈魂和家庭選擇了一個很艱難的功課！我能提供他們什麼幫助？我如何以最合適的方式去愛他們？我怎麼幫助他們記起自己是誰呢？」採用這種觀點看待生命的人，會發現責任和愛之間沒有矛盾，但是責任和責備之間確有很大的不同。

個體性和合一的觀點讓我們對人類遭遇到的所有經歷皆懷抱著尊敬和接納的心情，反之諸如「你為自己創造出癌症，我才不會做這種事」的說法則是從分離的角度出發的，這並非

個體性的觀點。分離製造出恐懼和受害者狀態，這只是加深了無能為力的幻象而已。責任和接納則帶來力量，這個內在的力量讓我們得以創造出自己的實相。既然你能在無意識中讓事物變成它們現今的模樣，便能有意識地將事物創造成你想要的樣子。讓我們更詳細地看看遺忘的過程吧。

在孩童時期，只有很小一部分的內在經驗能被周遭的人肯定，這創造出自我保護和他人認同之間的內在衝突。孩子處於學習的階段，而學習奠基於外在世界的確認，因此他們需要很多的認可。結果要不是創造出自己秘密的幻想世界，就是否認那個無法確認的內在世界，將它儲存起來留待日後再檢視。還有一種解釋是，藉由關閉了這些經驗——可能是影像、想法或感覺，我們成功地將自己與那部分的經驗隔離，即使不是永久有效，但至少暫時發揮作用。所以我們把一部分的自己阻絕掉了，忘了自己是誰。在第九章和第十章中，我們已經說明了許多氣場阻塞的情況，這些阻塞干擾健康的能量流動，最後會導致生病。有時候我們稱這些阻塞形成之物為淤積的靈魂物質，它們是被我們切開的意識能量團塊。讓我們用格式塔學派 ❶ 中牆的理論來解釋這個過程。

只要你感覺到某種不舒服，就是體驗到自己所建造起來的牆的存在，這面牆將一部分的你和更大的整體的你隔開，那個被隔開的部分是你當下不想要經驗的部分。這面牆會越來越厚，你開始忘記被隔開的部分也是你的一部分，換句話說，你對自己的失憶越來越嚴重，牆外之物看來慢慢變得像是來自外在世界，這面牆看似隔開了外在某些令人害怕的力量。這些牆已在那裡和靈魂共同存了千萬年，存在得越久，看起來越像某種保護我們不受外界事物傷害的機制，但也越強化了分離的經驗。

探索內在之牆的練習

下面這個練習可以協助你探索自己的內心之牆。想著某個令你不愉快的情境，可能是你目前正在面對的，或過去還沒有處理好的某個回憶。去感覺這個情境，在心裡描繪出景象，重現它，聆聽和這個經驗連結的話語或聲音，找出那個經驗中恐懼的部分，恐懼就是分離的感受。當你把自己帶回那個恐懼的狀態之後，開始觀想出現一面恐懼之牆。去感受它、嚐嚐它的味道、觀察它、嗅聞它的氣味，它的質地如何？是什麼顏色？淺色還是深色，銳利還是堅硬？什麼材質呢？把你自己變成那面牆，它在想什麼？它說了什麼？看見什麼？感覺到什麼？你這個部分的意識對世界抱持著什麼信念呢？

黑元對「牆」做了如下解釋：

「牆是你們自己建造出來的，目的是維持你造牆時以爲的平衡狀態，但實際上只造成了內外失衡，如同河堤或水閘兩邊的水位不會一樣高。你覺得牆爲你擋住了外面的洪流、某種巨大力量帶來的壓力，由於你認爲自己的力量不足以抵擋外在的強大力量，你用牆來彌補覺得自己內在不足的力量，保護著自己。但當你到了中年，這些牆終於被擊碎，躲在裡面的你不得不出來探索牆的本質。這面牆使用你的本質所造，充滿了信念，這些信念說著你必須如何如何做才能獲得安全。不過，這面牆還是有它正面的價值：它是用你的本質所造，所以包含著你的力量，這力量可以被轉換成爲內在自我的力量基礎，或者我們可視其爲一道階梯，通往內在的那個充滿力量的自己。這兩種說法都可以，端看你喜歡哪一種比喻。因此，你既是躲在保護牆的後面，但也在牆中，因爲你就是那面牆。這面牆是意識的橋梁，橋的一邊是身爲牆的那個你的意識，另一邊是被牆所保護的那個你的意識。

化解內在之牆的練習

「讓躲在牆後的你，與身爲牆的你繼續對話，直到說夠了爲止。然後，我們建議你讓自己與牆外之物對話，甚至是讓牆與牆外之物對話，一直說，直到這些話語成爲流過這面牆的河流。

「你可以把這面牆視爲心理動力學上的象

---

❶ 格式塔學派（Gestalt）：二十世紀初興起於德國的心理學流派，又稱爲「完形心理學」。主張人的知覺經驗是來自整體的，而非僅來自於各個分散的局部訊息。例如對一朵花的認知不僅僅來自它的形狀、顏色等感官資訊的集合，還包括對花的經驗和印象，全部經過知覺系統的組織統整後，形成一個整體概念。

徵，也可以將它視為阻絕『真正的你』和『你眼中自己』的隔閡，無論你怎麼看，牆的另外一邊的力量都是你的一部分。你的力量是牆所蘊含的力量，而非控制牆的力量。這面牆代表了對控制的深信不疑，也就是相信分離的力量。控制是一種病，是目前地球上最嚴重的問題。一旦你覺知到牆在心理動力學、靈性層面和世俗層面的存在，便可把它當作一項用來探索和療癒自己、用來記起你究竟是誰的工具。」

從氣場角度觀之，如同之前所提過的，牆可以說是氣場裡的能量阻塞。在進入牆的過程中，去經驗它、賦予它生命，就會為阻塞帶來光，氣場上的阻塞會開始移動，不再干擾自然的能量流。

氣場的每一層都有阻塞，層與層之間會互相影響。每一層的阻塞都會以那一層對應的領域展現出來，例如：想法、信念或感覺。現在便讓我們看看阻塞如何引起肉體的疾病。

回顧第十四章

1. 引起疾病的原因為何？

細思糧（Food For Thought）

2. 你內在那面牆的本質為何？

3. 與你的牆對話。它說了什麼？躲在牆裡面的你說了什麼？不被牆隔離的你說了什麼？你的牆是用來保護你免於受到何種傷害？你隔絕在牆外的是什麼樣的力量？如何去釋放它？

15
能量阻塞如何導致疾病

能量與意識的維度

如果我們能用一種更寬闊的視野看待自己，就會看見我們並非只是肉體的存在，而是由一層一層的能量和意識所組成的，在我們內心深處皆能模糊的感覺到這個事實。本章將以清晰的圖表呈現出感覺與思維自我體驗的過程。

我們內在的神性火花存在於比日常意識更高階且更進化的高等世界中。我們既是日常意識，亦為那高等意識。經由練習，我們可以與高等意識接觸。一旦我覺察到它，一切便豁然開朗。我們可能會感覺到：「其實我一直知道它的存在！」神性火花存有至高無上的智慧，我們可以用這份智慧來引導生活、成長和發展。

氣場是讓來自更高維度實相的創造脈衝進入物質界的媒介，我們可以透過提升氣場的振動，將意識穿透各個層次後進入神性自我的實相。要達到這個境界，我們必須更具體地知道這些創造脈衝如何逐層地傳送進入物質界，協助創建我們日常生活經驗。

首先，讓我們思考一下氣場究竟是什麼。它不只是一個媒介，或一種能量場，它就是生命本身。氣場的每一層都是一個能量身體，就像肉體一樣是有生命的，運作方式也類似。每個能量身都活在一個意識界裡，該意識界和物質界有部分相似，但也有不同之處。我們可以說，每個能量身都活在它自己的世界中，這些世界是互相連結的，沈潛在我們體驗現實世界的同一個空間之中。

表15-1列出了我們存在的數個實相，以及每個實相和第七章介紹的氣場層或能量體的關聯。物質界有四個層次：肉體層、以太層、情緒層和心智層。星光界是靈界和物質界之間的橋梁，再上去則是不同層次的悟境（不同位階的光）的靈界。第七章已提過，靈性體包括至少三層：以太模板層、天人層和因果模板層。當某個概念或信念從高層次往下傳遞進入密度較高的世界，直到在物質界成形，這就是創造或顯化的過程。我們根據信念進行創造。在較低層次發生的變化同樣也會影響較高層次。要瞭解創造出健康或疾病的過程，我們需要更仔細研究意識如何顯化在氣場的每個層次。

表15-2列出了意識在各層氣場的展現方式以及發出的聲明。在肉體層，意識的形式是立即、自動的反射性行為，以及身體內部器官的自動運作。此層的意識聲明為「我存在」。

表15-1：我們存在的各個實相界以及關聯的氣場層

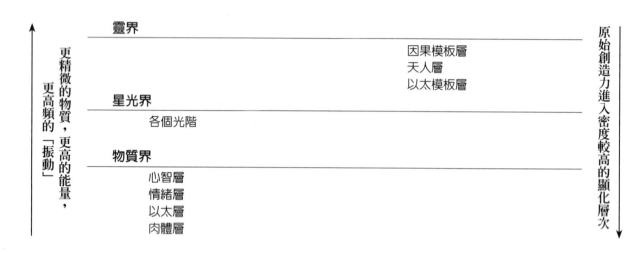

在以太層，意識的展現方式為感官知覺，例如感官的愉悅或疼痛。不愉快的感覺：如冷或者飢餓，是一種訊號，表示我們需要某樣東西來讓能量重獲平衡，使能量順暢流動。在情緒層，意識是原始的情緒和反應，諸如恐懼、憤怒和愛，這些情緒大多數都跟我們自身是相關的。在心智層，意識以理性思考的方式展現，是線性心智分析的層次。

在星光層，意識是強烈的情緒，這情緒不僅僅是關於自身或他人，而是擴展到對全人類產生的情緒。星光界是一個迥然不同的世界，在這裡可以進行所謂的星光體旅行，根據體驗過的人的說法，星光界和物質界的不同之處是：物體沒有固定的形狀，物體會散發光芒而非反射光芒；而在移動的方式上，只要集中心念在想去的地方就可以移動到那裡。意念一改變，方向也就隨之改變。在星光界中，專注的能力非常重要。

物質界和星光界的相似和相異之處，對物理學家來說並沒有什麼特別，星光界的規則其實奠基於掌管更精細的物質、更高頻的能量，以及更快速的振動之自然定律。這些定律皆與我們的物質界息息相關。我認為，物質界的規則其實只是掌管全宇宙的法則之下的一些特例。

從我有限的視野來看靈界，那是一個遠比我們的世界更美、更充滿光與愛的地方。在第五層的以太模板層，意識的形式是高等意志，我們透過命名和定義事物，將意志顯化成為存在。在天人層，意識是高等的感覺，例如宇宙大愛，那是超越人類和友誼的愛，是對所有生命的愛。在第七層，意識是高等概念，是「知曉」或者信念系統，初始的創造脈衝在這裡從「知曉」誕生，並非來自線性思考的理解，而是來自整合的「知曉」。

基本的原始創造力從最高層次的靈性體啟動，然後被傳遞到星光體。從另一種觀點來看，我們也可以說，靈性體中層次更精微的物質和能量引發星光體的感應共鳴，然後又引發其他三個更低層的身體的共振，這個程序持續

表15-2：意識在氣場各層的展現方式

氣場層	意識展現	意識聲明
7 因果層	高等概念	我知 我是
6 天人層	高等感覺	我愛全宇宙
5 以太模板層	高等意志	我將
4 星光層	「吾與汝」的情緒	我愛全人類
3 心智層	思考	我思想
2 情緒層	個人情緒	我以情緒感覺
1 以太層	感官知覺	我以感官知覺感覺
肉體層	身體運作	我存在 我正在成為

進行直到進入肉體的頻率層次為止（當你敲音叉的時候，房間裡另一隻音叉也會發出聲音，這就是共振的現象。）每個身體都用自身那一層次的意識形式展現出這個創造力的脈衝。例如，從靈界進入星光界的創造脈衝會以較廣闊的感覺出現。等它進入更低頻率的世界，首先會呈現為想法，然後是特定的感覺，然後是感官知覺，肉體則透過自律神經系統自動作出回應。如果是正面的脈衝就會令人放鬆；若為負面的，就會令人緊繃收縮。

創造健康的過程

當來自靈界的創造力順從宇宙法則流動的時候，人體就會健康（表15-3）。若因果體與更高層次的靈界處於和諧一致的狀態，它會顯化靈性世界的神聖知覺，它的訊息是：「我

知道我與神是一體的」。在這個經驗之中，我們既與神合一，同時卻又是個體化的存在。這個層次的感覺：宇宙之愛，與神合一，會在天人體引起共振，往下至以太模板層會讓個體意志跟隨神性意志。到了星光層，展現形式轉為對全人類的愛。這會影響心智層，改變心智體對世界的感知。心智體的振動接著經由共感法則或共振傳遞進入情緒體，以感覺的形式表現出來。如果對世界的覺知與宇宙法則一致的話，感覺應該會是和諧的，被當事人接納並允許它流動，不會有阻塞的情況發生。

這股能量流又往下傳遞至以太體，以太體自然和諧地回應，產生愉悅的身體感覺，提升了自然吸收代謝宇宙能量的過程。以太體需要這個能量的滋養，維持它的結構和功能，讓陰性和陽性能量保持自然的平衡。在平衡的狀態下，身體感官的自然覺知會讓人選擇合適的飲食和運動。健康的以太體協助與維持肉體健康，讓肉體的化學與物理系統保持正常和諧的運作，帶來穩定的肉體健康。在一個健康的能量系統中，每層身體的能量都是平衡的，也會協助其他層身體保持平衡，因此可以使人維持健康狀態。換句話說，健康帶來更多的健康。

疾病的動力過程

一個患病的能量系統（如表格15-4所顯示）同樣會有上述這些傳遞的過程，然而，在原初的創造能量從靈界產生之後，它就被扭曲了，並且以違反宇宙法則的方式運作。若原始創造脈衝進入一個能量阻塞或氣場的扭曲中，它就會被扭曲，一旦在進入密度更高的身體的過程中遭到扭曲，就會一路扭曲下去。我曾看

表15-3：創造健康的過程

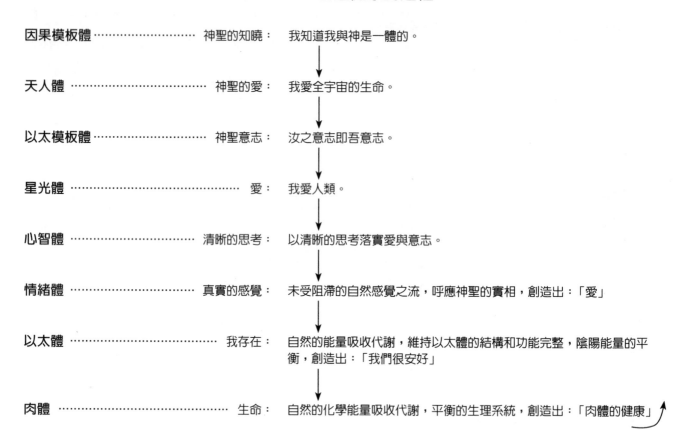

因果模板體 …………………	神聖的知曉：	我知道我與神是一體的。
天人體 …………………	神聖的愛：	我愛全宇宙的生命。
以太模板體 …………………	神聖意志：	汝之意志即吾意志。
星光體 …………………	愛：	我愛人類。
心智體 …………………	清晰的思考：	以清晰的思考落實愛與意志。
情緒體 …………………	真實的感覺：	未受阻滯的自然感覺之流，呼應神聖的實相，創造出：「愛」
以太體 …………………	我存在：	自然的能量吸收代謝，維持以太體的結構和功能完整，陰陽能量的平衡，創造出：「我們很安好」
肉體 …………………	生命：	自然的化學能量吸收代謝，平衡的生理系統，創造出：「肉體的健康」

過在第七層氣場的扭曲，看起來像是撕裂或交纏的光能線。這些「靈性扭曲」與此生或其他生世中建構出來的信念系統有關，這就是業力。業力對我來說，只是由信念系統創造出來的生活經驗，這些信念系統一世又一世地跟著我們，直到被清除，或者與更高層次的世界再度和諧一致為止。

如果第七層有扭曲，通常是由扭曲的信念系統造成的。例如，某人的信念是：「我相信我比較優越。」這會阻擋住在天人層的大愛，並使它扭曲，成為對優越感的喜愛，天人層的光看起來便會比較黯淡微弱。第五層也會因此被扭曲，此人會試著要讓自己變得優越。往下進入星光層，就產生了對優越的渴望，在星光體的阻塞或積滯能量會形成暗色斑點。接著到了心智體，此人產生了「我是優越的」的想法。幸好，自我欺騙無法永遠維持下去，遲早內心會出現相反的聲音；這會創造出一個心理上的僵局：「如果我不是優越的，那我一定是比較低等的」，這也是心智體結構的扭曲造成的。生命力被分流成兩股相反的力量，這個人陷入二元的分裂。另一個心理衝突的例子是，在「我做不到」與「我做得到」之間擺盪掙扎，這也是心智體上的一個思想僵局，會以能量或振動頻率的形式展現出來。如果這個人沒有解決這個衝突，便會成為分離的意念團塊，

表15-4：疾病的動力過程

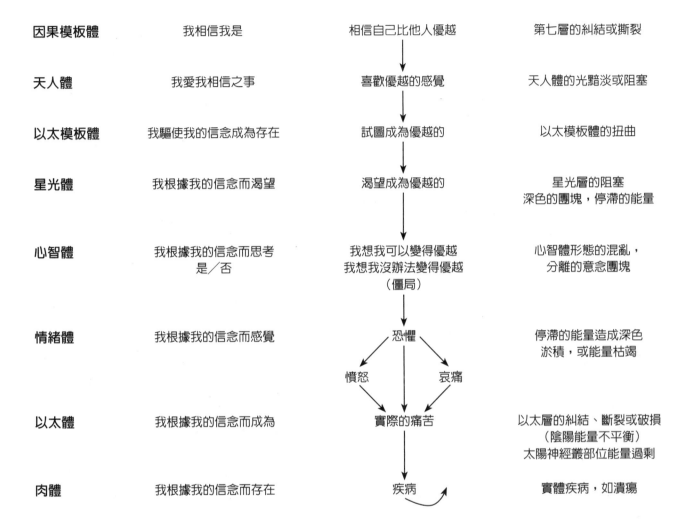

因果模板體	我相信我是	相信自己比他人優越	第七層的糾結或撕裂
天人體	我愛我相信之事	喜歡優越的感覺	天人體的光黯淡或阻塞
以太模板體	我驅使我的信念成為存在	試圖成為優越的	以太模板體的扭曲
星光體	我根據我的信念而渴望	渴望成為優越的	星光層的阻塞 深色的團塊，停滯的能量
心智體	我根據我的信念而思考 是／否	我想我可以變得優越 我想我沒辦法變得優越 （僵局）	心智體形態的混亂， 分離的意念團塊
情緒體	我根據我的信念而感覺	恐懼 憤怒　　哀痛	停滯的能量造成深色 淤積，或能量枯竭
以太體	我根據我的信念而成為	實際的痛苦	以太層的糾結、斷裂或破損 （陰陽能量不平衡） 太陽神經叢部位能量過剩
肉體	我根據我的信念而存在	疾病	實體疾病，如潰瘍

然後跌入無意識。透過之前提過的共振效應，這會影響到情緒體，因當事人無法解決問題而引起恐懼。這份恐懼是基於幻象所產生的，當事人無法接受它的存在，便阻擋住它，一段時間之後，可能連恐懼都會變成無意識的一部分。

由於情緒體的能量流受到阻礙，會出現能量停滯或薄弱所導致的暗色斑點，這個異常會再往下傳送進入以太體，形成糾結或斷裂的光能線。肉體的細胞是根據這些以太體的生命之線（形成網格狀的結構）所生長的，所以以太體的錯亂會被傳遞到肉體，成為疾病。

在表15-4的範例中，如果個案無法解決這個心理衝突，這個恐懼可能會干擾太陽神經叢區域的以太體，引起該部位吸入過多陰性能量，若一直發展下去，就會影響肉體的化學能量吸收代謝功能，造成生理系統的失衡，最終導致了疾病。舉例來說，太陽神經叢部位的陰性能量過剩可能引起胃酸過多，造成潰瘍。

由此可見，在生病的能量系統中，失衡的

能量從較高層次的能量體一路往下傳遞到低層次的能量體，最後造成肉體的疾病。如果能量系統不健康，肉體的感官知覺會變遲鈍，可能會讓人對身體的需要變得不夠敏感，攝取不合適的食物就是失去敏感度的後果之一，結果形成讓能量更加不平衡的惡性循環。每個被干擾或失衡的能量體也會影響其周遭的能量體，結果就是一個疾病會創造出更多疾病。

根據我用 HSP 所做的觀察：*在氣場的偶數層，疾病會以前面提過的阻塞形式出現，能量不是低落、過剩，就是淤積，看起來會是暗色的能量斑塊。在有特別結構的氣場層次，則引起能量的變形、斷裂或糾結。在奇數層的格網狀結構中，可能會出現破洞。*除了疾病，藥物也會對氣場造成很大的影響。我看過有人因為之前生病所服用的各式藥物，而在肝臟遺留下深色的能量團。得過肝炎的人，在被認為完全痊癒的幾年之後，肝臟部分還會有橘黃色的殘留。我也看到過為了診斷脊椎狀況而注射到脊椎裡的顯影劑在十年之後仍然沒有消失，雖然理論上它在一兩個月後就應該要被人體排除。化療會塞住整個氣場，尤其是肝臟，氣場看起來充滿綠棕色的黏液狀能量。放射線治療會把結構化的氣場層都磨損掉，看起來很像被燒融的尼龍絲襪。外科手術則會在氣場第一層留下傷痕，有時候傷痕還會出現在更高層的氣場，甚至影響到第七層。若協助肉體的治療，氣場的扭曲、傷痕和阻塞也會跟著被治好。但如果氣場的問題沒有消除，肉體要好起來也會

比較難。如果切除了某個器官，我們在以太層可以重建這個器官，讓能量體繼續順暢地運作。我想像著，在掌握更多氣場和生化的知識之後，假以時日說不定能夠讓被切除的器官重新生長。

由於脈輪是吸收能量的主力，對於能量系統的平衡扮演了十分重要的角色，脈輪失衡會導致生病，且疾病的嚴重程度反映出脈輪失衡的程度。我們在第八章圖 8-2 看過脈輪的樣貌，它們是一組旋轉的圓錐狀能量體結合構成的能量渦輪，成人的脈輪上面會有一層保護膜。在健康的能量系統中，這些能量圓錐會有節奏地同步旋轉，從宇宙能量場中吸收能量，提供身體使用。每個能量錐都會根據身體的需要被調頻到特定頻率，以維持身體的健康運作。不過，如果能量系統不健康，這些能量錐的轉速不會是同步的，可能過快或過慢，不規律或不均衡，有時還可觀察到破裂的能量模式。有的能量錐可能會呈現完全或部分萎縮，或反轉的狀態，表示肉體在那個部位有功能失常或疾病問題。舉例來說，沙飛加・卡拉高拉❶在她的著作《突破創造力》（*Breakthrough to Creativity*）中，曾提過一個腦部功能失調的案例，頂輪的其中一個能量錐沒有挺直，反而垂下，十分反常。這名個案的腦部細胞中有一些「溝隙」（gap），能量必須要用跳躍的方式傳過去。這個「閃爍的溝隙」剛好對應到之前動手術切除的大腦部分。約翰・皮拉卡斯在《傷心案例》（*The Case of the Broken Heart*）這本

---

❶沙飛加・卡拉高拉（Shafica Karagulla），美國醫學家，將人類能量分為物理能量、生理能量、心理能量三個層次，並指出人本身為一獨立能量場，並與宇宙相互交流。

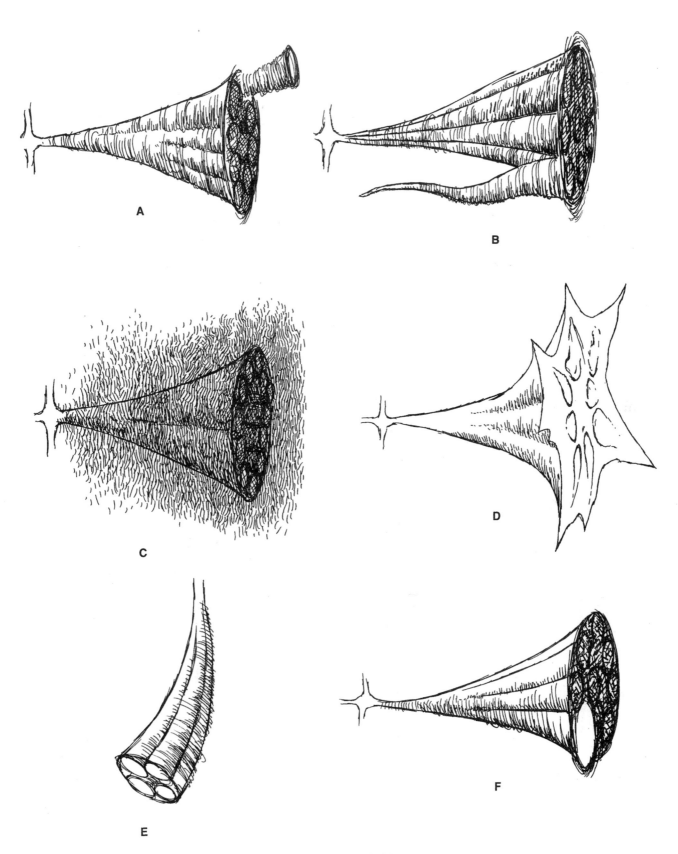

圖15-5：受損的脈輪

書中描述了一個有心絞痛和冠狀動脈性心臟病的個案，其心輪亦有失常的狀況，本來應該是明亮、旋轉的渦輪，但卻被深色沈重的物質給堵塞住了。

圖15-5是一些我看過的脈輪變形狀況。第一個（圖15-5A）是所有橫膈裂孔疝氣病患身上都會出現的，太陽神經叢脈輪由八個能量錐組成，位於身體左側、左上方那個象限的能量錐看起來一個鬆掉的彈簧。同樣的狀況在氣場每一層都出現，甚至包括第七層。圖15-5B描繪了一個尖端被拔出來的能量錐，我看過很多脈輪都有這個狀況，如果尾骨有受傷，第一脈輪就會出現這個情形。如果有嚴重的心理創傷，就會出現在太陽神經叢脈輪。常見的狀況是出現在動過手術附近部位的脈輪。圖15-5C是脈輪阻塞的情況，有心絞痛的人在心輪都會出現深色、阻塞的能量。

我觀察過三個愛滋病患，他們的第一脈輪和第二脈輪被阻塞，有時候整個能量場都被塞住，甚至七層全都受到影響，視病況嚴重程度而定。圖15-5D是被撕開的脈輪，保護膜已被完全剝除，每個癌症病患身上都有這種脈輪的出現，一樣會延伸擴及七層能量場。脈輪出現撕裂後，癌症病徵不見得會馬上出現，可能會相隔兩年甚至更久的時間。如果在第七層出現撕裂，會造成能量的大量流失，而且能量場失去抵禦不健康能量進入的能力，個案會很容易在心理上和生理上受到外來的影響。圖15-5E則是一個完全歪斜的脈輪，我比較常看見第一脈輪出現這種狀況，這會發生在兩種人身上：那些只用某一側的腿與大地能量連結的人，他們會有一隻腳比較健康，另一隻比較無力；另

一種是尾骨有某一側被塞住的人。

我開始覺得或許每個能量錐都負責供應能量給一個特定的器官，因為我發現每次胰臟有問題時，太陽神經叢輪左側的某個能量錐也會出現狀況，心絞痛時會出現異常狀況的能量錐則在它上方，如果是肝臟，就是同一個脈輪最靠近肝臟的那個能量錐會被影響。

圖15-5F是某次密集治療期間發生的變形情況。一位女士和藥物成癮的兒子參加了為期一周的團體治療，當她回家的時候，太陽神經叢輪的某個能量錐是開放的，它顏色蒼白、幾乎不旋轉，保護膜也不見了。我在她從療程回來後那周就發現這個問題了，所以能夠及早處理，避免發生其他的傷害。如果沒有早點介入的話，或許這位女士會以某種方式自我痊癒，但也可能肝臟會出問題（出問題的能量錐對應的器官是肝臟）。

除了圖表中繪出的這些，還有很多種其他的可能情況，很多只是結構錯亂，我看過內裡外翻出來的脈輪，還有尺寸嚴重擴張或縮小的脈輪。不管哪一種變形，如前所述，全都跟意識能量有關，或是個人信念系統和經驗的顯現，最後都會導致生病。換句話說，氣場某一層的疾病會以那一層的意識來表現自己。每種表現方式都是某種形式的痛苦，可能是肉體的、情緒上的、心理的或靈性的。痛苦是我們內建的警示機制，用來提醒自己有問題需要處理，它會把我們的注意力導向出錯的地方，讓我們採取行動。如果我們之前從來沒有好好傾聽自己，一直忽略自己想要或需要的事物，最後痛苦會讓我們不得不處理。痛苦教導我們尋求協助與療癒，因此，痛苦可說是靈魂的學習

之鑰。

練習找出病痛對你的意義

在療癒和學習的過程中，關鍵的問題是：「這個病痛對我而言的意義是什麼？身體想要傳達給我的訊息是什麼？我如何忘記自己的真實身份？」病痛就是「痛苦如何幫助我？」這個問題的答案。

我們每個人或多或少都創造出肉體的疾病，如果你檢視源頭的成因，會發現全都因為我們忘了自己是誰。只要我們相信分離是達成個體化必須的方式，我們就會持續讓自己生病。我們要再度回到最初的出發點——宇宙全相觀。

回顧第十五章

1. 身心問題和氣場的關聯為何？

2. 從人類能量場的觀點來看，所有疾病的基本成因為何？

3. 描述疾病透過人體能量場形成的過程。

細思糧（Food For Thought）

4. 花數分鐘冥想：疾病如何在你的身體裡形成，並描述這個過程。

5. 我們的信念系統如何塑造我們的經驗，能量場又在這個過程中扮演什麼角色？

16
療癒過程概述

療癒師能對病患和醫學專業人士作出三種貢獻：從不同的、更寬廣的觀點，對疾病的成因和療法提供意見；獲取一般管道無法取得的、關於個案某一世或醫療情況的資訊；直接與病患合作，加強病患的復原能力。事實上，無論結果看來多麼不可思議，療癒師眞正做的只是引導病患透過自然的程序療癒自己。對那些不瞭解療癒概念的人而言，這些方式似乎是超自然的，但身體和能量系統本就會自然而然地朝向讓自己健康的方向運作，療癒師只是知道如何喚起人體的療癒本能。當然醫師也是秉持同樣的原則工作，但醫師們要處理的病例太多，長時間的與病痛爲伍，讓許多醫師變得只專注於治療特定的症狀，這樣的做法並不總是能與帶領病患邁向健康劃上等號。對療癒師來說，健康不只是身體的安好，還是生命中所有部分的平衡與和諧。

療癒的過程就是憶起自己眞實身份的過程。就氣場的範疇來說，療癒是重新平衡每一層能量體的能量。當每層能量體都獲得了平衡，就會帶來健康。靈魂已經學到他要學習的功課，對宇宙的實相有更完整的瞭解。

目前有兩種主要的療癒方式，一種是「內在」療癒，藉由專注於處理人類的肉體、情緒、心智、靈性面向，找出我們如何創造了信念系統和實相，在個人的所有層次上重建平衡與健康。另一種是「外在」療癒，從宇宙能量場中汲取能量供給個案，協助重新平衡氣場的各個層次，也包括肉體系統。我認爲內在療癒是比較重要的，不過也需要外在療癒來支援這個過程。

內在療癒的過程

找出每個能量體失衡之處，用雙手療癒進行調整、修復出現問題的氣場層，使每個能量體的能量重新獲得平衡，這就是所謂的內在療癒（參見表16–1）。每一個能量體的平衡，都可以幫助修復其他的能量體。

內在療癒的過程又稱爲全方位療癒，我們會在第二十二章詳細討論，此處先做簡單的介紹。

在療癒因果模板層時，我們會將錯誤的信念系統帶入意識層面來檢視修正，這裡主要是修復第七層能量場並重新整理它的結構。一旦第七層能量場被修復，第六層自然會開啓，讓更多天人之愛流入。

在療癒天人層時，療癒師會讓自己成爲通道，爲個案導引天人之愛／宇宙大愛。

表16-1：內在療癒的過程

因果模板體	第七層 療癒	挑戰錯誤信念系統
天人體	第六層 療癒	安住於宇宙大愛之中
以太模板體	第五層 手術	將個人意志重新調整，使之趨近於神聖意志
星光體	第四層 能量螯合淨化療法，愛	給出愛與接納
心智體	能量螯合淨化療法及重組思考模式	挑戰二元思考模式
情緒體	能量螯合 ❶ 淨化療法及情緒能量流重新導向	重新經驗被封鎖的感受與痛楚，以釋放情感能量流
以太體	能量螯合淨化療法及結構修復	釋放以太體的感覺能量流與振動。重建以太體結構。重新平衡以太體器官的吸收代謝。
肉體	按摩	用能量給予肉體活力與滋養，重新平衡化學運作過程，使身體系統亦得以平衡。健康。

　　在以太模板層，則是透過靈性手術來調整能量體，讓個案的意志與神性意志更加靠近。

　　在療癒星光層時，我們使用能量螯合以及愛來使療癒發生。療癒師讓自己處於對全人類的愛之中，並將能量導引給個案。如此可放鬆心智層並解除某些防衛機制。

　　在心智層，療癒師會挑戰那些導致心智層失去平衡的錯誤思想過程，這些思想過程是孩童時期的創傷經歷所發展出來的。當身為成人的個案覺察到它們的存在，就能輕易看見自己思想的來路，並用更成熟的思想過程來取代。療癒師協助個案對舊有的問題提出新的解決方案，以調整心智層的能量場結構。

　　在情緒層，療癒師可以使用能量螯合清除那些被個案封閉的感受，有時陳舊的創傷會重新浮現，個案會在療程中經歷所有被封鎖的感受；但有時在個案並未注意到的時候創傷就被移除了。

　　在以太層，透過療癒師的調整修復可讓這一層的結構回復正常，個案會重新感覺舒適愉悅並找回力量。

　　要調整肉體的方法則是利用運動、體位練習和聲音來鬆動例如肌肉的緊繃、脂肪或疲軟。

　　在全方位療癒的過程中，所有的能量體會彼此影響，共同參與。這類療癒方式可以是個案和療癒師一對一的療程，也可以是療癒師帶領的團體療程。療程會先讓能量體重獲平衡，

❶編按：關於能量螯合相關說明請見第22章。

肉體的健康通常是最後才顯現出來的效果。所需時間長短從單次療程到為期一年都有可能。

大家可能會覺得好奇，療癒師如何讓療癒發生的？透過擴展意識狀態，療癒師能夠獲得大量療癒資訊，用來執行他們的工作。

外在療癒的過程

外在療癒的作用是強化並加快內在療癒的效果，它不僅是輔助的角色，在許多情況下也十分必要，因為除非錯誤的信念系統被修正，否則由此所產生的身體症狀不可能消除。在內在療癒產生效力前，有時需要先透過外在療癒保住個案的生命。不過，就算消除了身體的症狀，如果內在療癒沒有完成，錯誤的信念系統持續存在，遲早肉體還是會再度生病的。

隨著整體醫學❷的進步，發展出越來越多種效果良好的療癒方式，很多醫師現在會注重飲食、營養補充（如維生素和礦物質）、運動，以及保養健康的生活規劃。各類健康照護專業人員在全國各地皆有執業，如順勢療法治療師、整脊師、針灸師、肌動學專家、按摩師及其他身體工作者，協助人們維護身體健康。人們比以前更注重規律健身、定期健康檢查，以便在問題惡化之前先行發現處理。

我們正身處健康照護革命的浪潮中。人們對薩滿❸和其他古老的療癒方式感興趣；雙手療癒十分普及，並以許多種形式施作；有許多靈療師定期地來訪，並和數以百計的人們一起工作。為什麼會出現這樣的趨勢呢？

隨著現代科技的蓬勃發展與家庭醫師的勢微，醫療成為一件喪失人情味的事。家庭醫師熟悉全家人的醫療歷史（有時候甚至含括好幾個世代），負責全家人的健康，但現在的醫師連病人叫什麼名字都不記得，因為病人實在太多了。科技拯救了許多的生命，但也帶來改變，醫師無法再為每個病人的健康負起責任，這份責任落回病人自己的手裡。事實上每個人本來就該為自己的健康負責。這造就了醫療照護革命的基石，許多人想要為自己的健康承擔更多責任。要讓這個改變順利發生，最好的方法是整合現有的方法，讓醫療再次恢復它原本的內涵，充滿對人的關注，就像在我們歷史上曾有過的一樣。

療癒師如何與醫師合作

療癒師和醫師的攜手合作，能讓病人同時享有最好的科技與最溫暖的關切，這兩者該如何共事呢？

本章一開始的概述中已提過療癒師能提供給醫師的三種協助：一、從更寬廣的觀點，對疾病的成因提供意見；二、提供一些目前的標準檢驗方式無法取得或需時太長才能取得的資訊；三、提供雙手療癒，平衡病患的能量系統，強化並加速治療效果。最後這個部分常能協助病患獲得拯救生命所需的力量。

臨床治療上，療癒師可以在初次診斷時就直接與醫師及病患合作，精準地找出問題所在，對能量系統的失衡狀況提供一個概觀，失

---

❷ 整體醫學（Holistic medicine）：又稱全息醫學，是一套健康照護系統，強調將病患整體情況（如營養、環境、情緒、社會、靈性狀況等）一起納入考量，重視各個層面關聯，以求肉體、情緒、靈性和社會層面都達到最佳健康狀況。
❸ 薩滿：即原始宗教中的巫師，被認為具有與神靈溝通、占卜、治療等能力。

衡程度能反映問題的嚴重程度，從較寬廣的觀點解釋疾病的成因，協助病患找出疾病在他生命中的意義。

我們在下個章節將會討論療癒師的診斷方法。療癒師可以透過HSP接收療癒的相關資訊，例如病患應用何種藥物、用藥量，可以使用哪些療癒技巧加強治療效果，合適的飲食、營養補充品和運動等等。療癒師能和醫師一起追蹤病患的狀況，對用藥量和其他補充措施的變更提供建議，病患每周或每天所需要的治療可能會不同，甚至每小時都可能改變。透過這樣的合作，療癒師和醫師對病患照顧方式的「微調」程度可以達到前所未有的精細。療癒師可以觀察病患的能量場，看出藥物和其他治療方式對病患整體產生了什麼樣的影響。

我有過一些以這種方式工作的經驗，效果非常好。我認識一位名為米耶・惠庫斯❹的療癒師，他在一間與波蘭華沙IZICS醫學協會有密切關聯的診所裡與醫師們合作長達三年之久。該診所特別為了這類治療工作而開設，結果非常成功，直到現在還在運作。根據該診所的紀錄，被稱為生物能量療法（Bioenergotherapy，BET）的雙手療癒對下列疾病最為有效：神經系統相關疾病、偏頭痛的後遺症、氣喘、尿床、偏頭痛、神經問題、身心症、胃潰瘍、某些過敏症、清除卵巢囊腫、良性腫瘤、不孕、關節炎疼痛，及其他種類的

疼痛。生物能量療法能舒緩癌症帶來的疼痛，減少止痛藥或鎮定劑的用量。在對耳聾孩童的治療上也有很好的效果。醫師們發現，幾乎所有的病人在接受了生物能量療法後，都變得更為平靜且放鬆，疼痛消失或減輕，復原速度加快（特別是手術或感染的復原）。在美國，已經有很多療癒師開始和醫師合作。數年前，桃樂絲・克莉格（Dolores Krieger）醫師將雙手療癒介紹給紐約醫學中心的護士們，讓他們在醫院裡應用。加州格倫代爾的療癒之光中心的負責人羅莎琳・布魯耶爾在許多醫院中施行能量療癒，並參與數個研究計劃，研究雙手療癒對各類疾病的效果。

療癒師還可以透過HSP，協助研究人員找出目前被視為不治之症（如癌症）的疾病成因和療法。使用內在的心靈之眼（下一章會討論這個部分），療癒師能夠觀察到疾病在身體內的演進過程，是協助研究的絕佳幫手。

療癒師透過用HSP觀察各種整體療法在氣場發揮的效果，找出對個案效果最佳的，建議個案採用，以加快治療速度。我個人的經驗是，不同的療法影響的氣場層次也不同，奧布里・衛斯雷克（Aubrey Westlake）在他的著作《健康的型態》（*The Pattern of Health*）中，曾指出每種巴哈花精❺可以療癒的氣場層次。我個人則觀察到，順勢療法配方的效價❻越高，能影響的氣場層次就越高。

---

❹米耶・惠庫斯（Mietek Wirkus）：為生物能療法的先驅，創建了Wirkus生物能源基金會。除了培訓課程，亦提供醫療專業人員和理療師研究場所。惠庫斯認為思維表現與生命肉體、情緒、心理和靈性各個方面相關。他認為生物能若無法整合將導致個人的死亡。

❺巴哈花精（Bach Flower remedies）：英國的巴哈（Bach）醫師發現花卉的能量對情緒有平衡效果，於是將花的能量萃取保留在白蘭地中，稱為花精。巴哈醫師共提供了三十八種單方花精，針對不同的情緒問題做調整。

❻效價（Potency）：為評估藥物產生反應所需要的劑量指數，需要的劑量越低，效價越高。

若效價超過1M ❼ 以上，便能夠對氣場的較高四個層次產生效用，較低的效價則影響較低的氣場層次。由於高效價的配方威力強大，我們會教導年輕的療癒師先從低效價的開始，找出正確的療法後，再來處理高層次的氣場。在使用雙手療癒時，許多療癒師可以選擇要針對哪個氣場層工作，在進行自我療癒冥想時，我們也可以這麼做。還有一種療法稱為「光子能量波動信息研究」（Radionics），使用儀器產生歐姆比率或頻率，將宇宙能量場的療癒能量稀釋，傳送給在遠方的個案。通常會用個案的血液樣本或頭髮來作為「天線」協助定位。這種療法的療癒師也同樣可以選擇要針對哪一個氣場層次工作。

整脊、藥草、維生素、藥物和手術作用在氣場較低的三個層次；雙手療癒、療癒冥想、光療、色彩療法、聲音療法、水晶療法則作用在較高層次。透過研究，我們可以學到如何運用它們達到最佳效果。

市面上已經有很多討論這些療法的書，我建議閱讀：醫學博士喬治‧維特卡斯（George Vithoulkas）的《順勢療法的科學》（The Science of Homeopathy），醫學博士大衛‧坦斯利（David Tansley）的《射電電子維度》（Dimensions of Radionics），醫學博士尤利烏斯‧迪添法斯（Julius Dintenfass）的《脊骨神經療法：通往健康的現代之道》（Chiropractic, A Modem Way to Health），戴安娜‧康奈利（Dianne M. Connelly）博士的《傳統針灸：五元素的法則》（Traditional Acupuncture: The Law of the Five Elements）。

美國的醫學專業人士主要聚焦於肉體問題，他們在肉體症狀方面是專家，尤其精通特定的器官和器官系統的疾病，主要的治療方式是藥物和手術。這些治療方式的問題之一是常會出現副作用。我們根據對身體器官運作的瞭解來開立藥物處方，但藥物也是有能量的，會影響其他層次的能量場。而我們在做藥物試驗的時候，並沒有研究它們對能量體帶來的影響，這些影響只有在進入肉體層次之後才會被看出來。我看過藥物產生的後遺症多年後還留在氣場裡的例子。某個個案曾服用治療肝炎的藥物，在五年之後似乎引發了免疫力減弱的問題。另一個個案曾為了檢查脊椎問題而在脊椎內注入紅色的染色物質，結果十年後這個物質仍然干擾著脊椎神經的治療。

邁向整體療癒系統

我相信，未來的整體療癒系統將會結合傳統醫學的龐大分析知識和對能量體系統的綜合知識，並根據病患需要，同時針對能量體和肉體作出診斷和處方，且結合內在療癒及外在療癒。醫師、整脊師、順勢療法師、療癒師、針灸師等都將在病患的療癒過程通力合作。病患將被視為一個正在回歸真我（神性自我）的旅途上的靈魂，疾病是向他指出正確方向的指標之一。

為了實現這個理想，我們需要運用醫學界發展出來的分析方式，鑽研能量體的奧祕，得到更多有關能量體的運作和結構的實用知識。

❼ M：順勢療法藥物稀釋的比例，1M是一份原料配上一千倍的溶液來稀釋。

我們需要結合測試能量療法和科學醫學的研究計劃，探索兩者結合的效力。主流醫學使用的藥物和順勢療法藥物併用的結果如何？哪些能夠發揮協同作用，支援強化治療效果？哪些不適合一起使用免得產生負面效果？

我們還需要發展觀察偵測能量體的方法，首先應該針對以太體，因為它是能量體中最粗糙、最接近肉體的，應該也是最容易被偵測的一層。如果我們可以將以太體的格網狀結構拍成照片，找出能量不平衡的地方，那該是多麼棒的事啊！有了這樣的資訊，再透過進一步的研究，我們就能找出重新平衡以太層能量場最有效的方法，之後再進一步發展找出應用在更高層能量體上的方法。

如此一來，我們將能在所有失調的部分成為肉體疾病之前，就將它們治癒。

最重要的一點是，我很希望能有機會教導醫學專業人士（尤其是醫師）如何感知到能量場，好讓他們能夠在病患身上看見疾病的演進過程。已經有一些醫師開始尋求這方面的協助，將棘手的個案交給療癒師，不過通常都是在檯面下偷偷進行。是時候該公開以團隊方式彼此合作了。

若能讓一批受過良好訓練、能看見身體內在運作過程的人協助醫學研究，將會對醫學發展有莫大的幫助。研究的焦點不再只是觀察實驗室中的動物，而能研究真正的個案與他的個人需要。如果我們可以直接讀取到病患所需的治療方式為何，就可以設計病患專屬個人化的療程。

黑元認為，「在特定的時刻，給予個案特定劑量的特定物質，會在個案身上產生質變的效果，以最有效的方式在最短時間內創造健康，並產生最少的副作用。」這裡的健康指的不只是肉體健康，而是所有能量層次的平衡。既然我們已經知道讀取氣場資訊的能力所具有的強大潛力，現在就來看看各種獲得氣場資訊的方法吧。

回顧第十六章

1. 描述內在療癒的過程。

2. 描述外在療癒的過程。

3. 醫藥作用於人類能量場的哪些層次？

4. 針對在一般的醫療行為中使用的醫藥所帶來的影響，我們所做的測試是針對哪幾層能量場？

5. 順勢療法藥物的效價和氣場的關聯為何？請說明哪種順勢療法藥物作用於哪幾層氣場。

細思糧（Food For Thought）

6. 進行醫療時，透過人類能量場瞭解疾病的演進過程帶來了哪些主
　要影響？請涵蓋應用面、心理動力運作、病患責任以及對自我的
　認知等面向。

7. 氣場療癒如何與一般醫學程序整合？

17
使用超感知力直接取得訊息

除了一般醫學的方法，還能用超感知力（HSP）直接獲得療癒訊息的話，對治療會有莫大的幫助。HSP能獲得幾乎所有需要的資訊，我用「直接取得」就是因為真的這麼簡單：連結到你想取得的訊息、接收它，就可以了。除了所謂的HSP，也可能稱之為靈聽、靈視、靈感或靈通。讓我們更清楚地理解這個部分。

人類透過五種感官知覺來接受訊息，傳統上是視覺、觸覺、味覺、聽覺和嗅覺。大多數人會有其中幾種感官較為發達，能用來接受訊息。根據神經語言程式學家理查·班德勒（Richard Bandler）和約翰·葛瑞德（John Grinder）在《青蛙王子》（*Frogs to Princes*）這本書中發表的看法指出，你內在思考、感覺等經驗過程影響了你使用哪些感官來取得訊息。他們認為，人透過幾個慣用的特定管道來經驗世界，有人可能是併用視覺和體感❶，或聽覺和體感，或視覺和聽覺。任何一種組合都是可能的。在不同的內在過程中，我們會使用不同的感官組合。你可能已經知道自己主要是圖像型思考，還是聲音型或感覺型思考。如果你還不知道的話，我們建議你找出來，用你平常就慣用的那個感官開始學習發展HSP。

舉例而言，如果你告訴我一個名字，首先我會聽見這個名字，然後我會用身體感覺往各個方向搜尋它，直到我感覺和那個名字的主人建立連結為止。連結建立之後，我開始可以接收到影像，聽見和這個人有關的資訊。這個能力是這幾年才發展出來的。

我最先發展出來的HSP是體感，因為我從事身體心理治療❷，碰觸人們的身體和他們的能量場有很長的時間。之後我的分辨能力進展到了視覺，我開始看見和我感覺到的東西有關的影像。經過大量的練習之後，我開始能聽見訊息。透過練習和冥想，我們可以發展出使用每種感官取得訊息的能力。只要能進入平靜的狀態，專注於你的其中一種感官，你就能加強這個感官的知覺。最難的部分其實是平靜下來，並集中意念專注在你的目標對象上。

---

❶ 身體感覺（Kinesthetic Sense）：簡稱體感，生理學名詞稱為肌覺、本體感。為透過身體感覺接收訊息，可能是肌肉反應、觸覺等皮膚反應。

❷ 身體心理治療（Body psychotherapy）：由威廉·賴希發展出來的療法，藉由觀察個案的姿勢、體格、呼吸、肌肉及其他身體特徵，推論個案可能有的情緒問題。

強化感知力的練習

透過以下的練習可加強體感能力：以舒適的坐姿進行冥想，將意念集中、專注感覺你的身體內部，把注意力放在身體各部位和器官上。有些人覺得接觸正在感覺的那個部分可以更容易產生連結，你可以試試看。如果你是視覺型的人，你可能會想要盯著這個部位看。如果你是聽覺型，傾聽自己的呼吸聲或心跳，可以幫助你集中注意力。然後用同樣的方法感覺一下周遭的空間，一樣是雙眼閉上，坐著感覺你所在的這個房間。專注地發出意念連結房間裡不同的位置或物件，如果有困難，睜開眼睛或觸摸一下物件，之後再回去坐著感覺它們。下一步是把自己的眼睛矇起來，讓人帶你去一個你不熟悉的房間，坐下並用身體去感覺這個空間，就跟你感覺自己身體內部一樣的方式。你感覺到什麼？把眼罩拿掉，確認一下。對不同的人、動物和植物做這個練習。

加強視覺感知：同樣採用坐姿冥想，閉上雙眼看你的身體內部。如果有困難，試著併用其他感官，你可以觸摸正在感覺的部位，或傾聽它，直到你感覺得到影像為止。找出對你效果比較好的組合。然後對房間做同樣的練習。一開始先睜開眼睛，仔細看房間的內部，然後閉上眼睛，在心裡創造出房間的影像。接著到一個你不熟悉的房間去，不要觀察它，在眼睛閉上的情況下直接感覺它。你「看見」什麼？請注意，接收視覺影像不同於觀想，觀想是主動創造你要的影像，接收則是讓影像訊息進入。我們在這裡要做的是接收。

加強聽覺感知：採坐姿冥想，聆聽身體內在的聲音。如果不太容易，就用另一個感官（觸覺或視覺）來輔助。身體的部分練習過後，到外面去，聆聽周遭的聲音。如果你置身在樹林中，你會開始聽見所有正在發出的聲音譜成了一首交響曲。再靠近一點，你還可以聽見什麼？是否可以聽見那些不存在的聲音呢？更仔細地聽，將來這些聲音可能會開始對你產生意義。《走在狂蕩的鐘擺上》(*Stalking the Wild Pendulum*) 一書的作者伊扎克・班多夫 ❸ 描述過許多冥想的人都曾聽見一種高頻音，這個聲音的頻率超越一般聽覺能捕捉的範圍，他甚至能測量出這個聲音的頻率。

隨著我養成「看見」的能力之後，我發現接收到的影像分為兩種，一種是象徵式的，另一種是寫實的。如果接收到象徵式的影像，你會「讀到」對你個人有意義的圖像，例如，你可能會看見在天空中旋轉的星雲，或一個很大的巧克力蛋糕。在寫實影像中，你會看見描繪物件或事件的圖像，例如你可能看見個案的某段過去經歷。無論是象徵或寫實，療癒師都是目擊者，進入事件發生當時那段時間目擊它的過程。療癒師看著接收到的影像，如實地描述它，我稱這個接收過程為通靈。療癒師務必記住不得擅自解讀或干擾影像，影像在療癒師和個案眼中可能有不同的意義，例如你看見一個象徵性的影像，假設是一部藍色的車在路上行駛，不要馬上試圖找出它的意義，只要看著這個景象，讓它自動播放，在這個過程中你一點一滴地收集到資訊，最後慢慢會拼湊出可以理

---

❸ 伊扎克・班多夫（Itzhak Bentov），捷克出生的以色列科學家、發明家、神秘主義者和作家，對於意識能量有深入的研究。

解的影像。你可能無法很快得知這個影像究竟是象徵性的還是寫實的，是某件已經發生或者是可能發生的事情，這需要時間去等待答案。用這樣的方法接收資訊需要很多的信心，你可能會花上半小時甚至一小時，才能建構出一個可解讀的影像。

不過，也有一些療癒師的做法是建構一套自己的符號系統，然後用解讀這套符號來提供訊息。要能夠使用這個方式，需要大量的練習，因為訊息接收者首先必須建構一套清楚的符號，讓他能夠從符號對應到資訊。也有的療癒師會看見個案身體內器官的樣子，這個影像可能是出現在療癒師腦海裡的一個螢幕上，我稱之為「心靈屏幕」（Mind-screen），亦或療癒師可以像X光機一樣看進個案的身體裡，直接看到器官的情形。我稱呼這類型的視覺能力為「內在視覺」。擁有內在視覺的人可以進行主動式的取得資訊。針對想深入了解的特定部分探取更多細節資訊，例如想要看見哪一個器官都可以，也可以決定看見的深度，要看見哪一層氣場、清晰程度如何、尺寸多大，概觀或是放大細節。

遠距離感知

無論個案跟你同在一室還是在身在遠方，你都可以透過HSP取得資訊。我試過距離最遙遠的案例是一方在紐約，另一方在義大利。根據我的經驗，資訊準確度還是很高，不過療癒效果就沒有近距離的現場來得好。

直接取得訊息以及預知

很多人對我的指導靈黑元提出有關於未來的問題，黑元總是說，我們可以談論可能的未來情況，但不可能作出絕對準確的預測，因為每個人都有自由意志能創造自己想要的未來。他還說他不做出預言，不過黑元還是常常回答了提問者的問題。到目前為止，他說出的事大多成真了。例如，他告訴某個女士，說不定她會有興趣從事跟聯合國有關的工作，結果她果真收到兩個跟聯合國有關的工作提議。另一位個案則被告知他可能從事墨西哥的外交服務工作，他在葡萄牙度假時會接觸到相關的機會，結果也應驗了。有些人被告知可能會搬家，最好把生活中某些事情先處理完畢，雖然他們從沒想過會搬遷，但還是出現了變動。某次療癒開始的時候，我被告知個案患有癌症，將不久於人世。她來進行療程時並沒有預期會發生這樣的事情，直到約四個月後，她做了四次CAT掃瞄，才確認罹患了癌症。CAT掃瞄出來的腫瘤形狀、大小、位置都跟我用內在視覺看見的一樣。當我接收到這個訊息時感覺很不舒服，我並沒有告訴個案訊息內容，而是請她馬上去看醫生。不幸的是我無法和她的醫生聯絡交換訊息。這一類的個案迫使我們思考究竟應該如何界定療癒師的責任（本書稍後會討論這個部分）。

史丹佛研究院（Stanford Research Institute）的羅素・塔格（Russell Targ）和哈羅德・普索夫（Harold Puthoff）曾進行過關於遙視（remote viewing）的研究，這是截至目前為止，對超感知力取得資訊的過程所做得最好的一個研究。他們讓遙視者待在實驗室地下室，然後指派一組人作為遙視者的目標，讓其前往不同的預定地點。他們發現，遙視者能精

確地畫出目標所在之處的地圖。這個實驗剛開始是找一些靈媒來參與，但他們後來發現他們挑選的任何受試者都可以做到，即便是最不相信這種事的人也同樣可以。我相信我所做的與其類似，只是我們用在療癒方面而已。總之，我相信大多數人在日常生活中都能應用某些超感知力，例如接收對你的工作有幫助的資訊。人類有非常多種接收訊息和指引的管道，只要請求，然後開放自己接收它們就行了。

　　透過超感知力直接取得資訊的能力對未來可能有重大影響。如果我們學習如何用這種方式取得資訊，這會影響整個教育體系和社會，去學校不再只是為了學習演繹和歸納的推理方法，以及收集資訊和強化記憶，*同時也是學習如何在瞬間取得所有我們想要的資訊。我們不*再花大把時間背誦，而是直接從宇宙能量場的「記憶庫」中取出訊息。神秘學稱這個宇宙記憶庫為「阿卡夏紀錄」（akashic records），這些紀錄以能量印記的方式存於宇宙全像之中，含括了所有發生過或已知之事。資訊不再被儲存在腦中，而是從宇宙能量場中取得，回想某件事意味著讓自己進入宇宙全像取得它，而非絞盡腦汁的思索。由於這些資訊的存在超越了線性時間的限制，我們因此或多或少能讀取到一點未來，就好像諾斯特拉達姆士❹在希特勒（Hitler）誕生前兩百年便預言了有一位名叫Histler的獨裁者將在歐洲崛起。

回顧第十七章

1. 直接取得訊息的主要方法有哪些？

2. 描述如何強化你的視覺、聽覺和體感能力。

3. 如果某人的強項傾向體感方面，他適合做哪一種冥想並使用何種直接取得訊息的方法？

4. 主動觀察氣場和使用象徵方式接收氣場訊息的差別何在？

5. 我們可以遠距使用超感知力取得訊息嗎？最長的距離是多遠？物理學對此現象的解釋為何？

6. 主動和被動取得訊息的差別為何？

細思糧（Food For Thought）

7. 你的主導感官是視覺、聽覺還是體感能力？

---

❹ 諾斯特拉達姆士（Nostradamus）：又譯諾斯德拉達姆斯或諾齊擔瑪士（一五〇三～一五六六年），原名米榭·德·諾斯特拉達姆（Michel de Nostredame），為法籍猶太裔醫生、占星家及預言家。著有以四行體詩寫成的預言集《百詩集》（Les Propheties）一部，後世研究者從這些短詩中發現對眾多如法國大革命、希特勒崛起等歷史事件及飛機、核彈等劃時代發明的預言。

18

內在視覺

我第一次出現內在視覺的體驗，是在某個早晨，當我躺在床上凝視熟睡中的丈夫後頸有趣的肌肉和骨骼結構，我心裡想著：肌肉跟頸椎連接的方式真有意思。突然驚覺到自己正在看見的不是表面而是裡面，我馬上切斷了這個視覺，並和自己說，那是自我虛構的幻覺。其後我好一段時間都沒有再返回內在視覺的狀態。不過這個現象當然還再度出現了，我開始看見個案的身體內部。一開始這很困擾我，但內在視覺一直沒有消失，我能看見有關個案的影像，而且這些影像與個案或他們醫師所提供的資訊相符。

內在視覺就像是用人眼做X光或磁核共振（NMR）掃瞄，而且精確度不遜於儀器。我們也可以決定要看見的深度和清楚程度（不過當然還是在一定的範圍內）。如果我想要觀察某個器官，我只要專注意念在這個器官上就可以了。我也可以再藉由意念深入觀察器官的內部或某個部分的細節，甚至看見正在侵犯身體的微生物。我接收到的影像完全就像是照片一樣清晰。舉例來說，健康的肝臟看起來是深紅色，跟肉眼看的樣子是一樣的。如果得過黃疸或還沒痊癒，看起來就會是不太健康的黃褐色。如果個案曾經或正在接受化療，肝臟通常看起來會是綠褐色。微生物看起來就像顯微鏡下看見的模樣。

我的內在視覺最初為自發性，之後變得可以控制。我發現要啟動內在視覺，需要處於一種敞開的狀態。我的第三眼（第六脈輪）被啟動，心靈平靜但專注。後來，更找出了一些能把我帶入這種境界的技巧，只要能進入合適的心理和情緒狀態，我隨時隨地都能看見身體內部的情況。不過，疲倦的時候會比較困難。人在疲倦時很難專注，也很難讓心靈靜下來或提升振動頻率。此外，眼睛是否張開，影響也不大，不過眼睛張開時，可能會收到一些額外的資訊，有時候對觀察有幫助，有時候反而是干擾。例如，我有時候會凝視要看的東西，幫助我的意念集中在這個物件上；有時候則會閉上眼睛，阻絕所有會導致分心的事物。

內在視覺使用案例

圖18-1是內在視覺看到的範例。這個個案是我朋友，她在冰層上摔倒，肩膀受傷。左上的圖是正面的氣場外層影像，右上的是內部影像，下面的圖則是背面的影像。當我幫她治療時，我看到她肩膀前方有「氣場的內出血」，有能量從那裡流出。背面的能量網格線沿著斜方肌出現糾結的情況，需要調順。我把拱成杯狀的右手覆蓋在能量流失的地方，讓它

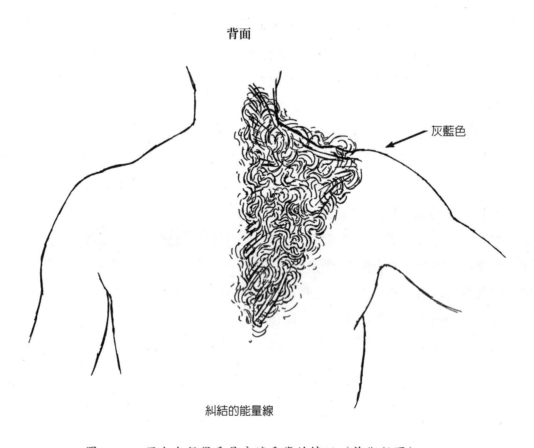

正面

外層掃瞄   內層掃瞄

紅色

背面

灰藍色

糾結的能量線

圖18-1：用內在視覺看見肩膀受傷的情況（診斷視圖）

停止，然後梳理背後扭曲的能量線。在治療過程中，我看到肱骨末端出現碎裂，後來 X 光掃瞄證實了我看到的狀況。那次療程只進行了半個小時，相當短，不過停止能量流失和理順能量線能讓骨骼復原速度加快。

圖 18-2 是另一個案例的情況，她有卵巢囊腫，根據我目測有網球大小，直徑七公分。圖 18-2A 是一月三日的情況，囊腫看起來是深藍灰色，氣場上呈現深紅色的是骨盆腔發炎，當時醫生已經診斷出她有卵巢囊腫，但還沒發現骨盆腔的問題。到了一月十五日（圖 18-2B），囊腫縮小到四公分，醫生也證實了她有骨盆腔炎。一月二十一日（圖 18-2C），囊腫變成兩公分，但顏色變深，而且有個奇怪的螺旋形物件連到囊腫。個案當時正在進行淨化飲食，這發揮了作用，不過我當時並未宣布她被治癒，我只是觀察事情的進展。到了一月二十九日（圖 18-2D），個案經期剛開始，囊腫長大到三公分（囊腫常有這種現象）。二月六日（圖 18-2E），囊腫縮小到剩下一公分。三月三日時（圖 18-2F）已經完全消失，取而代之的是大量健康的經期前的能量。所有觀察到的囊腫尺寸變化都與醫生的檢查結果相符。

由於在一月二十一日時，囊腫的氣場顏色變深，醫生和我都建議個案服用抗生素。已知像這類型長期的骨盆腔炎常是癌症發展的前兆，我們須治療感染以避免後續惡化。個案在治療期間繼續採取淨化飲食。雖然不用抗生素應該也可以擺脫感染問題，不過我們不想冒險，因為我用內在視覺看的時候，囊腫幾乎是黑色的。癌症早期看起來是深灰藍色，隨著病情加重，會轉變為黑色。再之後，會有白色的斑點出現在黑色上面。當白色斑點閃閃發亮，跟火山一樣噴發出來，就代表癌細胞轉移了。在這個案例中，囊腫顏色實在太深了，恐怕等不及讓淨化飲食發揮功效。

彩圖 18-3A 是另一個骨盆腔炎、卵巢囊腫和子宮肌瘤的案例，你們可以看見，使用 HSP 來看，囊腫跟子宮肌瘤可以輕易被區分開來。子宮肌瘤在氣場上呈現紅褐色。

彩圖 18-3B 是遠距離使用內在視覺的例子。有一次在課程結束的時候，有位學生問我能不能替她朋友做治療，她朋友長了兩顆肌瘤。當她提出請求的時候，我馬上從內在視覺看見她朋友的骨盆狀況，並把看到的東西畫在黑板上。兩個月後，當我療癒這個個案時，證實了我當時看見的資訊並沒有錯。她有兩個不算大的肌瘤，在氣場上呈現紅褐色。右邊那顆位置較高，在子宮的外面，左邊較低的這顆則有一部分嵌在子宮裡。她正面第二脈輪有破損，這我在遠距離時並未看見，到治療的時候才發現，可能跟左邊卵巢的移除有些關係。很可能該脈輪在左卵巢移除前就不太健康了，導致後來的運作失衡。手術肯定進一步對脈輪造成了傷害。除了手術的影響，切除卵巢的女人通常也會把切除那一邊的能量收回，好讓自己不要感受到失去卵巢的情緒痛苦。但這樣會阻塞能量的正常流動而妨礙身體該部位的自然療癒過程，最終只會讓創傷更嚴重。

透過內在視覺預知未來

有一次當我正要去拜訪一位朋友時，發生了預知現象，或者該說是來自靈性導師的警告。我在離她的辦公室三個街區遠的地方，收

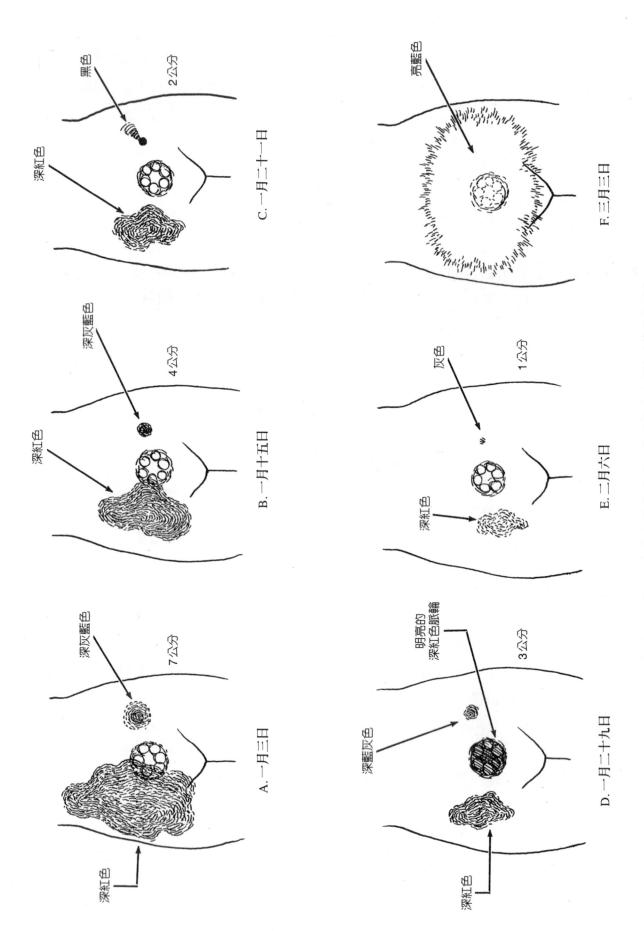

圖18-2：骨盆腔炎和卵巢囊腫的治療（內在視覺）（診斷視圖）

到訊息說她不在那裡，而且她可能心臟病發，我必須幫助她。我抵達時，她的辦公室沒有人，於是我前往她的家中，發現她左手緊抓著自己的身體，正處於痛苦之中。後來她在急診室待了一整個早上做心電圖。圖18-4描繪的是我的內在視覺看到的情況：喉嚨和太陽神經叢輪處有積壓的情緒痛苦和恐懼。心輪處有淤積的能量，而且滲進身體中，直達背面心輪區域。胸椎第五節（T5）向左位移。這節胸椎和支配心臟的神經無關，但位在心輪的根部。我還看見心臟上方的主動脈有問題。當我協助她清除心臟附近積滯的能量時，她和我分享她的痛苦並哭泣。這釋放掉了喉嚨和太陽神經叢處積壓的情緒能量。深色的能量被清除掉了，胸椎第五節也回歸正常位置。她感覺舒服很多。結束治療時，主動脈的問題仍在，不過隨著時間過去得到了顯著的改善。

用內在視覺做細部觀測

圖18-5A和18-5B是兩個用內在視覺做細部觀測的例子，18-5A這個案例被診斷為有類似痲瘋病的感染，有細小的棒狀組織穿透他的肩膀／手臂區域，我用內在視覺可以看見這些組織穿透肌肉和骨頭的樣子。當我們進行治療時，有一股非常強烈的紫色和銀色光芒流進身體，充滿受感染的區域。這束光讓這些組織開始以高頻率振動，使它們開始鬆動，然後這股能量流折返，並將這些棒狀組織吸出身體之外。

有位羅絲女士的個案，她患有急性骨髓性白血病（acute myeloblastic leukemia，AML），曾做過化療，在她身上我看見形狀怪異、扁平、白色、如種子般的東西好像在擠壓著紅血球（圖18-5B）。她在大約一年前來找我，好幾個醫生都告訴她可能活不過兩周，她馬上開始接受密集的照護和化療。她說，當醫生們告訴她只剩兩周可活時，她在房間內看見一道白金色的光出現，知道自己不會死。她在住院期間，把每一瓶用到的藥劑底部都寫上「純粹之愛」，甚至包括化療藥劑。結果化療完全沒有給她帶來副作用。她的症狀開始緩解。

等她出院後，一邊繼續化療，一邊開始和我的朋友派特·羅德迦斯特學習通靈。派特·羅德迦斯特通靈的對象是一位名為伊曼紐❶的指導靈。伊曼紐告知羅絲化療會加重她的病情，請她停止化療。然而，醫生表示如果她停止化療很快就會死亡，因為驗血結果顯示她僅僅是症狀緩解，還沒有被治癒。掙扎了一番，她還是決定停止化療。她在那時來找我，我看見她血液裡有那些種子狀的物體，在第一次治療時，有一陣紫色然後是銀色的光束進入，鬆動那些種子狀物體，然後就把它們全部吸出體外。之後再接受血液測試，結果顯示她的血液完全乾淨正常。這是她被診斷出罹患白血病後，頭一遭有這樣的檢驗結果。

❶伊曼紐（Emmanuel）透過派特·羅德迦斯特（Pat Rodegast）與茱蒂斯·史丹頓（Judith Stanton）傳遞記錄其靈訊。這些訊息被整理成冊，為新時代靈性成長書籍。內文引用出處為《宇宙逍遙遊》（*Emmanuel's Book: A Manual for Living Comfortably in the Cosmos*），方智出版社出版（一九八九）。此外，Emmanuel又譯為以馬內利，基督教認為是耶穌的另外一個名字。基督新教又採英文Immanuel音譯。其意思為：上帝與我們同在。

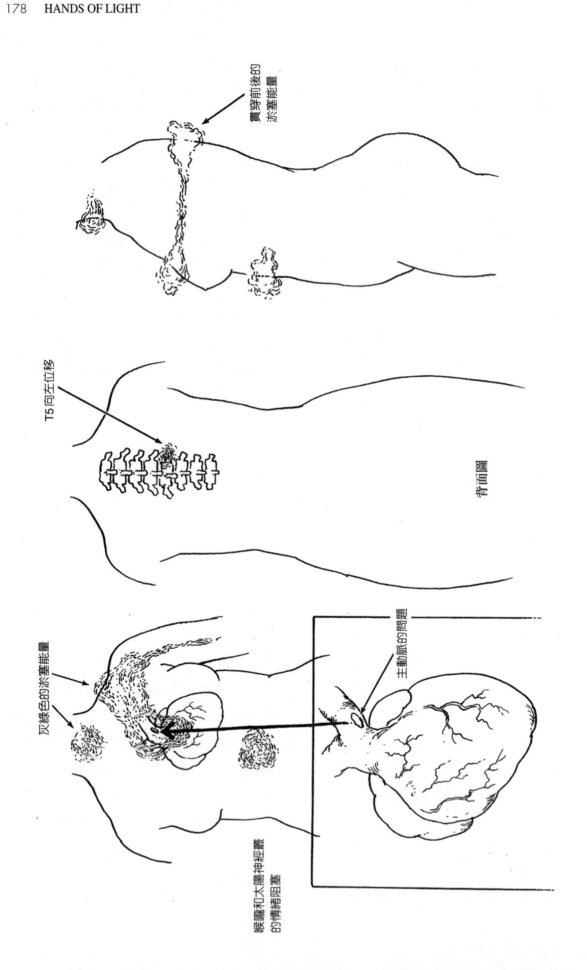

圖18-4：用內在視覺觀察心臟問題（診斷視圖）

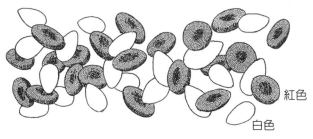

B.白血症患者的血液情況

紅色
白色

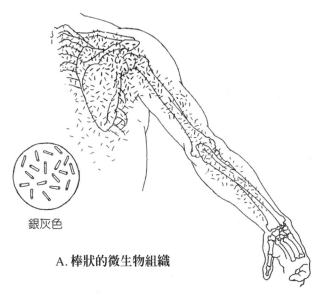

銀灰色

A.棒狀的微生物組織

圖18-5：用內在視覺做細部觀測

我當然不是她治癒的主要因素，我的角色是支持和淨化血液。這些歸功於內在視覺，我能夠向她確認保證她的血液中再也沒有不正常的東西存在。直到我們決定她沒有必要再來找我協助之前，每次血液測試都再次驗證她的血液正常。讓她堅持自己的想法是不容易的事，因為當時醫生們都很怕她如果停止化療就活不久了，並很好心地一再忠告她。我並非要批評醫生，他們是盡力在拯救病患的生命，但在這個案例中，有一些醫生們無法知道的其他因素在運作，而身為療癒師的我能夠取得這些資訊，這是醫生做不到的事。這個例子告訴我們，靈療師和醫生若能公開合作，對病患來說

將是一項福音。這兩種角色能在治療過程中給予彼此很多的幫助。

內在視覺的運作過程

對於這類內在視覺的運作方式，我的解釋如下：

我曾用內在視覺（或可說第三眼X光）觀察光進入身體的路徑。光會從兩個地方進入：第三眼和肉眼，然後沿視神經流入，如圖18-6所示。這股光的振動頻率比肉眼可見的光要高，可以穿透皮膚。它穿過視神經交叉，到達其後方的腦下垂體，然後在這裡分成兩股，一股進入枕葉，形成肉眼的視覺，另一股進入視丘做動眼控制。我發現，透過一些冥想和呼吸技巧，可以讓腦下垂體開始振動，發出金色的氣場光芒（如果這個人正在戀愛則會發出粉紅色的光）。這個振動和金色光芒會增加進入視丘區域的光量，這股光化成拱形跨越胼胝體底部，進入探測內在視覺的松果體。藉由呼吸控制，讓空氣摩擦位在腦下垂體另一側的喉嚨後面上方和軟顎，就可以刺激腦下垂體振動。這個呼吸法也可以幫助我專注，讓心念平靜，同時在脊椎後方把金色的光從底部推向頂端。粉紅色的光則是在脊椎前方同樣往上流動。這兩股光在視丘區域交叉匯聚，為前額中央和腦部中央注入更多能量，而這兩個區域是產生內在視覺的地方。在產生內在視覺時，我的主觀感覺是允許某些東西（能量或訊息）進入前額的第三眼區域，使用內在視覺可以選擇要看的深度和清晰程度。甚至到細胞或病毒那麼微小的細節都有可能。

我覺得自己腦袋裡好像有個掃瞄器，它位

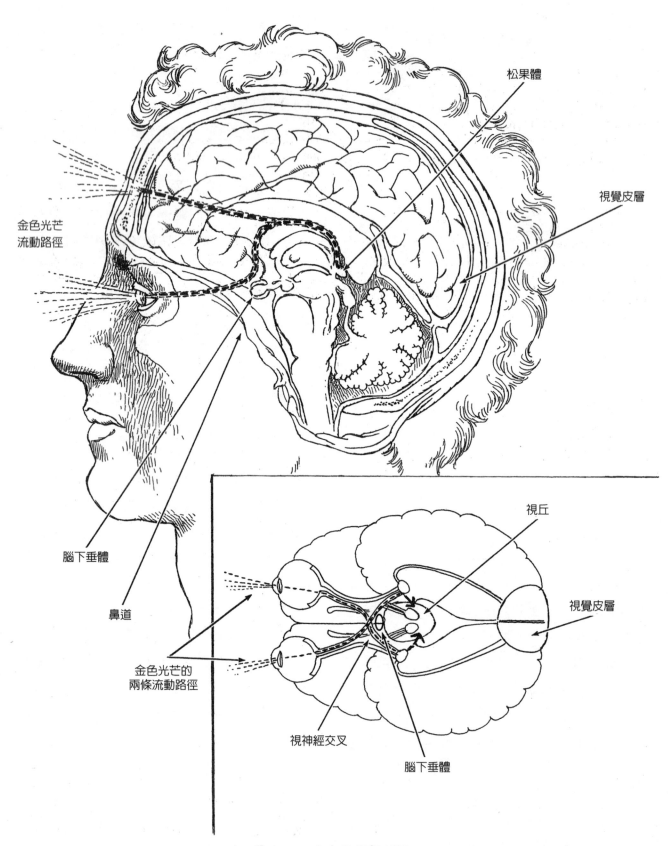

松果體

視覺皮層

金色光芒
流動路徑

視丘

視覺皮層

腦下垂體

鼻道

金色光芒的
兩條流動路徑

視神經交叉

腦下垂體

圖18-6：內在視覺解剖圖

於大腦中央部位，在第三眼後方約兩英吋（約5公分）處，如果從第三眼往後畫一條線，然後在太陽穴之間畫一條線，兩線交叉處就是掃瞄器核心所在位置。我可以不必轉頭就在這裡看見每個方向的東西，不過通常直接看著我在掃描的東西會比較容易。當個案來找我時，我通常會先對他全身做一次掃瞄，找出我感興趣的部位，通常那就是需要注意的地方。然後我會微調聚焦到該區域，用更清晰的方式再掃描一次。有時候我會把手放在那個部位幫助我獲得影像，有時候則是直接請求獲得看到問題所在部位的影像，就會接收到訊息了。

練習使用內在視覺

1. 體內旅行

練習內在視覺的最佳方式，是深度放鬆的練習，其中包括了被稱之為「體內旅行」的部分。

首先，鬆開所有太緊的衣物，然後躺下。深呼吸，放鬆；再次深呼吸，放鬆；再一次深呼吸，用氣將整個身體繃緊到你的極限，屏住呼吸，然後吐氣，讓身體全部鬆開。重複這個步驟。接著，深呼吸，這次將身體繃緊到約莫半緊的程度，全身的張力要平均，吐氣放鬆。

再次深呼吸，吐氣放鬆。重複三次深呼吸，不過吸氣時不必再繃緊身體。觀想所有的緊繃，像粘稠的蜂蜜一樣，從你的身體內往外滲出，流進你腳下的地面。感覺你的心跳慢下來，以規律、緩慢、健康的節奏跳動著。

現在，想像你自己變得非常小，像一個光點那麼大，進入你身體裡的某個部位，任何部位都可以。這個「迷你的自己」流到了左肩，

他所經過的地方都隨之放鬆。然後他沿著左手臂流到你的手，你感到一陣輕微的顫慄、溫暖和能量感，放鬆了所有的緊繃。你的左手臂變得沉重溫暖。

「迷你的自己」現在沿左手臂流回左肩，然後往下流向左腿，鬆開所有左腿的緊繃。接著沿左腿往上流，然後轉彎進入右腿，放鬆右腿緊繃之後，回頭往上流進入右手臂，把那裡的緊繃也釋放掉。你全身都很重很溫暖。現在，讓這個迷你的自己探索你的身體內部。進入你的心臟，在心臟把血液輸送到全身時，隨著血液流動。你的心血管系統看起來運作正常嗎？感覺健康嗎？接下來，進入你的肺部，看看那裡的組織有沒有問題。然後進入消化器官，沿著食物進入身體的路徑流動，從嘴巴進入食道，然後連接到胃部。它們看起來如何？能量是否充足？所需的消化／數量是否平衡？然後，跟著血液離開胃部，進入胃部下方，然後到小腸，再進入大腸。每個地方看起來都正常嗎？然後，回到肝臟、胰臟、脾臟，觀察其運作狀況。接下來到你的生殖器官，檢查它們是否獲得了應得的照顧？

如果你特別擔心某個身體部位，讓「迷你的自己」帶著光與愛到那個地方去檢查看看，如果少了什麼，讓「迷你的自己」來進行修補；如果不乾淨，就清潔它一下；如果缺能量，就讓「迷你的自己」替它充能。等你覺得足夠了，讓「迷你的自己」長大到跟你正常的身體尺寸一樣，然後和真正的你融合在一起。

你隨時可以用這種方式探索自己的身體。回到正常意識狀態後，讓你自己維持深度放鬆的感覺，對自己充滿自信，與清晰的覺知。

2. 掃描朋友的身體狀況

坐在椅子上和朋友一起面對面，一個人負責掃瞄，另一個人當被檢查的人。透過冥想讓心念靜下來。雙眼閉上，慢慢地集中精神連結你的朋友。記得你在自己體內旅行的感覺嗎？現在試著用內在視覺掃過你朋友的全身，感覺跟體內旅行會有點不一樣，因為你現在是從外在做觀察。

首先找出對方身上吸引你注意力的部位，你可以用手輔助，但不要真的碰到對方的身體。找到焦點之後就不需要手的幫助了，讓自己更深入地集中意念在那裡，讓你的注意力集中在該部位的某個器官上。要相信自己看到的事物——你可能會捕捉到顏色、質地或某種感官知覺，也可能只是模糊地覺得有些什麼在那裡。讓影像自然浮現。

當你覺得夠了，就讓注意力移往下一個地方，然後重複這個過程。如果沒有其他特別部位吸引你的注意力，就開始掃描整個身體。如果你熟悉解剖學，你可以掃瞄各個身體系統，否則就按照部位逐一掃描（針對想要以療癒師為職業的人，強烈建議學習解剖學）。留意在心裡浮現的任何影像。等你覺得看夠了，就慢慢地把注意力轉回自己身上，睜開眼睛。

和朋友討論你接收到的訊息，比對訊息和他自己知道的情況。哪些相符？哪些不符？你能夠解釋為什麼不符嗎？也許是因為你之前有某些預設立場，問題可能在你自己身上。也可能你收到的訊息是對的，你的朋友還沒有發現你看見的情形。之後，交換角色，讓朋友檢查你。不要抗拒，保持敞開與接受，會讓他比較容易進入狀況。

3. 利用冥想打開第三眼的掃描能力

我的老師Rev. C. B.（C. B.牧師）傳授過一種練習技巧：躺平或背挺直地坐著，讓身體處於舒服的姿態，用鼻子深呼吸。先讓空氣充滿你的腹腔，然後充滿中間的胸腔，然後是更上方的區域。張開嘴，盡量張大，舌根儘量靠近喉嚨後方，保持這個姿勢，讓空氣摩擦喉嚨深處的上方、靠近軟顎的部位，試著讓摩擦的部位越靠近喉嚨後方越好。呼吸發出的聲音應該要順暢，如果產生咕嚕咕嚕的聲音則表示方法不正確。不要把頭往後仰，頭要保持垂直在脊椎上方。慢慢吐氣，先把腹部的氣吐出，然後是中間的胸腔，最後是胸腔上方。把空氣全部吐乾淨。做一個正常呼吸，放鬆。再重複一次讓空氣摩擦喉嚨後方的動作。

熟練之後，加入如下的觀想：吐氣時，想像有一道金色光束從骨盆後方沿著脊椎往上衝到大腦中央部位。進行三次加入觀想的呼吸法。然後，把注意力轉移到身體正面，一樣呼吸觀想三次一道光束由下往上衝，正面的光束是粉紅色的，它和背面的金色光束在大腦中央會合。

當你學會這個呼吸法之後，身體各邊不要進行超過三次或四次這樣的呼吸練習，否則你會覺得頭暈。這個技巧威力非常強大，請帶著尊敬的心情好好地遵循規定來練習，每個步驟都慢慢來。雖然我們都希望能進步神速，但無法用非自然的方式讓進度加快，這是不可能的。

在進行療程時，我常常會用快速的呼吸法來提升振動頻率和能量，這讓我可以看得更清楚、看到更高的層次，以及能從我的能量場傳

送更高頻的振動。我的做法是用鼻子做非常快速的呼吸，讓空氣摩擦喉嚨後面上方，這對我來說並不難，因為我已經對上面的練習駕輕就熟。有時候我會做深長、穩定、平均的呼吸，中間不屏氣，讓空氣摩擦喉嚨後方，幫助我專心，清除心裡的雜念，平衡能量場。我稱之為「鼻腔摩擦呼吸法」。

當視覺和聽覺都變得更為靈敏時，便能接收到更為有用的訊息。

找出疾病成因：時光回溯

我發現一種方法可以用來「讀取」身體問題的起源成因。這個方法結合了兩種技巧：一是一般正常的回憶過程；另一種技巧是使用身體感應能力和問題區域連結，加上內在視覺。回憶就是單純回想過去。例如選擇一個年紀，或一個你住過的地方，然後把關於那個時間或地點的記憶喚醒。接下來再讓自己回想更早之前發生的事。你內在喚醒記憶的過程是怎麼發生的？你有什麼感覺？當我回想過去某件事，我的心智運作方式會有點不同，那種感覺不太一樣，我可以辨認出來。我透過感覺、圖像或聲音來保存回憶。「讓時光回溯」是很容易的，當我們回想過去的時候，就是在做這樣的事情。大多數人相信我們只能記憶起有關自己的過去，但這只是信念上的限制。透過同樣的內在歷程，我們可以閱讀疾病的過去歷史。

第二種技巧是使用身體感覺能力和問題區域連結。首先收到那個部位目前狀況的影像，保持連結，然後讓時間倒流，就可以讀到那個身體部位的過去，看見它曾經發生過的事情。一直往前追溯，最後就能看見導致問題的原因。例如，可能會看見之前該部位曾受過的創傷，再繼續往前推，還能看見更早之前的其他創傷。大多數嚴重的疾病都是一連串的創傷累積而成的。所以我會讓時間一直回溯至第一個創傷發生之前。第一個創傷就是這個疾病的初始肇因。

回顧第十八章

1. 使用內在視覺可以看見什麼？你可以看見身體的哪些部分？可以看得多深？
2. 內在視覺可以接收到的物件尺寸範圍為何？
3. 我們可以遠距離來使用內在視覺嗎？
4. 列舉三種練習內在視覺的方法。
5. 哪一個內分泌腺體是內在視覺的接收器？

細思糧 （Food For Thought）

6. 觀想和接收影像的差別為何？

19
靈聽力以及與指導靈溝通

一開始，我透過靈聽能力接收到的訊息都只是一般性的字句。例如，最初聽見的是對前來療癒的個案傳達愛和保證的訊息。隨著練習的進展，開始出現比較精確的資訊，如人名、個案患有的疾病名稱，或告知何種飲食、維他命、治療法或藥物對於個案有幫助。很多聽從這些建議的人後來情況都獲得好轉。

就我所知，提高靈聽力最好的方法是坐下來等待指引。拿好紙筆，用舒適的冥想姿勢坐下，讓自己集中意志，提高意識。在心裡提出你想問的問題，越清晰越好。專注地想著要獲得這個問題的真實答案，無論答案是什麼都願意接受。然後在紙上寫下問題，把紙筆放在觸手可及之處。聚精會神、定心靜念，等待答案浮現。經過一段寂靜的時間之後，你會開始接收答案。答案的浮現方式可能是影像、感覺、概念、字句甚或是味道。不管接收到什麼，都寫下來。你可能覺得收到的是不相干的訊息，但一樣要寫下來。訊息出現的方式並非固定不變的，你只要一直接收並記錄就對了。持續寫下去，訊息漸漸會以聲音的形式出現。仔細聆聽浮現的字句，持續的練習，不管聽到什麼，一樣都要寫下來，不要遺漏任何東西。等寫完之後，就把它擱置一旁至少四個小時以上，才

能再回頭讀它。重讀的時候你會發現讀到很有趣的東西。準備一本筆記本專門用來記錄你接收到的訊息。

我每天日出的時候都會做這個練習，連續三個月之後，訊息湧現的速度快到我來不及寫下來，於是收到買個打字機的建議訊息。不過很快連打字也跟不上訊息浮現的速度了。訊息建議我直接用錄音機，我照做了。一開始，很難把訊息從文字轉變成口語，聲音會干擾我的靜心狀態，不過經過練習之後，我漸漸能夠維持在靜心的狀態下發聲。能夠自己流暢地說出接收到的訊息之後，下一步則是替另外一個人接收訊息並說出來，再下一步是能夠在一群人面前說出來。這個階段是很難的，因為當我們用口語的方式進行通靈訊息的傳遞時，靈媒只能聽見訊息開頭的前幾個字，他不知道接下來的訊息內容是什麼，需要有很大的信心才能讓自己在不確定的狀態下開始一個句子，其餘的部分會自動流出浮現。

透過聲音來接收訊息一定會讓人產生一個疑問：「是誰在說話？」我的確聽見了聲音，但那是幻想出來的，還是確有其聲呢？最好的解答方式就是直接詢問那個聲音！我聽見的聲音回答說：「我叫黑元，是妳的靈性導師。」

我請祂解釋這個名字的涵義，祂說：「是亙古以來低語著眞理的風。」那麼，是從哪裡來的呢？祂回答：「肯亞。」我以前的確看見過靈體和天使，不過我都將其歸爲幻象，現在祂們正對著我說話呢！不久之後，我開始能感覺到祂們的碰觸，有時祂們出現在房間裡我便會聞到香味。這究竟只是一種比喻，還是眞實？我對眞實的定義來自感官的經驗，而我的感官接收範圍已經擴展開了。對我來說，有一個更廣大的實像存在著，其他感官能力擴展的人也體驗得到它。對我來說，它是眞實的。你只能根據自己的經驗來決定何謂眞實。

　　從指導靈那裡接收訊息的不同之處在於，這就像是請求一個比自己更有智慧、更進化的人給你資訊，所接收到的資訊超越了你的理解力。但倘若允許它繼續浮現，最終你會明白它。和指導靈溝通所得到的訊息可能超越線性思維，能碰觸人們內心深處，直至碰觸到那超越人類限制的靈魂。通常在通靈一開始的時候，黑元會先說話，我只是被動地接收並傳遞訊息，然後過了一段時間，黑元會建議個案提問，以進一步解惑。我覺得這個順序是最理想的，因爲指導靈通常比我們更清楚問題的癥結，祂們可以直接穿過個案的防衛機制，進入問題核心。所以在開始解讀的時候，我們完全不必浪費時間等待更深層的資訊出現。我在過程中也會向黑元提出問題，通常是默默進行，請求接收關於某個狀況或身體某個部分的影像之類，或請祂描述個案的問題。我甚至可以提出如「這是癌症嗎？」這類的問題，通常會得到非常明確的答案，不過有時我對可能獲得的答案感到抗拒，導致訊息受阻。在這種情況

下，我必須重新調整自己，回歸專注狀態才能繼續下去。接下來輪到你試試看了！

練習接收指導靈的訊息

　　用冥想姿勢坐下，將背打直，尾骨稍微內收。你可以坐在椅子上靠著椅背，也可以採用瑜珈坐姿，雙腿交叉盤坐在墊子上，只要姿勢舒適即可。

1. 如果你的身體感應能力比較靈敏，就閉上眼睛，跟隨自己的呼吸，讓氣息自然地流入與流出身體。你可以重複提醒自己：「跟隨呼吸歸於中心。」使用你的心靈之眼，隨著你的呼吸進入身體直至中心。你的感官知覺可能會變得更敏銳，如果可以的話，跟著能量流動的路徑，觀察、感覺它在你體內的流動。

2. 如果你是視覺型的人，想像有一條金色的通道貫穿你的脊椎，即爲氣場的主能量流之所在。觀想有一顆白金色的光球在頭部上方，當你平靜地呼吸時，這顆光球緩緩地降下進入這條金色的通道，進入你身體內部，停駐到太陽神經叢。

　　然後，光球開始長大，像太陽一樣，金色的光芒充滿了太陽神經叢，然後繼續膨脹，充滿身體，繼續膨脹到充滿能量場、充滿房間。如果你和一群人圍成一圈靜坐，想像每個人的光球膨脹連在一起，形成一個光環，充滿整個房間。然後繼續膨脹，充滿整棟建築物、整個區域、整個市鎮、整個國家，一直往外擴展到充滿地球，涵蓋到月亮

及星星，直到金光充滿整個宇宙。做這個練習的時候要慢慢來，讓你的意識和光球一起越來越廣闊。最後，你是宇宙的一部分，和宇宙是一體，與神的意識合一。現在，保持金光的亮度，慢慢將它帶回來，和往外發散的步驟相反，將光收回，充滿你整個身體，你的身體盈滿了光和宇宙的知識。這部分一樣要慢慢來，一個步驟一個步驟的收回，不要跳過其中任何一步。感覺一下你的氣場充滿了能量，以及你和造物者同在的覺知。

3. 如果你是聽覺型的人，可以用唱頌真言 ❶ 的方式做冥想，使用像是「Om」、「Sat-Nam」、「耶穌」或「你們要休息，要知道我是神」❷。你也可以唱頌一個音階。當特別難讓自己專注時，我會合併使用上面的冥想技巧，清除心裡的雜念。有時候則只要一段簡單的持咒就足以讓我進入狀況。如果你們想學習更多讓自己進入安靜、開放狀態的技巧，我強力推薦傑克‧史瓦茲（Jack Schwarz）的書《志願掌控》（*Voluntary Controls*）裡的練習。本書中有一系列適合西方人的練習，效果非常好。等你達到專注安靜的境界，就可以準備接收指導靈的訊息了。

連結個人指導靈

每個人都有好幾個指導靈，祂們可能已經陪伴了你好幾世。此外，還有教師指導靈，會在特定的學習期間待在你身旁，祂們專門爲了指引你的某項學習而來。例如你正在學習如何成爲藝術家，那麼你身邊就會有幾個藝術家型的指導靈帶給你靈感。無論你從事的是哪一種創造力工作，我敢保證在靈性世界必然有幾位相關類型工作的指導靈能啓發你。靈性世界的十全十美是遠超過現實界所能彰顯的。

要和指導靈接觸很簡單：保持心念安靜平和，知道自己與神是一體的，神性火花存在於你的每一個部分，你處於絕對的安全之中。如此你可以讓自己進入一種非常安靜的狀態，準備好聆聽指導靈的訊息。

通常在進入意識提昇的狀態時，我會經歷下面幾個階段：我感覺到充滿光與愛的指導靈現身了，讓我很興奮，然後感覺到上方有一道白光，我開始讓自己漂浮進入那道光中（也可以說，我用心靈之眼看到自己進入那道光中）。我感覺一朵粉紅色、滿是愛的雲朵降臨，興奮的感覺消散，取而代之的是愛和安全的感受，繼而感覺自己往上提昇進入更高層次的意識。此時我的身體會出現一些姿勢調整：例如尾椎稍微向內收，背部挺得更直等等。我可能會不由自主的打呵欠，讓喉輪打開（我們透過喉輪聽見指導靈）。

---

❶ 真言（Mantra）：又譯爲持咒、咒語或曼陀，梵文 Mantra 是由 Man（心靈），tra（解脫）所組成，意指透過冥想與持誦此音聲來達到解脫，有助於穩定、連結與增加靈性振動頻率。其中。「Om」或「Aum」（唵），是最基本的一個音，代表著宇宙的創造、運行和毀滅，所有原因的起因，即是神。而「Sat- Nam」爲昆達里尼瑜伽常用的真言（Mantra），意指「真實就是我的身份」。

❷ Be still, and know that I am God 出自《聖經》「詩篇」46：10。

一直往上提昇讓我進入一種神聖的寧靜狀態，然後，我會開始聽見和看見指導靈。在通靈剛開始的時候，我會持續這個向上提昇的過程，通常會有三個指導靈來指引我，來找我的個案通常身邊也有自己的指導靈陪伴。*如果你感覺自己處於一種充滿光、愛以及寧靜的狀態，表示你連結到了指導靈。如果你在通靈的時候沒有這種感覺，那就是沒有連結成功。*

指導靈會採用對你來說最容易接收的方式來溝通，可能是概念、字句、象徵性的圖案，或實際發生的景象，例如看見以前或過去世的經驗。如果某種方式無法傳遞成功，或你對接收到的訊息感到害怕，指導靈會改變傳遞的方式，或從另一個角度來切入主題。舉例來說，如果我害怕接收到的訊息含有某種我不想要的意義，或某人提出一個非常有爭議性的問題，我會從內在的平靜狀態「逃走」，再也沒辦法聽見指導靈。之後我得花上一兩分鐘重新回到平靜狀態，如果又不能接收到指導靈的話，祂們可能會傳送概念給我，讓我用自己的話去解釋，然後，慢慢祂們要說的話一起浮現，我又重新「上線」了。如果這辦法也沒有用，祂們會送來圖像，讓我描述，由客戶協助找出圖像對他的意義。

我做通靈口譯的過程如下：雙腿盤坐，手掌向下放在大腿上，先讓自己意志集中，收攝心神回到自己身上，對我來說這意味著調整身體感覺穩住在自己的身體，好像在下半身周圍設置了一個很穩固的能量底座一樣。底部穩定了之後，我開始讓自己的意識提昇，透過體感來感覺意識提昇進入光中，同時把手掌翻轉向上。在讓自己提昇一段時間之後，就可以透過身體感應來感覺連結到指導靈了。我可以看到指導靈在我右肩後方，也聽見從那裡開始有聲音傳來。等我跟指導靈都準備好了，我會把手放到太陽神經叢或胸口前，手指交叉，這可以幫助我平衡能量場，維持意識提昇的狀態。鼻腔摩擦呼吸法也有幫助。通常這時候我會開始口述指導靈的訊息。一開始聲音是從右肩膀處傳來，隨著我越進入通靈狀態，聲音和指導靈就變得離我越近，很快地，聲音出現的時間和我說出來的時間幾乎是同時，而且聲音來源似乎往上移動，變成從我的腦中出現。指導靈則貼合在我身上，像手套罩著手一樣。指導靈開始移動我的手臂和手以協調談話，以及在祂講話時用我的手來平衡能量場，把能量注入我的脈輪。這讓我保持高能量和專注的狀態。平時的自己好像飄起來了，浮在上方俯瞰著這一切。同時，我覺得自己與指導靈合為一體，好像我就是指導靈，我感到自己是一個比平常的我、叫做芭芭拉的人更大的存在。

通靈結束時，指導靈輕輕地脫離上揚，而我的意識則往下沈回到身體裡，我通常在此時覺得挺害羞的。

脈輪的感知力

截至目前為止，我只提到五種感官中的四種：視覺、聽覺、感覺、嗅覺。我想人應該也可以透過味覺做通靈，雖然這很少見。在學習通靈的過程中，我發現每種通靈方式，或者說每種感官知覺，都和一個特定的脈輪相關聯，亦即我們其實是透過脈輪的感知機制在接收訊息。圖19-1列出了每種脈輪啟動的感官知覺。當我看別人通靈時，我可以看出他們使用

表19-1：七個脈輪的感知力

脈輪	脈輪的感知力	訊息的性質	冥想練習
7	知曉整體的概念	接收超越下列所有感知的整體概念	你們要休息，要知道我是神。
6	看見 觀想	看見清楚的象徵性或真實影像	彌賽亞或基督意識
5	聽見 言說	聽見聲音、話語或音樂，也可能是味覺或嗅覺	聲音 聆聽
4	愛	對他人之愛的感知	玫瑰色（粉紅色）的愛之光 愛一朵花
3	直覺	約略地知道某個存有的尺寸、形狀、意圖	集中注意力在一個點
2	情緒	情緒的感覺——喜悅、恐懼、憤怒	冥想平靜的幸福感
1	碰觸 動作與存在當下 身體的感覺	身體的感覺——覺得平衡、顫慄感，毛髮直豎、能量流動，肉體的歡愉或疼痛	步行冥想 觸碰 深層放鬆

哪一個脈輪接收訊息，此脈輪通常很活躍，在通靈狀態下能量流量會比平時更豐沛。我們平常不會去區分體感、感覺和直覺的不同，但在我看來它們迥然不同。表19-1有詳細的描述。我們平常也不會將愛的感覺列入知覺，但我個人相信其實那也是一種知覺能力。當你充滿愛的感覺，或者「感覺到愛」，注意並觀察，愛跟其他的感覺不一樣。它不僅僅是一種知覺，也是一種與他人處於和諧同步狀態的方式。

透過不同脈輪接收到的訊息種類會不太一樣。第一脈輪產生的是身體上的訊息。身體會有感覺，例如覺得平衡或失衡，沿著脊椎移動的顫抖感，身體某個部位的疼痛，生病或健康的感覺，安全或危險的感覺等等。療癒師可以用這類訊息得知個案的目前狀態如何。如果療癒師有不舒服的生病似的感覺，但他知道自己其實並沒有生病，那就是感應到了病人的狀態。可能病人的腿在痛，療癒師的腿也會跟著有疼痛感。或當他把手放在病人的腿上時，手部會產生疼痛的感覺。這些是第一脈輪產生的感應訊息。如果療癒師確實淨化好自己，讓自己成為反射板，能清楚分辨來自自己身體的感覺和來自病人身上的感覺，這類的身體訊息可以提供很多協助。療癒師如果感覺到腿部的疼痛，必須小心分辨是不是在個案來之前就已經有這個狀況，還是來自個案的疼痛。這個方法當然也有它的缺點：一直去感應別人的疼痛會令人很快就覺得疲倦。

第二脈輪產生的是情緒方面的訊息。情緒可能來自療癒師本身或來自個案，療癒師必須學會分辨情緒的來源。只要多練習，大量比對

驗證接收到的感覺，就能提高分辨能力。一個情緒訊息的例子是：個案的腿感到疼痛，個案對此產生了情緒，或許是對生病感到憤怒，或許是感到害怕，他可能擔心腿部的疼痛是嚴重問題的徵兆。身為療癒師，你可能會感覺到這些情緒。感知個案的情緒資訊有其重要性，所有的疾病都帶來某些情緒性的感覺，療癒師必須協助清除它們。

第三脈輪提供的訊息可能是：「我正想著你會打電話來，你就打來了」，或者「我有一種預感，最好不要搭上今天這班飛機，可能會出事」。如果身邊有來自其他層次的靈，透過第三脈輪傳遞的訊息可能是隱約覺得房間裡有其他的存在，並且會模糊感應到祂所在的地點、大概的形狀、大小，及想要做什麼（是否友善）。第一脈輪會讓身體對這個靈的存在產生感應，第二脈輪會讓你接收到屬於這個靈的感覺。以腿疼痛的例子來說，第三脈輪會讓你對這個疼痛在個案人生中更深層的意義有模糊的概念，並對疼痛的成因有直覺感應。

第四脈輪喚起的是愛的感覺。那是超越對自身、對伴侶或家人的愛，是對全人類和所有生命的愛。當你用第四脈輪接收訊息時，你可以感覺到他人的愛，感覺到那份愛的質量，無論他人是肉身的存在還是靈體都一樣。你可以感覺到人類的集體之愛。以腿部疼痛為例，療癒師會感覺到對個案的愛，並感覺到個案對自己的愛的品質。這個脈輪也給我們和所有曾經承受過同樣痛苦（在本例中就是腿部的疼痛）的人相連結的感覺。

第五脈輪讓人提供聲音、音樂、字句、氣味和味覺的感覺。這個資訊可能來自不同的

氣場層次，不同層次的訊息其精確程度也不同（參見下一個主題段落）。以腿部疼痛的個案為例，療癒師可能會收到從生理角度描述個案問題的資訊，例如：「他得了靜脈炎」或者「個案的新鞋導致肌肉緊繃，因此在走路的時候扭傷了。」這個脈輪也可能讓療癒師接收到對腿部療癒能有所助益的某種音頻。

第六脈輪能獲得影像形式的資訊。可能是對個案自己有獨特意義的象徵性影像，或者是實際的影像。如果是實際的影像，可能是已經發生、正在發生或將會發生的事件，也可能是某個實際存在的物件的圖像。這些影像不一定與肉眼所見相同，可能是在心裡收到一個足夠強烈的印象，你可以透過仔細觀察它將圖像重繪出來。還是以腿部疼痛的例子來看，第六脈輪可能讓療癒師看見靜脈炎導致的血液堵塞影像，或者看見緊繃的肌肉，或其他導致腿部疼痛的因素相關的影像。影像可能像電視播放一樣出現在療癒師內心的小螢幕上，也可能直接出現在個案腿上，就像用肉眼看一般的物件一樣。

第六脈輪所產生的影像也可能是對療癒師沒什麼意義，卻對個案本身有意義的象徵性圖像。這類圖像會浮現在療癒師心靈屏幕上，或者像看電影一樣播放與腿部問題有關的過去經歷，例如看到一個比個案年輕二十歲的小孩摔下三輪車撞到腿，撞到的地方就是現在腿痛的地方。請注意，我提到過影像是「接收」來的，感官知覺的認知過程就是接收的過程，以象徵或實際的形式接收已經存在的事物。「觀想」則是完全不同的功能，它是主動的創造，我們在心裡創造出一個影像，然後為它注入能

量。如果我們能凝聚這個影像不讓它散掉，持續給它能量，最後它會在你的人生中實現。你賦予了這個事物形體和實質，影像越清楚，你注入的情緒能量越多，在現實生活中將它創造出來的可能性就越高。

第七脈輪產生的資訊是整體的概念，它是超越人類的感官限制和溝通方式的資訊。通靈者在吸收理解這個概念之後，必須用自己的語言描述他了解到的事物。常常在我開始用自己的話解釋概念的時候，黑元會進來（從第五脈輪）用更清楚的字眼做解釋。整體概念會提供一種完整的「知」的感覺，這是一種與這個概念融為一體的感受。再次舉腿疼痛的例子，第七脈輪會顯示出和腿部疼痛有關的整體生活。

在不同實相層次的脈輪感知力

現在，你應該對透過每個脈輪能獲得的訊息類型有概念了。接下來，我們來看一下第七章和第十五章提過的不同層次的實相。我們已經提過物質層、星光層、以太模板層、天人層、因果模板層，以及存在於每一層的存有。我也說過在第七層之外還有更超越的層次。如果你想要透過某個脈輪感知到某個層次的訊息，那個脈輪必須在那一個層次是處於開啟的狀態。舉例來說，如果你想看到某個層次的狀況，你在那個層次的第六脈輪就必須是開啟的；如果你想看到氣場第一層，你就必須打開你的氣場第一層的第六脈輪；如果要看到第二層，就是第二層的第六脈輪，依此類推。初學者剛開始看見氣場的時候，通常是看見第一層，因為他們的第六脈輪在第一層是開啟的。隨著他們的進步，下一個層次的脈輪會開啟，

他們就可以看見那個層次的實相。如果你連在第四層以上的脈輪都打開了，你會開始感知到其他層次的存有。這一開始可能會為生活帶來一些干擾，需要花一點時間去適應。譬如你可能會在談話中途聽見指導靈的聲音，你必須決定要繼續談話，還是暫停，先聽聽指導靈要說什麼。我常常處於這種同時活在兩個世界的狀態。對那些感覺不到其他存有的人來說，這類有所感知而且還會作出回應的人看起來怪怪的。如果你想聽見星光層的靈的訊息，你在星光層的第五脈輪必須是開啟的；如果你想聽見第五層的指導靈的訊息，你在氣場第五層的第五脈輪必須打開。如果你想看見祂們，便要開啟第六脈輪，依此類推。

在第七章曾經提過，在脈輪中心深處有不同層次之間的「門」或「封印」。要從一個層次移動到下一個，這些門或封印必須要被打開，打開的方式是提升你能量系統的振動頻率。要增加振動頻率，並且維持高頻率狀態，你必須淨化並保持能量場的高度潔淨，才能感知到氣場高層的訊息。這也意味著你需要在日常生活中更加敏感，在飲食習慣、運動、靈性活動方面都好好照顧自己，對此，本書第六篇會有更進一步的討論。

每個層次的振動都比前一個層次高一倍。要將你的意識覺知帶到更高層次，就要增加你的覺知能力運作的振動頻率。這不是一件簡單的事，在講述心理動力學的章節中曾說過：能量的增強會鬆動氣場中的某些阻塞，這些阻塞是你為了度過某些曾經十分受傷的經驗，並將其埋進潛意識所造成的。

增強各氣場層感知力的冥想技巧

我有一些冥想技巧可以用來強化不同氣場層次的感知力，請參見表格19-1。要強化第一層的感應，可以做步行或碰觸冥想，或者深層放鬆；冥想一種幸福平靜的感覺可以強化第二層；要強化第三層，可以讓意念專注在一個點上，進行專注冥想；強化第四層則冥想粉紅色的光芒，或專注感受著對一朵花的愛；要強化第五層，可以使用唱誦持咒等語音冥想，或傾聽冥想。要強化天人體，則是冥想和彌賽亞或基督意識合為一體；要強化第七層，採取坐姿冥想，念誦：「你們要休息，要知道我是神」。

回顧第十九章

1. 學習靈聽能力的好方法為何？

2. 如何接收靈性的指引？在一周內練習至少三次。

3. 你的指導靈採用哪些方式跟你溝通？描述過程。

4. 描述每個脈輪相關的感知力。

5. 如果你想「看見」因果模板層的指導靈，你需要打開哪一層的哪一個脈輪？

6. 如果你想要「聽見」星光層的指導靈，你需要打開哪一個層次的哪一個脈輪？

7. 如果我說，我有種模糊的感覺，好像房間的角落有個存在，而且它不是很友善，這樣的感應是透過哪一個脈輪而來的？這個存在位於氣場的哪一層？

8. 如何打開某一個氣場層的某一個脈輪？

9. 內在視覺和通靈得到的指引訊息主要的不同之處為何？

細思糧（Food For Thought）

10. 如果你更頻繁地尋求和聆聽指導靈的指引，人生會有什麼不同？

11. 你抗拒主動尋求指引的主要原因為何？

12. 詢問指導靈如何在生活中更加善用指引。你得到什麼答案呢？

13. 你是否有任何負面的信念或影像，讓你相信聽從指引會導致壞事發生？這是否和你童年時期對權威的經驗有關？是否受到你與神（或神的形象）之間的關係影響？

14. 如果我們有自由意志，會如何影響預知能力？

15. 使用這種感知力可以如何改變你的生活？

16. 觀想和感知的差別為何？

20
黑元對實相的比喻

感知區域

在上一章我說明了如何藉由提升能量場的振動頻率，加強對更高層次實相的感知能力。這些理論概念是基於：宇宙是一個多維度的空間；在同一個空間裡，有不同振動頻率的層次同時交疊存在。振動頻率越高，那個層次的進化程度和純淨程度也越高。以下將用感知層次的概念來解釋多維宇宙。

黑元說，每個人都有一個感知區域，我們透過它來感知所謂的真實。這裡可以用頻率來解釋這個概念，每個人有他能接收到的頻率範圍。

身為人類，我們用自己感知到的經驗來界定所謂的實相。這裡所指的感知不僅包括一般的感官經驗，也包括人類所建造的儀器（例如顯微鏡或望遠鏡）帶來的延伸觀察經驗。只要是坐落在我們的感知區域中的事物，我們就接受它的真實性，反之，就被認為是不真實的。所以，對於無法感知到的事物，我們便認為它不存在。

人類每發明一項新的儀器，就拓展了感知區域的範圍，我們認識了更多的事物並將它們納入實像。使用 HSP（超感知力）也帶來同樣的效果，只是這個儀器是我們的身體和能量系統罷了。透過 HSP 接收到的事物越多，對我們來說真實的事物範圍也就越廣大。

我用大家熟悉的鐘形曲線圖繪製圖表 20-1A 協助瞭解這個現象。縱軸是感知的清晰度，橫軸是感知的頻率範圍。中央的鐘形曲線可被視為一般人的感知區域。點狀區域是多數人能清楚感知的部分。在這部分之外，由於能感知到的清晰程度太低，我們通常會予以忽略。但是，若我們接納所有感知到的事物，則真正的宇宙範疇會涵括鐘形曲線以下，那些我們無法清楚感知到的部分。虛線代表儀器拓展的感知範圍，多數人認為透過儀器感知到的事物也是真實的一部分。

讓我們從佛教的梵 ❶ 和馬雅（Maya）的觀點，來審視這個概念。瑪雅是顯化的世界，根據佛教的理論，它是幻象。「梵」則是隱藏在幻象之下的基本實相，是一切顯化事物的根基。注意不要把梵與婆羅門 ❷ 搞混了，婆羅門

---

❶ 梵（Brahman）：在梵文中有「聖智」、「祈禱」等意義，引申為世界的主宰或哲學的最高本體。在印度的奧義書中，「梵」通常被視為宇宙的本源，生命的根本，所有事物存在起因，以及絕對真理。「梵」的知識源自於古老的韋達（或譯吠陀，Veda）靈性文化。編按：此處應為作者之誤解，佛教中不講「梵」，但強調經由修為而證悟實相。

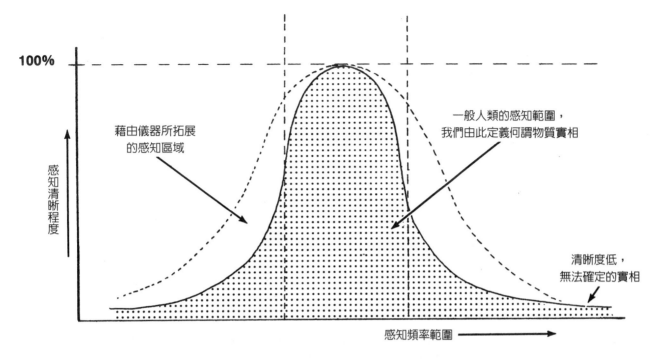

A. 感知區域示意圖

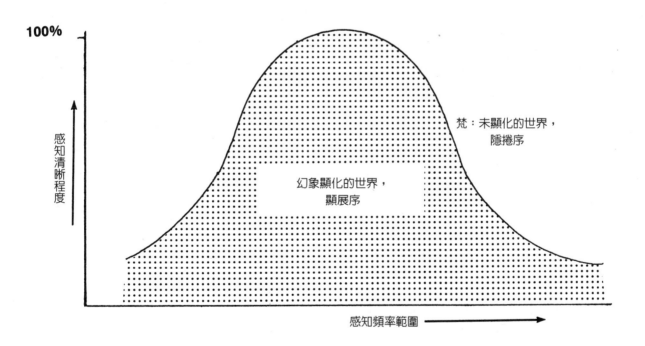

B. 從靈性角度解釋感知區域

圖 20-1：我們的感知區域

是印度教的種姓制度中的靈性知識份子階層。佛教教導人進行禪修以超越那全然是痛苦的幻象，領會梵，達成開悟。這和感知區域的理論有異曲同工之妙，圖20-1B從梵和幻象的觀點描繪出感知區域，顯化的幻象世界坐落在我們的感知區域之中，那未顯化的世界「梵」則落在之外。我們在第四章中提過物理學家大衛‧玻姆的顯展序，也是位在感知區域中，而隱捲序就是感知區域外的部分。

圖20-2A描繪的是HSP如何擴展我們的感知區域。我把那些我們通常認定不真實、不存在的部分稱為靈性實相。當我們擴展了感知的範圍，能感知到更高頻率振動的實相，就會有更多的靈性（非實體）的世界被納入真實的範圍。我們越常使用HSP，感知能力就越強，能接觸到更高層次的靈性世界。這能協助我們跳出幻象，深入梵或者開悟。從這個角度來看，鐘形曲線就是靈性世界和物質界之間的分隔帷幕。黑元說，終極的療癒就是消融分隔靈性世界和物質界的帷幕。

另一個重點是：既然我們對自我的定義奠基於對所謂真實的定義，當對實相的定義擴展了，對自我的定義也隨之拓寬。圖20-2B畫的還是鐘形曲線，不過我改用自我定義的觀點來闡述。在曲線內的，是我們狹隘受限的自我定義，意即：從我們對實相的有限觀點出發，給自己定義的身份；在曲線外的，則是一個不受限的自我定義，最終將認知到神的存在。鐘形曲線就是「我認為自己所是」和「我真正所

是」之間的分界，黑元不斷地重複談到這個分界就是靈性世界和物質界的分界。這也是我們所說的生和死之間的分界，當我們知道自己其實是一個靈性的存在，死亡並不會讓我們消失，我們只是離開了肉體——為了降生到現實界而製造的載具。我曾在某人過世的時候，用HSP看見他的靈魂離開身體，和房間內其他的靈性存在會合。死亡的時候，這個分隔帷幕消失了，我們回歸到自己真實本源。

顯化的世界

在之前的一次通靈中，黑元帶領我體驗了一段解釋何謂「顯化」的旅程，以下是當時的錄音：

黑元：「什麼是顯化？它其實是感知到已示現之事物的能力。這個能力關聯到『一』、每個人的個體化狀況，以及感知窗口這幾項因素。你們從感知窗口接收到的事物，就被你認為是顯化的世界，當感知窗口擴大了，這個世界也會擴大。舉例來說，你開始能聽見我們的聲音，你能覺知到的世界範圍就擴大了。即使它感覺比較不真實或比較稀薄，仍然是顯化世界的一部分。看起來稀薄——則是因為你感知高頻實相的能力只到這裡，而不是因為它本來就很薄弱。由於你的感知能力還有限，所以高層次的實相看起來不但比較薄弱，而且好像快要淡化消失般，但事實並非如此。」

我：「所以，我看見的是感知範圍內接收到的事物，構成我們稱之為顯化的世界。但其

❷ 婆羅門（Brahmin）：或稱Brāhmaṇa。印度種姓制度分為四個種姓：婆羅門、剎帝利、吠捨和首陀羅。婆羅門為提供靈性知識的教師、主持韋達（Veda）儀式的祭司或僧侶，在社會中地位最高。

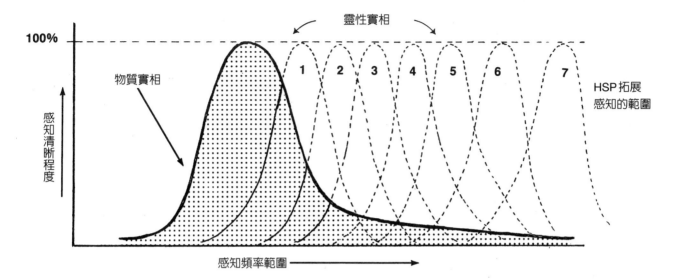

A. 藉由 HSP 拓展的感知區域

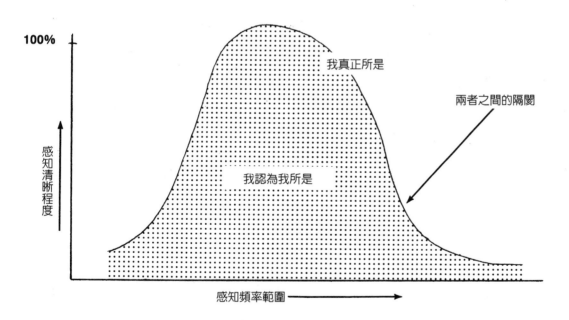

B. 被個人對實相的定義所限制的感知區域

圖 20-2：定義我們感知區域的邊界

實它只是一組知覺訊息而已。如果這個範圍變得更高更寬，或者可以說我們有了更多不同的觀看角度，也可以說是經驗被拓寬了，那麼就能感知到更多被定義為未顯化的世界的東西了……噢，它是雙向的，我們也可以往低頻率的方向拓寬感知。」

黑元：「有很多因素導致人類選擇將低頻率振動視為負面的，或將之描述為負面、黑暗、令人不愉快的形態。這當然是一種看待低頻率振動的方式，不過這只是人類二元性的本質和人類的感知機制造就的結果。將低頻率振動視為負面的，是感知系統的一種區別。」

我：「那你對人類漫長的演化階段的看法是？」黑元：「關於演化，我們唯一能說的是那是感知窗口的拓展歷程。有人說，感知區域的最大鐘形曲線就已經涵蓋了所有確切的真實。當感知到的事物不在標準差之內，或超過鐘形曲線的最大範圍，人們傾向於拒絕相信他們的感知。當人類在演化之路上前進時，鐘形曲線會變得越來越寬（見圖20-1）。這條曲線可以被視為標記了人類在演化過程中的心靈的極限。我們尋求的，是將感知的區域擴展到全部範圍，在任何頻率都能以巔峰狀態運作，讓擴展的實相變得具體而真實，就像你手上的錄音機一樣真實。這條感知區域的鐘形曲線會向上擴展，直到變成一條扁平的直線。當達到這個狀態的時候，顯化的世界和未顯化的世界就合一了。

「另一種說法是：當你擴展了感知區域，我們所在的這個世界對你而言就越來越清楚，並被歸類為顯化世界的一部分。所以，當你透過個人進化的過程，持續擴展感知能力，宇宙向你揭露的部分將會與日俱增，你也越來越趨近與萬物合一的境界。可以說，你正在回家的路上了。

「擴大感知的實相範圍之後，人類能夠選擇要接收何種頻率，甚至可以決定要以哪一種頻率存在於顯化宇宙之中。擴大感知能力是了解隱捲序的工具，有人說這個過程就是生命的遊戲。當人類的感知能力擴展直到隱捲序和顯展序合為一體，就達成了開悟。

「我們用類比的方式舉例說明：未顯化的狀態就像是用白色粉筆在白板上塗寫。當未顯化一開始進入二元性世界的時候，就像是用白色粉筆在黑板上塗寫。而多維度的宇宙則像是用彩色粉筆在奶油色的畫板上塗寫。這可以用來描述人類感知能力的演化過程，或是找回你真實身份的過程，抑或是內在神性覺知到自己的存在的過程。當我們碰觸到更廣度的實相，顏色就變得更加獨特、層次更多，就好像每個顏色裡還有許多層次的顏色一樣。

「這就是今天討論的重點：教導人類學習HSP（超感知力）。使用內在視覺，你可以選擇要觀看的區域、大小和頻率範圍。你想看實體顯化的事物（或你們稱之為現實界的那些事物），還是要看較低層的以太體、情緒體，或者更高層的以太體，甚至氣場的第八或第九層？你要把感知接收區域放在哪裡？你也可以決定觀看的細部程度，要看見微生物，還是肉眼可見的組織？神選擇要顯化的事物是透過感知而被顯化的，有些與你們同在一個空間的存有看不見你們，你們也看不見他們。因為他們選擇了活在不同的感知窗口。妳懂了嗎？」

我：「不懂，我覺得累了，這些好難理

解。」

黑元：「那是因為我們又試圖把資訊擠進妳狹窄的感知裡。我們現在要帶領妳進入另一個光的國度，在過程中，允許妳的感知隨之擴展。當妳進入這個空間時，看見光，感覺到喜悅……」

隨著話語，我似乎被帶進越來越高的世界，越是攀升，越是光輝燦爛，越是難以清晰地接收到形象，也越來越稀薄。我的指導靈黑元帶著我不停地上升。

我們升高，直到我能夠感知的極限，黑元說：「我們正站在至聖所❸的門前，每個靈魂都渴望進入之地。」

我看見我的眾多前世從腳下掠過，就像暗夜中浮動的茉莉花香。每一世飄過時，我都感覺到一股將目光轉回現實界的拉力。那股拉力感覺像是墜落。我試著維持那種臨在的知覺，超越我叫芭芭拉的自我身份，超越時間、超越生死輪迴……

我試著要進入至聖所之門。

黑元：「重點不是進入，重點是讓自己回到你一直都在的地方。這裡有無限多個界，是超越時間與空間的存在狀態。不用急。這是靈魂的渴望。」

然後我發現自己正在穿越巨大的人面獅身像雙腳之間的那道門。黑元坐在我面前的一個寶座上。

黑元：「我的孩子，當妳用療癒這個字眼時，要知道，療癒即是開啟感知的大門，讓人們能進入至聖所，與造物者為一體。它是一個過程，帶領人們一步一步走向那終極的境地。開悟是目標，療癒只是它的副產品。每一個來到妳面前療癒的靈魂，在最深處都知道他們所尋求的其實是開悟。」

「妳要記住，那些請妳提供協助或治療的人所告訴妳的一切，是透過他們的感知途徑形成的。他們的感知範圍可能狹窄也可能寬廣，因此他們尋求協助的焦點可能是腳趾酸痛，是帶來生命威脅的疾病，或是對真理的追尋。但無論如何，他們真正需要的，只有一項事物：回應靈魂的渴望。靈魂正在吶喊著：帶我找到回家的路，帶我找到進入至聖所的途徑，帶我找到永恆的平靜，找到那從亙古以來低語著真理的風。」

此時，我顫抖起來，流下喜悅的眼淚。黑元常常告訴我，他的名字的意思是「亙古以來低語著真理的風」。現在我明白了。他在這場冥想中帶領我進入一種境界，在那裡我知道我和他是一體的。我身體裡的每個細胞都沈浸在這個覺知中，我是從亙古以來低語著真理的風。

黑元繼續說道：「所以我，黑元，坐在這裡，披滿珍稀寶石，每一顆都是真理，已知曉的真理。我是永世不滅的存在，超越時間和空間，超越混沌。我是已顯化的，卻尚未顯化；我是被知曉的，但無人知曉。因此妳在這裡，還有你們每一個人，渴望用你們有限的感知範圍，瞭解這一切。」

❸ 至聖所（Holy of Holies）：是猶太教中，帳幕和後來猶太聖殿中的最內層的位置，以幔子和外面的聖所隔開，被認為是耶和華的住所。

回顧第二十章

1. 解釋感知窗口的概念。

細思糧（Food For Thought）

2. 參考黑元對實相的描述，試著探討你內在的恐懼之牆（如第十四章所描述）、你對自我身份的認定和你真正的本質之間的關係；靈性和物質世界之間的隔閡，生與死之間的隔閡。

3. 死亡是什麼？

4. 根據黑元最後所說的話，你和指導靈之間的關係為何？和高我（以及你的神性火花）有何不同之處？

第五篇
靈性療癒

「遠比這些更偉大的奇蹟，汝等亦能做到。」

耶穌

【引言】
你的能量場就是你的工具

我們已從個人、人類、科學與靈性的各層面瞭解了療癒，接下來讓我們一起探索我多年練習經驗所習得的各項療癒技巧。

療癒的起始點一樣是從家裡開始。成為療癒師的第一項條件便是學會自我照護。如果你為他人施做療癒工作，但卻不懂得照護自己，你可能會比平時更容易生病。這是因為，能量場除了在你自己的生活中佔有重要地位之外，還會因療癒工作而承擔額外的大量工作。我的意思是說，除了可保持自身的健康與平衡外，你的能量場還要做為病患的療癒能量媒介之用。你的能量場或許不需要某種頻率，但你還是得進行傳送工作。為了能傳送療癒所需的特定頻率，你的能量場必須能在這個頻率或諧波中振動。因此，為了能夠提供療癒，你得要如雲霄飛車般運行你的能量場。你必須不間斷地轉換振動的頻率，以及不間斷地傳送不同密度的光。這樣的過程會對你造成影響。以好的影響來看，這過程會加速你自身的進化過程，因為頻率與密度的改變會破壞原本的模式，並釋放你能量場中的阻塞物。但是，若你未能保持在最佳狀態，這過程可能會拖垮你。在療癒的過程中，你不需製造要傳送的能量，但你的頻率必須提升到病患所需的頻率，以便從宇宙能量場傳送出能量。這稱為諧波感應，需要大量的能量與專注力才能完成。只要你的能量電壓高於病患的能量電壓，就能進行傳送。但是，當你在疲憊的時候進行療癒工作，你製造的電壓可能會低於病患的電壓，而電流是從高電壓流向低電壓，因此你可能會從病患身上得到疾病的負能量。當你很健康的時候，你的系統會透過能量轉換或抵制來清除負能量。當你疲憊的時候，則需要耗費較長的時間來清除這些低弱的能量。如果你已經有罹患某些疾病的傾向，那麼你的狀況可能會更糟。另一方面，若你能好好照顧自己，療癒與你有相同疾病的個案，則能夠幫助你學習產出治療自己所需的頻率。

本山博博士❶做過一項調查，分別在療癒前後測量靈療師與病患的經絡強度。多數情況下，療癒完成後靈療師的特定器官穴位會呈現低弱，但在數小時後即可恢復到原本的強度。本山先生也證實了療癒完成後，靈療師的心臟經絡會增強，這說明了療癒過程中一定會使用

❶本山博（Hiroshi Motoyama，一九二五～）是日本超心理學家、科學家、精神導師。研究靈性修養、心靈和身體內的關係，探討印度的數論／瑜伽、因果報應、輪迴知識，並以冥想進行脈輪練習。本山博士為加州理工學院人類科學的創辦人，也擔任日本超心理學協會（IARP）主席，及玉光神社的住持。

到心輪，這部分將會在後續的章節中討論。

　　接下來，我會討論不同層面的氣場療癒技巧，並講解幾個療癒個案以及靈療師自我照護的技巧。

21
爲療癒做準備

療癒師的準備

準備進行療癒時，療癒師首要進行的就是做開並且與宇宙的力量協調一致。這表示不單只是在療癒進行前，在生活中亦若如是。他必須獻身於真理，且在自身存在的所有領域認真誠實。他需要朋友的支持，以及某種形式的靈性練習或淨化程序。他需要老師，包括靈性上的和身體上的。他需要透過運動、健全的營養、均衡的飲食（包括大量攝取維生素和礦物質，因身體在運作高度能量時會用掉許多），以及休息與遊玩來保持自己的身體健康。經由這樣的滋養來維持自身肉體載具，能使他向上且向外地提昇自己的振動，連結至宇宙能量場，靈性的療癒能量繼而流經身體。在通靈發生之前，他必須先提高自己的振動頻率以連結治療能量。

在展開一日療癒工作之前，最好在早上進行某種形式的體能鍛鍊，還有一段時間集中自己意志以及打開脈輪的冥想。這並不一定需要很長的時間，三十至四十五分鐘就足夠了。接下來，這段是我覺得非常有效的練習。我會定期更改作法以符合我的能量系統不斷變化的需求。❶

給療癒師的每日練習──打通經絡

1. 背部平躺，雙臂置於身體的兩側，手掌心朝上。移動你的雙腳使其稍微分開到一個舒適的位置。閉上眼睛。透過聚焦於身體的每一個部分來放鬆你的全身，一個部位接著一個部位地進行。保持自然呼吸。將注意力帶到你的呼吸然後數息五分鐘──吸氣一、吐氣一，吸氣二、吐氣二，以此類推。如果你的心思開始漫遊，便把它帶回數息；如果忘記數到哪個數字，就從數一再開始。

當你的注意力保持在數息數分鐘之後，你的頭腦和身體便會逐漸地放鬆下來。

2. 這項展開一天的最佳練習，可以在你下床之前完成（但可能會打擾到和你共眠的伴侶）。背部平躺，向外延伸你的手臂使之與你的身體垂直，將膝蓋立起、兩隻腳的腳底平放在床上。保持你的肩膀向下，讓你的雙

---

❶ 本章節所述之動作練習，請視個人身體狀況斟酌進行，循序漸進最佳，不宜過度用力、快速或勉強延伸超過身體限度，以免受傷。

膝往右側倒下，同時轉動你的頭看向左邊。

現在，將你的膝蓋立起，讓它們往左側倒下，同時轉動你的頭看向右邊。重複這個動作直到你的背部感受到完全的延伸。

調整關節的運動特別有益於在經絡中創造一道暢通的能量流。這是由於所有的經絡皆流經關節。運動關節可以活化經絡。這些關節運動是由本山博所發展出用於打通經絡。出自於《瑜伽體位法與針灸經絡間的作用關係》（*The Functional Relationship Between Yoga Asanas and Acupuncture Meridians*）這本手冊。

3. 直坐於地板上，雙腿向前伸直。將你的雙手放於臀部兩側的地板上，將身體向後靠，伸直雙臂支撐著上半身。將注意力放在腳趾上。只移動雙腳腳趾，將它們慢慢彎曲和延伸，雙腿和腳踝不動，重複十次。如圖21-1A所示。

4. 維持上述同樣的坐姿。盡可能地彎曲和延伸你的踝關節。重複此動作十次。如圖21-1b所示。

5. 同樣維持第三點所述的坐姿。稍微將雙腿左右分開。保持腳跟與地板接觸，如畫圓般地往每個方向轉動你的腳踝十次。

6. 依然採取最初的坐姿，盡可能地將右腿彎曲並提起膝蓋，使腳跟靠近右側臀部。然後伸直右腿，不讓腳跟或腳尖接觸到地面，重複十次，然後用左腳進行同樣的動作，如圖21-1C所示。

7. 同樣的坐姿，用雙手抱住右大腿使其接近軀幹，然後以膝蓋為軸心順時鐘方向畫圓轉動小腿十次，然後逆時針旋轉十次。再用同樣的步驟重複於左腿。

8. 將左腿彎曲，然後將左腳放在右大腿上方，左手扶在左膝上，右手放在左腳腳踝上。用左手輕輕地上下移動彎曲的腿，盡可能地放鬆左腿的肌肉群。以相同的步驟重複右腿動作。如圖21-1D所示。

9. 與第八點所述坐姿相同，以右邊的髖關節為支點轉動右膝，順時針十次，然後逆時針十次。以同樣的步驟重複左膝動作，如圖21-1E所示。

10. 採取最初的坐姿，雙腿向外伸直，向前抬高雙臂，使其與肩同高。張開然後再緊握兩隻手的手指。用其他手指將大拇指包覆在手掌心，做出一個緊握的拳頭，重複這個動作十次。如圖21-1F所示。

11. 維持上述第十點的姿勢。彎曲與延伸手腕，重複十次。如圖21-1G所示。

12. 採用與第十點相同的姿勢，旋轉手腕，順時針十次，逆時針十次。

13. 採用與第十點相同的姿勢，手掌心朝上，向外伸展雙手。從手肘處彎曲雙臂直到用

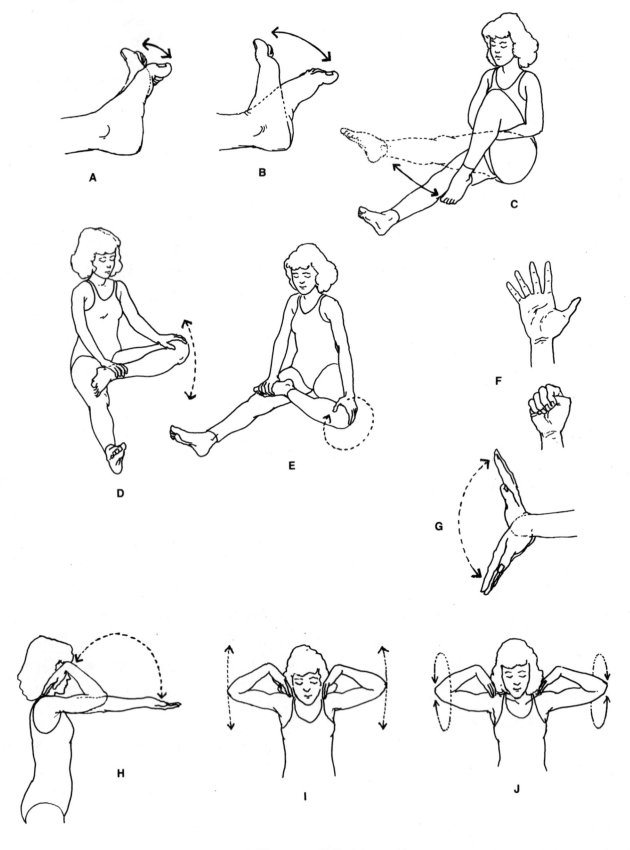

圖 21-1：關節運動

指尖觸摸到兩邊肩膀後，再伸直手臂。重複十次，然後將手臂分別往身體兩側張開，進行同樣的肘部動作十次。如圖21-1H所示。

14. 將雙手手指維持放置在雙肩上，盡可能往上抬高手肘，然後再往下，重複十次。現在將手肘指向前方、再往後，重複十次，如圖21-1I所示。

15. 採用與第十四點相同的姿勢，透過旋轉肩關節使手肘做出畫圓的動作。順時針方向做十次，然後逆時針方向十次。讓兩個手肘盡可能地畫大圓，手軸向前畫的時候，讓兩個肘部在胸前碰觸到彼此。如圖21-1J所示。

一旦你學會了這些練習，你或許也可以同時進行手指／腳趾，腳踝／手腕的運動。

16. 現在做幾個仰臥起坐，每次坐起來時呼氣。至少進行十下，再努力朝二十下邁進。

17. 採用直立坐姿的形式並將雙腿向前伸直併攏，上半身前彎，將雙手往前延伸碰到你的腳趾，腿部不彎曲，這個動作進行十次。現在，維持前彎並握住腳趾，膝蓋不彎曲，維持這個姿勢三分鐘。

18. 盡可能地向左右兩側張開你的雙腿，然後重複上一個練習動作。首先向左前彎，碰

觸左腳腳趾；然後切換到右邊，往前彎碰觸右腳腳趾。現在，重複這樣的動作，雙手向前延伸帶動身體前彎，保持這個姿勢三分鐘。

19. 進行一些頭部和頸部的轉動動作。先往上看然後再往下，重複十次。現在，先往左邊再往右轉動，每邊十次。之後先以順時針方向轉動你的頭，然後再以逆時針方向轉動數次，直到脖子感覺更加靈活了。

20. 站起來。讓你的身體直立，雙腳間距大約二英呎（約60公分），向左側彎腰而右手臂往上伸超過頭部，然後順勢往左側微彎，重複數次。回正後再往右側彎腰，並順勢向上延伸左手臂。

脈輪開啓與充能的每日運動

我所知的脈輪充能和開啓運動有三套不同的做法。第一套身體運動可以有效打開氣場中較低三層的脈輪。第二套可以有效打開星光體層的脈輪。而第三套綜合了呼吸和體位，可以開啓氣場更高層次的脈輪。

脈輪開啓與充能的身體運動（氣場第一至三層）

可從圖21-2查看這些練習動作。

脈輪1：站姿，將雙腳張開，腳趾與膝蓋向外打開至膝蓋感到舒適的角度。接著，盡可能地彎曲膝蓋，當臀部的位置與膝蓋同高後，即向上打直膝蓋，重複此動作數次。現在要加入擺動骨盆的動作，分別把骨盆往前及往後推到最

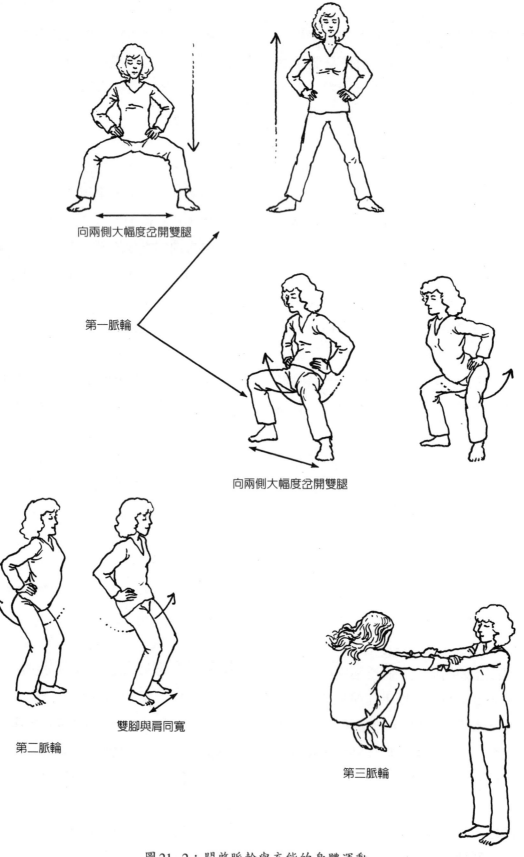

向兩側大幅度岔開雙腿

第一脈輪

向兩側大幅度岔開雙腿

第二脈輪

雙腳與肩同寬

第三脈輪

圖21-2：開啓脈輪與充能的身體運動

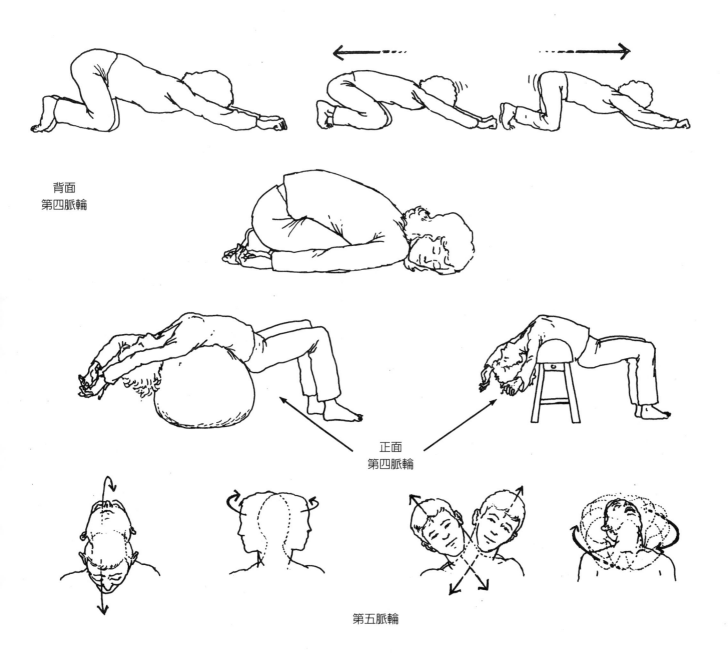

背面
第四脈輪

正面
第四脈輪

第五脈輪

第六脈輪：用眼部的轉動來重複第五脈輪的頭部運動方向。

第七脈輪：頭立式

延續圖 21-2：脈輪開啟與充能的身體運動

深，尤其著重往前推的動作。向下彎曲膝蓋的同時，前後擺動骨盆三次；膝蓋保持彎曲，前後擺動骨盆再三次；向上打直膝蓋的同時，再做前後擺動骨盆三次。此練習中，最重要的是膝蓋保持彎曲時的骨盆擺動動作。重複整套動作循環至少三次。

脈輪2：雙腳打開與肩同寬，雙腳平行放置。微微彎曲膝蓋，前後擺動骨盆。重複此動作數次。

　　現在，假想你置身於一個需要進行拋光清潔的滾筒之中，然後要用你的臀部來做這個拋光的動作。把雙手放在臀部上，以繞行的方式旋轉臀部，並確實拋光滾筒中的每一面。

脈輪3：跳躍動作需要一位夥伴一起合作，握緊夥伴的雙手，以夥伴做為支撐，進行上下跳躍。向上跳躍時，盡量把雙膝帶到胸口的位置。持續跳躍數分鐘後即可休息，但不可彎下腰休息。接著調換，換你做為夥伴的支撐，讓夥伴進行跳躍動作。

脈輪4：此為等長姿勢的練習，按照圖21−2中所做的示範來放置你的雙手與雙膝。在這個姿勢中，手肘不可碰觸到地面。以雙臂做為支撐點，前後調整雙腿與臀部的角度，直到感覺兩側肩胛骨中間受壓（肩膀肌肉發達的男性此時會感覺雙肩壓力比較大，因此需多加注意）。兩側肩胛骨中間確實受壓後，把身體往前推並維持住這個動作，把壓力放在受壓的位置，然後再把身體拉回。你可以用臀部和雙腿來做這個動作。這個練習是用來鍛鍊後心輪抑

或是意志中心。

　　至於鍛鍊前心輪的部分，把背靠在大而圓的物體上，例如桶子、軟沙發的背面、生物能量椅等，雙腳確實扎入地板。放鬆身體，伸展胸口的肌肉。

脈輪5：轉動頭部和頸部。依照下列方向轉動頭部數次，面朝前、面朝上，然後朝下、面分別轉向兩側；面朝前將頭部往左側倒，回正後交換，將頭部往右側倒。接著，分別以順、逆時針兩個方向交替轉動頭頸。

　　喉輪對聲音有很好的反應，所以可以放聲歌唱，或者發出任何你喜歡的聲音也可以。

脈輪6：用眼睛重複脈輪5的動作來鍛鍊雙眼。

脈輪7：用你的右手以順時針方向來按摩頭頂。

觀想打開脈輪（氣場的第四層）

　　做此練習時，可坐在舒適的椅子上，或是盤腿打坐於地板上的墊子上。保持背頸打直。首先，選擇適合自己的冥想法，讓自己靜下心來，把意識帶到海底輪。想像有一道紅光氣流以順時針方向旋轉（此處的順時針方向係指從自己身體外側的角度望向海底輪）。海底輪位於你身體的正下方，形狀如同一個旋轉圓錐體，大面積的一面朝向地表，而尖端指向你的脊椎底部。當你看著氣流旋轉時，吸入紅光，然後吐出紅光。進行吸入動作時，想像呼吸是紅光的。但做吐出動作時，不要想像，但要觀

察呼吸的顏色。重複此動作，直到可清楚看見吸入和吐出的呼吸都是紅光爲止。若吐出的紅光顏色比較淡或是呈現混濁時，表示需要平衡紅光能量。顏色較淡時，表示能量場需要多一些紅光能量。顏色混濁時，表示需要淨化下脈輪。而清理方法就是重複做這個練習，直到吸入和吐出的顏色一樣。所有脈輪的練習皆是如此。

維持海底輪的觀想畫面，接著進入位於恥骨上方二英吋（約60公分）位置的臍輪。想像兩道氣流，一道在身體前方，另一道在身體後方。看著亮紅橘光氣流以順時針方向旋轉。吸入紅橘光，然後吐氣。重複此動作。進行下一個動作前，確認吸入與吐出時皆爲紅橘光。

維持住前兩個脈輪的觀想，然後向上進入太陽神經叢。在此想像有兩道黃光旋轉氣流。吸入黃光，然後吐氣，重複動作直到吸入和吐出皆爲黃光。

接著上行至心輪，看到的是順時針旋轉的綠光氣流。吸入、吐出綠光，直到顏色達到平衡。低頭往下看，確認可看見所有脈輪（你先前完成充能的脈輪）都在旋轉後，才可以進入喉輪。

在喉輪部位吸入、吐出順時針旋轉的藍光氣流。

在眉心輪部位觀想看到在頭部前後順時針旋轉的靛光氣流。重複做呼吸練習。

接著上行至頂輪。這是一道位於頭部上方的乳白光氣流，以順時針方向旋轉。吸入白光，然後吐氣。重複此動作，同時要看到所有七個脈輪，都以順時針方向旋轉。看著垂直電流在脊椎上下流動，並隨著你的呼吸脈動。當你吸入時，此電流會向上脈動；當你吐出時，此電流會向下脈動。要看到所有脈輪的末端皆與此電流連結，在頂輪形成頂端的出入口，而海底輪形成末端的出入口，好讓能量流動穿越你的能量場。吸入時，要看到脈動能量流動穿越所有脈輪。現在你的整個能量場裡，充滿了許多光能量。這是在進行療癒前，開啓並且爲所有脈輪能量充能的絕佳練習。

用呼吸和體位運動開啓脈輪並充能（氣場的第五至第七層）

我見過最強大的充能、活躍、淨化與強化氣場能量場的練習是昆達里尼瑜珈，其著重姿勢、呼吸與脊椎的柔軟度。如果有機會，建議你直接跟昆達里尼瑜珈機構學習此套練習。如果沒有機會，我在此書中加入簡化版的練習內容，如圖21-3所示。

脈輪1：屈膝跪坐在腳跟上，雙手放在大腿上。從骨盆位置啓動，吸氣時脊椎向前彎，吐氣時脊椎向後彎。如果你想要，可以在每一次呼吸中念誦咒語。重複這個動作數次。

脈輪2：雙腿交叉盤坐在地板上。深呼吸時，雙手抓住腳踝。挺胸、脊椎向前彎，骨盆前傾。吐氣時，脊椎向後彎，骨盆後傾，朝「坐骨」方向靠近。重複這個動作數次，如果你想要，可以持咒。

脈輪2另一種姿勢：平躺面朝上，彎曲手肘支撐起身體。往上抬起雙腿，至離地面約一英呎（約30公分）的位置。將腿打直，吸氣時，向

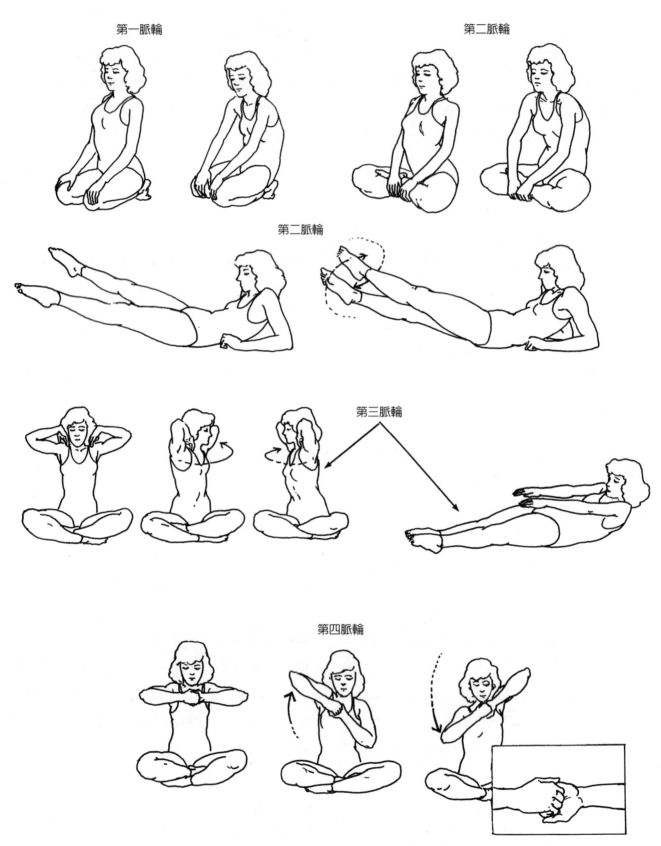

圖21-3：用呼吸和體位運動開啓脈輪並充能

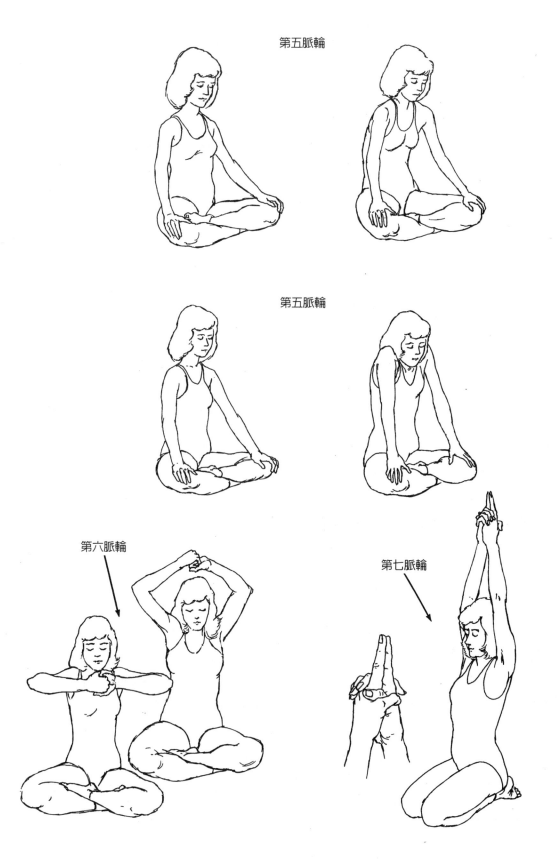

第五脈輪

第五脈輪

第六脈輪

第七脈輪

接續圖21-3：用呼吸和體位運動開啓脈輪並充能

外打開雙腿；吐氣時，雙腿交叉於膝蓋處，腿要維持筆直。重複數次。再將雙腿稍微抬高一些，然後再進行大腿打開與交叉的動作。直到雙腿已離地面約二點五英呎（約75公分）高度後，再以逐次調降大腿高度的方式回來，然後休息。重複此練習。

脈輪3：雙腿交叉盤坐於地板上。以拇指朝後、其餘指頭朝前的方式抓住肩膀。吸氣時，向左轉身；吐氣時，向右轉身。每次呼吸都是深且長的，並確認脊椎確實打直。重複數次後轉換方向。再次重複動作，然後休息一分鐘。

以跪坐的姿勢，重複進行此套練習。

脈輪3另一種姿勢：平躺面朝上，雙腿併攏，往上抬起腳跟至六英吋高（約15公分）的位置。同時抬起頭部與肩膀至六英吋高的位置；看著你的腳趾，將手臂打直，雙手指頭指向腳趾頭。保持這個姿勢，用鼻子做三十下急促呼吸❷。放鬆、休息，數到三十。重複此動作數次。

脈輪4：雙腿交叉盤坐，在心臟中心的位置，雙掌反向互握，手肘朝外側。以翹翹板方式，上下移動手肘。隨著韻律，配合深且長的呼吸。持續數次，吸氣、吐氣、雙手使力互拉。然後休息一分鐘。

以跪坐在腳跟上的姿勢，重複做此套練習，有助於提高能量。

記得要確實收起骨盆。

脈輪5：雙腿交叉盤坐，緊抓膝蓋。手肘打直。開始彎曲脊椎上部，往前時吸氣，往後時吐氣。重複此動作數次。休息。

現在，吸氣時向上聳肩，吐氣時向下放鬆肩膀，藉以柔軟脊椎。重複此動作數次。吸氣後，閉氣十五秒，同時肩膀向上縮起並維持住，然後放鬆。

以跪坐在腳跟上的姿勢，重複進行此套練習。

脈輪6：雙腿交叉而坐，雙掌反向互握於喉嚨的位置。吸氣，然後閉氣，縮緊下腹與括約肌，接著如同擠牙膏般，把能量往上推。把能量從頭頂吐出，同時維持雙掌反向互握並高舉雙臂超過頭部的高度。重複此動作數次。

以跪坐在腳跟上的姿勢，重複做此套練習。

脈輪7：雙腿交叉盤坐，伸展雙臂高舉超過頭部。食指指向上方，其餘指頭交叉緊扣。吸氣時，往丹田內收縮，並說「Sat」。吐氣時，放鬆丹田，並說「Nam」。以快速呼吸的方式，重複此動作數分鐘。然後，吸氣時，藉由擠壓並維持住括約肌，然後再擠壓並維持住胃部肌肉，把能量從脊椎下方擠向頭頂。持氣不呼。然後讓所有肌肉保持緊縮，將能量釋放出來。放鬆。休息。如不喜歡「Sat-Nam」這兩個咒語，也可以使用其他咒語。

以跪坐在腳跟上的姿勢，重複做此套練習。休息。

---

❷此呼吸方式為瑜珈呼吸法，若無教師指導，建議保持自然呼吸即可，以免造成經絡受傷或內部肌肉拉傷。

重複此練習，但不唸咒語，改以鼻腔短而急促的呼吸法取代。

脈輪7另一種姿勢：雙腿交叉盤坐。將雙臂高舉至六十度角，保持手腕和手肘打直、手掌面朝上。鼻腔做急促呼吸，在喉嚨上方處做發出摩擦聲響的呼吸，達約一分鐘。吸氣，然後屏住呼吸，鼓動下腹部十六下。吐氣，放鬆。重複此動作二到三次，然後休息。

為氣場充能的色彩呼吸冥想

雙腳張開與肩同寬，雙腳平行放置，慢慢

地彎曲、伸直膝蓋。每次向下彎曲膝蓋時，做吐氣。向上打直膝蓋時，做吸氣。盡可能往下彎曲膝蓋，但腳跟不可離地。放鬆雙臂，打直背頸，不可向前彎，骨盆下半部可稍稍往前挪一些。

現在，向身體前方延伸雙臂，手掌面朝下。加入手部上下擺動的動作；向上時，雙臂盡可能往遠處延展。當雙臂抵達最高點時，做拉回（手掌心朝下），保持雙臂垂放在身體兩側。雙臂抵達最低點時，再次延展雙臂。（見圖21-4）

在此動作中，加入想像。透過雙手與雙腳

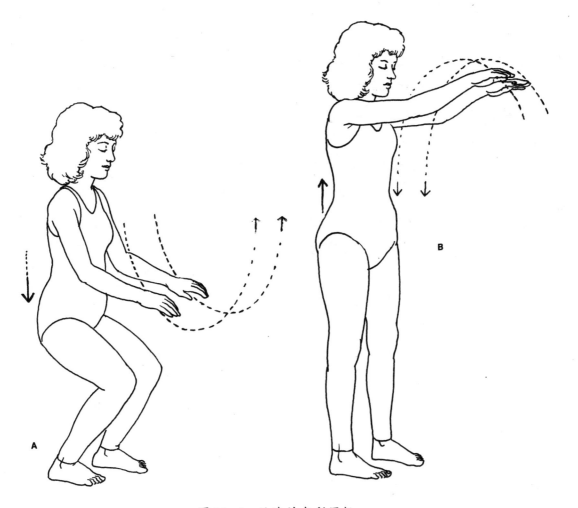

圖21-4：站姿的色彩冥想

吸取從地表散發出來的各顏色光，並吸入你周圍的空氣。吐氣時，也是呈現各顏色的光，呼吸各種顏色的光數次。

從紅光開始。當在下一個動作的低點時，吸入紅光。看著你的氣場氣球充滿紅光。在達到動作的高點，準備往下時，吐出紅光。現在，再試一次。你的心智之眼是否能清楚看到紅光呢？如果沒有，重複此練習，直到你能清楚看到爲止。不容易見到的顏色，很有可能就是你能量場最缺乏的光。在不刻意控制的情況下，看看你吐出的是什麼顏色的光。當顏色清楚又明亮時，才進行到下一個光。

現在，當向上移動時，吸入橘光。讓橘光從地表進入你的雙腳、進入你的雙手，並從你周圍的空氣進入你的身體。如果你的腦中很難觀想這些顏色，可以看著實體物品的顏色；或者，閉上眼睛想像也許會有幫助。再次吸入、吐出橘光，重複這個動作。

按照下列顏色順序接續進行練習：黃光、綠光、藍光、靛光和白光。確認看到你的氣場形成蛋形的顏色光之後，再進行下一個顏色光。這是每一個脈輪良好的顏色。如果你想在氣場中加入更強烈的振動，你可以加入以下的光：銀光、金光、白金光、透明光；然後再回到白光。第二組的所有顏色光，應該都具有乳白色的特性。

接地的抖動練習

抖動身體是指保持身體緊縮，引發非自主性的生理振動，可提升能量流，並釋放阻塞。這些練習是核心與生物能量療法中常見的練習。

雙腳張開與肩同寬，雙腳平行放置。完成上述的氣場充能練習後，再次做蹲下時吐氣，往上站立時吸氣的動作。盡量彎曲膝蓋，使雙腿開始感到疲倦。重複這個動作夠久時，你的雙腿會開始不自主抖動。若沒有抖動產生，你可以透過用腳跟快速上下彈跳來引發抖動，讓你雙腿上方和骨盆產生抖動。經由練習，讓你全身都可以達到抖動，這是產生強大能量流貫全身的好方法。當你能感覺到這股能量流，你就可以自行設計讓身體各部位產生抖動的練習，以強化能量流貫該部位。一般而言，爲能加強地表能量穿越海底輪和臍輪，必須先能抖動骨盆。之後，當你在做療癒時，就可以緩慢地（以坐姿）前後轉動骨盆，然後在轉動中加入一點短促但快速的振動，此可幫助骨盆振動，你會感覺到貫穿整個身體的能量流增強了。

靜心的坐姿冥想

現在，坐下來冥想十到十五分鐘。確認你的背部挺直並且感到舒適。

覆誦下列經文，可幫助靜下心來冥想：「你們要休息，要知道我是神。」把意念放在眞言上。如果你的心智飄移了，就再帶回來即可。

另一個有助於靜下心來的冥想是數十。數一時吸氣，數到二時吐氣，數三時再吸氣，數到四時再吐氣，重複直到數到十。困難的地方在於每當心念飄移了，跑去想別的事情而沒有專注在數數，就得重頭再數一次！這類型的沉澱冥想，會讓你明白你的心智有多懶散！極少數人可以在第一次就成功數到十！

現在，（喝完一大杯水後）你已經準備好展開一天的療癒工作了！

照護療癒空間

有個要點，你必須在無低能量、壞情緒或沒有威廉・赫許稱為死亡生命力能量（Dead Orgone Energy，DOR）存在的環境中工作。如果可以，選擇有陽光直射與空氣流通的空間。你也可以透過美國印地安傳統的甜草搭配西洋杉，或是鼠尾草搭配西洋杉的煙燻法來淨化房間。

在一個容器內放置乾燥的綠色西洋杉和鼠尾草，然後點火燒，接著煙燻房間。美國印地安傳統習慣用鮑魚殼來做煙燻，以象徵火、土、空氣與水四種元素。但如果無法取得鮑魚殼，可以改用平底鍋。當多數西洋杉和鼠尾草都著火了，就可以撲滅火，這時鍋蓋會是好幫手。接下來會產生大量的煙霧，即可把煙霧帶往房間的各個角落。美國印地安的傳統會從屋子或房間的東方開始，以太陽升起的方向（順時針）繞行。開始煙燻前，確認房門是保持開啟的，以利煙霧把DOR帶離屋子或房間。

結束煙燻前，可在火中加入玉米穀粒，以表達感謝之意。若想瞭解更多美國印地安傳統，我推薦你向美國舊金山四角基金會（Four Corners Foundation, 632 Oak Street, San Francisco, California 94117）的歐信娜（Oh-Shinnah）老師請教。順帶一提，歐信娜老師在進行療癒之前會替病患施以煙燻淨化，用以清除部分的DOR。當你感覺到阻塞時，你也可以煙燻自己。有些人會在平底鍋中倒入一些酒精和瀉鹽（Epsom Salt）點燃後，拿著平底鍋繞行房間、病患或自己的身體。

在房間內放置水晶也有助於吸取DOR。水晶的淨化程序是，在一個碗中放置四分之一茶匙的海鹽和一品脫（約475 cc）的礦泉水，然後浸入水晶過夜。負離子產生器也有助於淨化房間。不要在空氣不流通或是螢光充斥的房間內工作，因為這類光所產生的頻率會干擾氣場正常的脈動，導致能量場產生跳動頻率，且這種光譜也有礙健康。

如果是在空氣不流通或是充斥螢光的房間內工作，你可能會生病，身體會開始累積死亡生命力能量，且你的振動力會變遲緩且逐漸減弱。最後，你必須停止工作，可能達數個月之久，一直到能量系統可再次自行淨化為止。甚至，你可能根本就察覺不到自己的能量頻率減弱了，這是因為你的敏感度已逐漸減弱所致。

療癒師的照護

當發現身體有累積DOR時，淨化氣場的方法是在加有一磅（約454公克）海鹽與一磅蘇打粉的溫水池中泡澡。如此一來，身體內會釋放出大量的能量，你可能會因此感到非常疲弱，所以泡澡後需確實休息，好讓身體恢復。平躺於陽光下，有助於再次充能你的系統能量。至於要躺臥多久，得視你的系統能量狀態而定。相信你的直覺，讓你的身體告訴你何時足夠。有些時候，你得每周泡澡數次，身體才足以得到淨化。

每次療癒工作結束後，需喝上一整杯的礦泉水，病患也是一樣。讓水流過你的身體系統，有助於帶走DOR，且避免脹氣產生，進而避免DOR進入到你身體組織深處。如果沒

有喝足量的水，就會產生脹氣，身體會留住水分，試圖將DOR鎖在水裡。

水晶也有助於保護靈療師的能量系統。可以將白水晶或是紫水晶佩戴於太陽神經叢上，以增強你的能量場並降低能量場的滲透性。粉晶佩戴於心輪處有助於保護心臟。水晶的療癒效能還有很多。在療癒過程中，我常會佩戴紫水晶和粉晶，然後給病患使用四顆水晶，先是在病患的左手（心臟經絡）放置一顆大粉晶，接著是在病患右手放一顆大白水晶，這些水晶會吸收療癒過程中所釋放出來的DOR。我還會放置一顆含鐵成分的大紫水晶在病患的臍輪或海底輪，以確保病患的能量場可強烈脈動，這是因為鐵有助病患接地。水晶有助於讓病患安在自己的身體裡面，而放置煙石英在太陽神經叢非常有效。

如要佩戴水晶，務必確認選擇適合自己身體的水晶。若水晶太強，能量場的振動會增強，導致能量場耗盡，這是因為身體的基礎新陳代謝率還不夠強大，無法處理水晶在能量場中引起的振動速度；也就是說，身體沒有提供足夠的能量給能量場，來維繫此強大振動。最後便會失去能量。但是，若選擇了只比能量場稍稍強烈一點的水晶，則可增強能量場。

如果佩戴低於能量場振動的水晶，則水晶會在能量場產生一股拉力，降低振動力。你必須去感受每顆水晶對你的影響性。當你變強大時，就可以佩戴強大的水晶，同時也可能因為身處不同的人生階段而需要不同的水晶，端視身處的環境而定。

若水晶是舊珠寶或是紀念品，會存有前一位佩戴者的能量，因此必須經過一周的完全淨化，也就是將其放置於含有四分之一茶匙海鹽的一品脫（約475 cc）礦泉水或海水中即可。現在有許多水晶工作坊開課，因此若打算使用水晶，建議在開始使用水晶前，去上課學習水晶相關知識。

進行療癒時，我會使用按摩桌與辦公椅，如此以來就不用一直站著，且我的背部也能獲得足夠的支撐力。辦公椅的滾輪可自由移動，在療癒過程中，我可視需求站立或坐下。此外，我也會使用精油來塗抹淨化雙腳，幫助能量進入身體。

療癒師能保持健康的重要方法之一，就是擁有個人專屬的時間與空間。但這並不容易，因為病患對療癒師的需求很大。無論病患如何請求，靈療師必定要學會說：「現在我需要一些時間給我自己。」也就是說，無論發生什麼事，你都需要留時間給自己。如果你不這麼做，就會耗盡體力，最後被迫停止療癒。可別等到你無法提供療癒的時候才停止，現在就去休息，挪一些時間從事其他興趣或嗜好。療癒師需要擁有滿足個人需求的完整私人生活，這是非常重要的。如未能做到這點，最後療癒師會試圖讓病患滿足他這些需求，接著療癒師會開始仰賴病患，而這個狀況會擾亂療癒過程。療癒師的黃金規則是：以自己和滋養自己的事物為優先，其次是思慮的定靜，然後才是支持別人。欠缺能力做到這點的療癒師，最後會飽受筋疲力竭之苦，並有可能染上能量耗盡的相關疾病。

回顧第二十一章

1. 請描述打通經絡的練習動作，以及其為何有用？

2. 請描述清理療癒師氣場的練習動作。

3. 療癒師在開始進行療癒之前，必須先做哪兩件事？

4. 療癒師為何必須大量飲水？

5. 你如何能夠清除房間裡的DOR？請提出三種方法。

6. 療癒師為何需要照護療癒空間以及自己的能量系統？如果沒這麼作，會發生甚麼事呢？

7. 你如何避免在療程中以及日常生活情境中吸取DOR？

8. 療癒空間中有哪三件事物必須保持乾淨？

9. 為何在療癒空間中進行療癒，會比在病患的家中容易呢？

10. 如果你在療程中吸取了DOR，你要如何清理自己的能量場？

11. 請描述至少三種使用水晶進行療癒的方法。

12. 佩戴水晶為何會生病？其產生了甚麼樣的影響？

22

全方位療癒

關於療癒，需要瞭解的重要之事為：療程會在氣場的不同層次中進行療癒或作用，而每一層所會進行的療癒工作都與其他層次相異。隨著我細述一段療程的作法，你將會理解得更多。另一個重點是，療癒的能量的確經由心輪的冶煉之火，將心靈轉化成物質，再將物質轉化至心靈，正如先前第十六章所述。

為一日療癒聚集能量的練習

在開始進行個案療程之前，先讓自己與能力範圍內的最高能量校準對齊，並進行上一章節所提供的幾個練習，用以清理及為所有的脈輪補充能量。讓能量進入你的能量場是很重要的。練習這些冥想數月，直到對此感到自在為止。在開始一日的療程工作之前，聚集能量並專注於你的目的是很重要的。在療癒進行之日的前晚或當日清晨靜坐冥想，給每一位個案一分鐘的時間，讓你的頭腦保持完全空白，為每一位個案花一分鐘聚集能量。另一種方法則是聚集能量時，專注且心無旁騖地將能量引導至每一位個案身上。專注的時間同樣是給予每位個案一分鐘，觀想或感受能量流入你之內。你還需要許多辨識的經驗，這在第十九章中討論過。要確定會有幾個好朋友支持著你，他們對

這些方面具備足夠的經驗，這兩樣（辨別能力和支持）並非二選一，而是先決條件，任何想成為療癒管道的人都必須具備。這是非常深層的工作，絕不能掉以輕心、把它當成一場派對遊戲。這些技術的誤用，經常會導致十分不愉快的經歷。若缺乏適當的靈性訓練就嘗試提供療癒通靈，可能會造成傷害。通靈，實際上是靈修的一個副產品。一旦達成這些要求，就可以繼續進行練習，讓指導靈進入你的能量場，這在本章稍後會說明。現在，在與你的個案見面之前，請進行第二十一章的練習。

問候你的個案之後，倘若個案先前未曾與你進行療癒工作過，請務必簡扼地敘述你將要進行的做法。重要的是，療癒師在溝通時要盡可能地使用個案的語言，並盡可能簡單。如果你發現個案對於氣場和療癒已充分瞭解，便在該理解層次上說明。要迅速確定個案對氣場與療癒大致理解的程度，以建立溝通的共識。這將使個案感到自在，你便可開始工作。

我在一段療程中通常會先從較低的能量體層著手進行，然後再移至較高的能量體層。表22–1提供了療程次第的簡扼提綱，這對在看後續內文詳述時，應該會有所幫助。

表22-1：療程次第

1	個案能量系統總檢析
2	校準在療癒中會用到的三種能量系統：療癒師、個案以及指導靈與宇宙能量場。
3	療癒較低的四層能量體（氣場的第一層、第二層、第三層和第四層） A. 能量螯合淨化：為個案的氣場進行充能和清理 B. 清理脊椎 C. 清理個案氣場中的特定區域
4	療癒以太模板層（靈性手術）（氣場的第五層）
5	療癒因果體（氣場的第七層）模板（重建） A. 因果模板層的器官重建 B. 因果模板層的脈輪重建
6	療癒天人體層（氣場的第六層）
7	從宇宙層進行療癒（氣場的第八層和第九層）

詳細的療程次第

1. 個案能量系統總檢析

在首次進行療癒的開始之際，我通常會做一次快速的能量體檢析，以確定個案在一般情況下是如何利用他的能量系統，記下個案身體的自然特徵，這會決定性格結構。一旦我得以看見這個結構，便知道自己很可能將會在常被阻塞的脈輪上進行較多工作。我只是讓這個人站著，雙腳平行與肩同寬，然後請他彎曲和伸直膝蓋，並在做這個動作時吸氣。

這會揭露出很多關於此人如何導引以及錯誤導引他的能量，最終所導致的生理問題。舉例而言，該能量通常不會均勻的在腿部流通，通常會是身體一側強於另一側；有的是身體某部位得到的能量比其他部位來的多。所有這些不平衡，都與此人需要面對與解決的情緒和心理問題相關。例如，某個恐懼去愛的人可能會發送更多的能量到身體背部靠心臟的部位（意志中心），而不是送給需要被愛滋養的心臟中心，使能量流向錯誤的地方。

在確知此人如何運用他的能量系統後，我通常會用靈擺進行脈輪探測。此時我會直接「看見」問題。

對於療癒初學者，我會建議你查看身體的結構，將其與你所學到的性格結構作比較。最主要的性格結構是什麼？涉及了哪些心理動力？哪些脈輪最有可能功能失調？複習第十三章中的表格。這些訊息顯示出很多關於理性、意志和情感的平衡，以及存在於人格中施與受的原則。同時也透露了許多關於此人在每個脈輪代表的區塊中，心理動力運作的方式。看看身體的結構，所有的這些訊息都可以用來引導此人對自我有更深入的領會，以及瞭解他的日常功能狀況。

現在請個案脫下鞋子和任何首飾（可能會干擾能量的正常線路），然後躺到按摩床上（此時不妨依照第十章所述，使用你的靈擺進行脈輪解讀。）如果感覺水晶適用於該個案，我通常會拿出來使用。正如在上一章中提到過的，當我使用水晶時，會將一大塊粉晶放在個案的左手，將另一大塊透明水晶放在個案的右手，將一大塊內部含有鐵沉積的紫水晶置於個案的第二或第一脈輪上，用以維持個案的氣場強烈脈動，並讓個案能根植於身體之中。第四塊水晶是我的勺子，它是一塊大約一英吋半寬、三英吋半長的透明水晶。比這大一些的拿在手中會非常沉重，小一些的則無法舀出同樣多的能量來。該塊水晶的頂端發射出非常強烈的白光，如同雷射光般，用於切除累積在氣場

中的廢物，我在療癒中用來進行「淨化」的部分。

2. 校準療癒師、個案與指導靈的能量系統

　　在與個案進行身體接觸之前，先將自己向永恆臨在的更高能量校準是非常重要的。要做到這一點，我會進行第二十一章中所描述的觀想打開脈輪方式，再次把能量迅速從脈輪處提升，確認自己與基督和光之宇宙動力一致。我祈禱、默禱或者大聲宣禱，「我祈禱成為愛、真理和治療中的管道，奉基督與光之宇宙動力之名。」如果你與基督沒有連結，請使用你具有的與宇宙整體、神、光，及至聖所等等的連結。然後閉上眼睛使心平靜下來，並進行深長、緩慢的呼吸，讓呼吸時的氣息透過鼻腔摩擦柔軟的上顎。我會坐在個案的腳邊，將兩個拇指握放在個案雙腳底部的太陽神經叢反射點上。

　　根據足部反射系統的定義，太陽神經叢反射點位於腳底、蹠骨球❶的正下方（見圖22-2）。接著我會在療癒中專注於調整個案三個相關的能量系統：他的、我的，以及更大光之動力。這可以藉由掃描療癒師的身體直達頂點，然後，掃描個案的身體直達頂點來完成。完成這項動作之後，經由觸摸足部的反射點來快速檢測身體的器官，感知每個器官能量的狀態。最重要的部分通常是身體的主要器官和脊椎。

　　位於腳底部的不平衡點會產生過軟或過硬的感覺。用你的指尖去推一推之後，腳部的肉可能會呈現內縮的凹痕，顯示出需要更有彈性；但也可能太有彈性，完全無法內縮；或許也會感覺像是肌肉痙攣。用另一種方式來描述，你可能會感覺到不平衡點的能量流彷彿是少量噴泉的能量噴出，或有一個能量小漩渦進入皮膚的這一點。這同樣適用於出現不平衡針灸穴點。針灸穴點看起來像是能量的小漩渦或極小的脈輪。一個失衡的針灸穴點會有能量噴出，或者感覺起來會像一個吸入能量的微小漩渦，所以，你可能會需要特別將能量導引至需要的穴點。

A. 療癒通靈

　　隨著你的療程進展，你或可在用來接收訊息的管道上增加另一個面向。在療癒通靈本身，你讓指導靈們以兩種主要方式對你的能量場發揮更多的運用。首先是直接讓不同層次或振動的光通過你的氣場，通常這些顏色和強度是由指導靈來選擇，擔任管道的人只是校準到與白光或基督之光一致；第二種方法是讓指導靈的一部分進入你的氣場，對個案的氣場進行工作。在這兩種情況下，都讓指導靈引導你的雙手。在第一種情況下，指導靈和手部動作是一般性的，你只要把手放在個案的腳上就可以馬上開始；在第二種情況下，指導靈和手部動作都是非常複雜、非常精確的，並且通常會在較高層次的能量場（第五至第七層）中完成。很多時候，指導靈會伸出祂的手，透過療癒師的手，並更進一步地直接進入個案身體之內。此時，療癒師需要全神貫注在指導靈的動作以

---

❶蹠骨球（Ball of the foot）：又稱拇指球，位於第一蹠骨頭下方，有兩個種子骨，此種子骨在關節之外，為拇指趾肌肉的滑車作用。

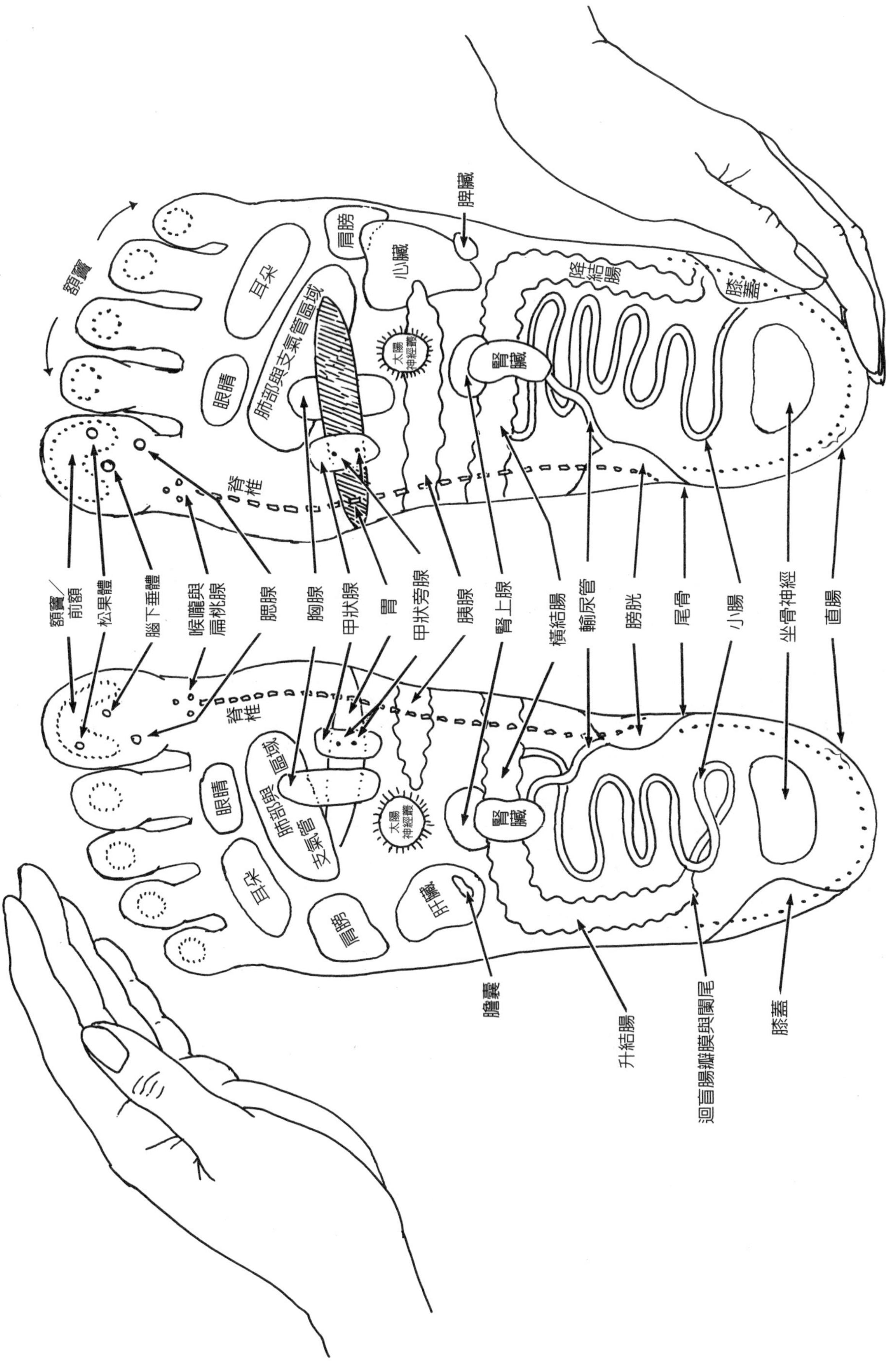

圖 22-2：主要的足部反射穴點

避免干擾。例如，在第五層氣場進行療癒時，如果你只是厭倦了將手擺成某個姿勢或以某種方式移動，而想停下來，你必須很清楚的讓指導靈知道，給祂們時間來調整療癒以便允許能量中斷。過早抽手通常會導致個案受到能量驚嚇，他通常會跳起來。然後你就必須回頭去為你所造成的中斷善後。等到有經驗後，你將會熟悉療程的能量階段，在必要時允許暫停。

3. 四個較低氣場層次的療癒

A. 能量螯合❷（能量沖刷）：
為個案的氣場補充能量與清理

「螯合」，源於希臘字chele（螯），意指挖出來。創始並發展這項技術的布魯耶爾牧師選用這個字的用意在於：藉由去除氣場中的廢棄物來淨化個案的氣場。螯合作用還可如吹氣球一般，為氣場充滿能量，通常是用來平衡氣場。以導引能量到身體中，從腳底的步驟開始。最好是採用最自然的方式來運行能量，這樣會在整個系統中創造平衡和健康，能量得以從腳上行進入體內。因為能量通常是經由第一脈輪和腳底的兩個脈輪從大地吸收的。在療癒身體時一直都是需要這些大地能量，因為它們是較低的物理振動。因此，你透過這種最自然的方式灌注能量到耗竭的系統中，以此方法，能量體攝取能量，並將其運載到所需要的地方。在另一方面，倘若你從病患抱怨痛苦之處開始導引能量，能量體很可能會在實際上開始滋養進入的部位之前，先攜帶能量到另一個位

置，因為這樣不是一個自然流動，所以效能並不高。請參閱圖22-3的螯合作用圖，本章後續的圖示將呈現一個人的氣場如何透過一段完整的療程而逐漸獲得改變。

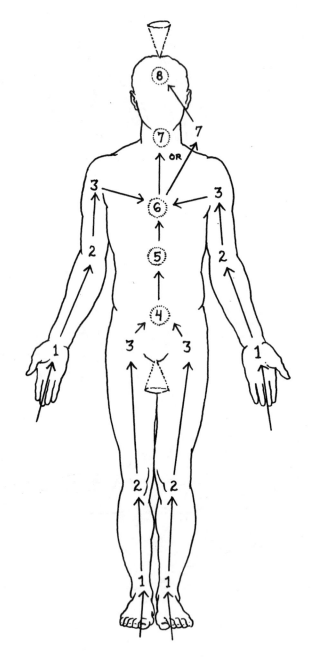

圖22-3：能量螯合作用圖

---

❷能量螯合（Chelate）：能量手療的基礎手法，使用於清理淨化、補充能量與平衡等三個動作來修復能量場，可應用於任何療程。

當瑪麗第一次來到我這時，她的氣場堵塞、遲滯並且不平衡（參見彩圖22-4）。她的膝蓋、骨盆區、太陽神經叢和肩膀顯示出暗紅色和棕色的阻塊，她的太陽神經叢脈輪變形，在左上方部分凸起，看起來像小漩渦，彷彿一個噴過的噴泉般。這個變形延伸到氣場的第五層和第七層，這種狀況與橫隔膜裂孔疝氣有關。瑪麗抱怨身體的那一部位很痛，她個人生活中與人深入連結也有問題。在幾個星期的療程中，不但重新平衡、充能和調整她的能量場，也協助了瑪麗學會改善人際關係。這是通靈時得知關於她童年經歷的訊息，當時她學會了習慣性地阻擋她的能量場，從而造成了她心理和生理的問題。

假設你是瑪麗的療癒師，現在讓我們來核對療程的每一步驟。

採用坐姿，將你的手放在個案（瑪麗）的腳上，直到能量場大致被淨化和平衡（圖22-5）。能量會從這一個位置流入，進而活化整個能量場。不要試圖控制你接引使用的顏色，讓它自動流動。倘若你專注於一種顏色，反而可能妨礙大於協助，因為能量場比你線性思考的心智要聰明得多。

一旦你清理了你的能量場，你的脈輪是乾淨的，就可以從宇宙能量場吸收代謝所有的顏色，個案的能量場則會直接吸收它所需要的。如果你的脈輪中有一個阻塞了，那麼你將很難讓脈輪透過「通靈」傳送光的色彩或頻率，倘若如此，請你重複敞開脈輪的練習，直到所有的脈輪都打開為止。彩圖22-6顯示能量透過療癒師的垂直能量流，先進入心輪後，再流入療癒師的其他脈輪，然後又再流出、經過療癒

師的手臂與雙手，進入個案的氣場中。

隨著能量流動、淨化、補充，及重新整體平衡個案的能量場，你可能會覺得流經你雙手的能量就像一道噴泉般地從雙手湧出；你可能會覺得這能量是溫暖或刺痛的，也可能會覺得是種緩慢而有節奏的脈動。如果你在這方面確實敏感，你會感覺到能量流動的變化。有些時候，會有更多的能量往上流到身體的一側，脈動的頻率隨之變化，而流動方向或能量填滿個案能量場的位置也會改變，這時能量流入了能量體的範圍中。

經過幾分鐘的工作後，流動的強度會減弱，並且有相等的能量隨著身體兩側往上流。這意味著整個氣場大致獲得了平衡，而你該準備移往下一個位置。請注意瑪麗的氣場如圖22-5所示，已經比彩圖22-4淨化了許多。

現在移動到個案的右側，維持一隻手一直在個案的身體上，要保持著這種連結，將右手放在個案的左腳底部，左手放在個案的左腳踝上，你要越過個案的身體才能做到這個姿勢（圖22-7）。讓能量經由個案的腳，從你的右手流到左手。最初能量流可能是微弱的，然後能量會如河流般滿溢，能量流動變得強烈。當足部充滿能量後，雙手之間的流量將再次下降。現在，將手移動到個案的右腳與腳踝上，以同樣用在左腳的方式、重覆相同的過程，將其注滿能量。現在移動你的右手到個案的左腳踝上，你的左手放在她的左膝上，透過你的右手讓能量流經個案的左小腿，再進入你的左手。剛開始的流動可能是微弱的，也許腿的一側比另一側更強，當完成能量注滿後，將手移動到右腳踝／膝蓋位置（圖22-8）。當你在

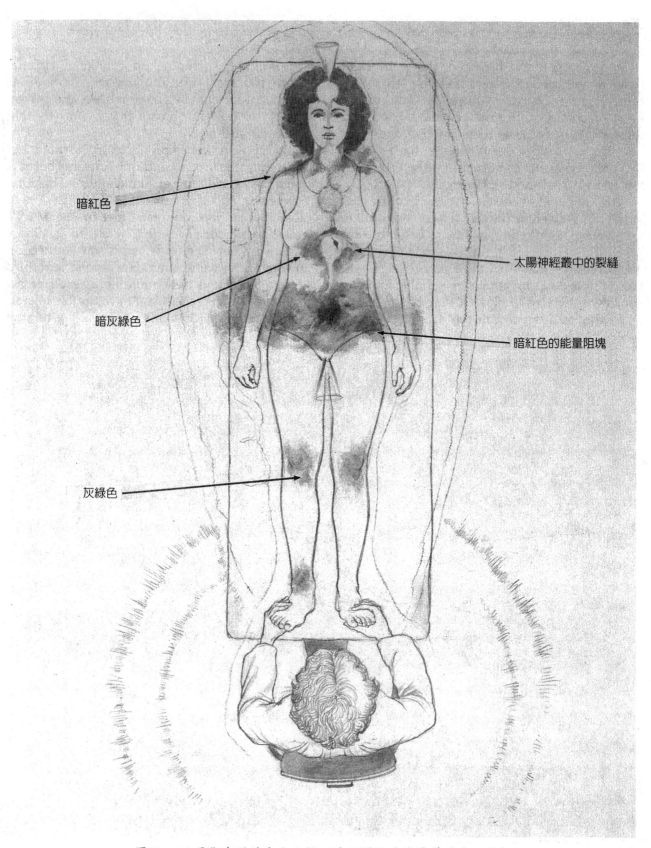

暗紅色

太陽神經叢中的裂縫

暗灰綠色

暗紅色的能量阻塊

灰綠色

圖22-5：平衡身體的左右兩側，並且開始將能量導引進入足部

腳踝和膝蓋之間進行螯合，右大腿和臀部的烏雲變得清澈，能量場也變得明亮了。然後位於太陽神經叢左側的些許黑暗開始獲得清除。繼續由腿部往上工作，從關節到關節、膝蓋至臀部，左側、右側（圖22-9）。當你順著身體往上繼續工作，個案的氣場繼續被淨化，她將進入一種意識轉變的狀態。從臀部移動到第二脈輪（圖22-10），現在個案骨盆部位的氣場淨化了，尤其是在你的雙手之間的區域。在這個位置，你的右手置於個案的髖部，左手則在第二脈輪的中心，恥骨的正上方。重覆這個動作在身體的兩側，當你從一個地方移動到下一

個地方時，隨著能量流的消長，你會意識到氣場淨化的轉變。當你把手放在一個新的地方時，能量最初會緩緩流過，直到你的氣場和個案氣場之間建立連結，能量流量便增加並且達到高點，再緩慢下降。然後或許停止，又或許以非常低的速率繼續流動。這意味著該改變位置了。能量流感覺起來像刺痛或熱浪，在繼續之前，始終要確保你得到均衡的能量流，可上達至身體任何部位的兩側，包括每條腿的兩側以及身體的兩側。

當第二脈輪被徹底淨化、充能和平衡之後，將右手移到第二脈輪，左手移到第三脈輪

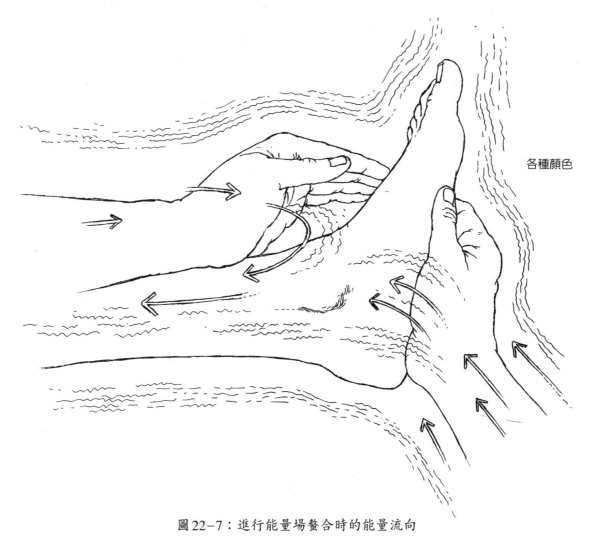

各種顏色

圖22-7：進行能量場螯合時的能量流向

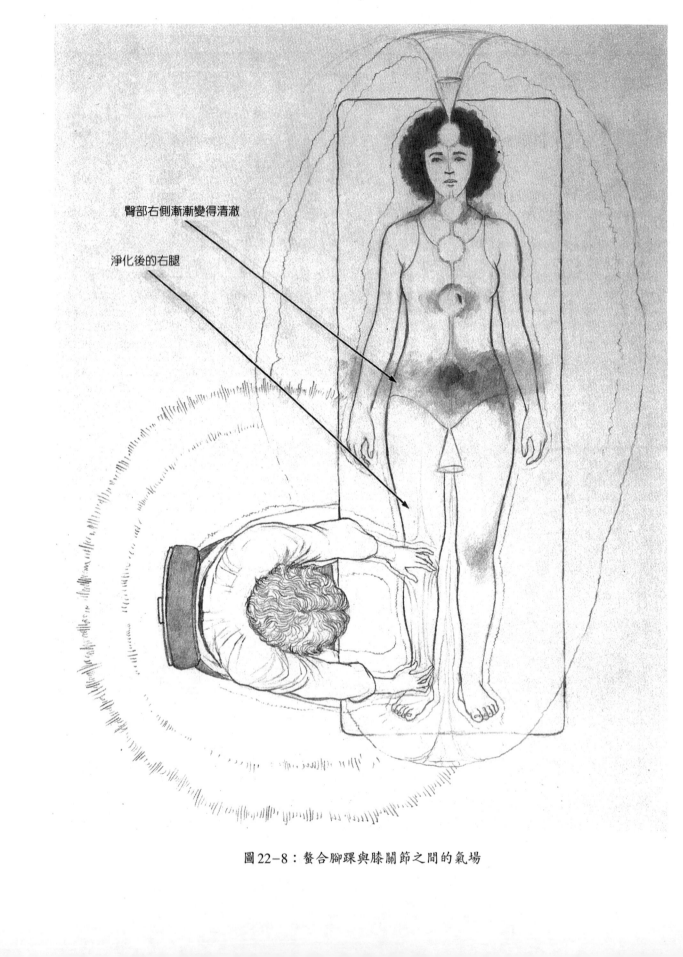

臀部右側漸漸變得清澈

淨化後的右腿

圖22-8：螯合腳踝與膝關節之間的氣場

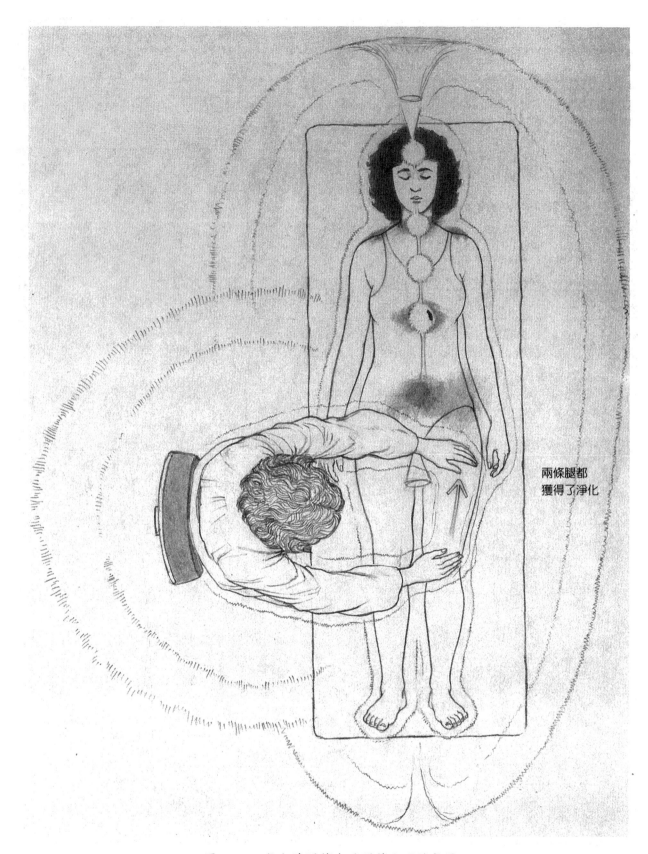

兩條腿都
獲得了淨化

圖22-9：螯合膝關節與髖關節之間的氣場

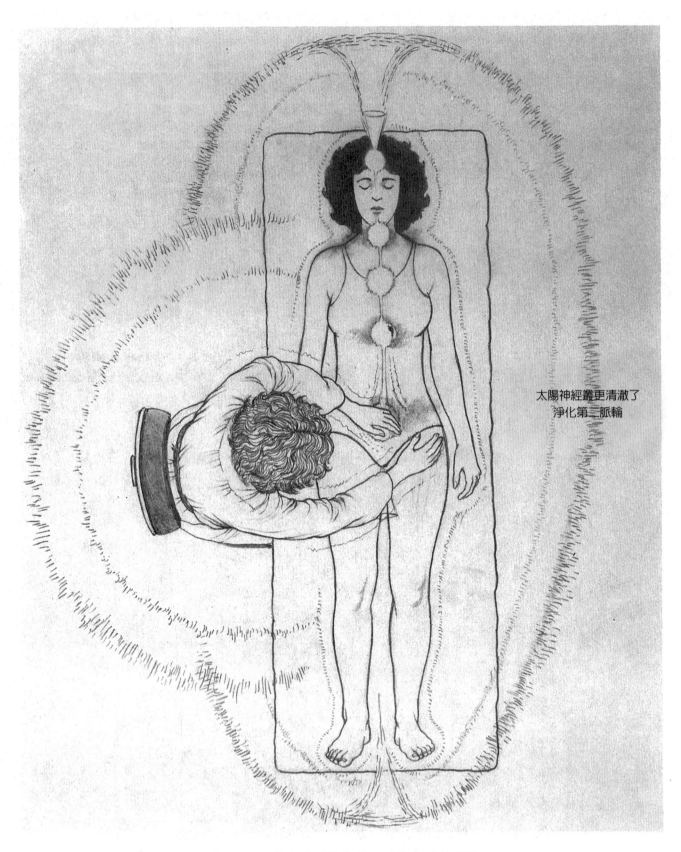

太陽神經叢更清澈了
淨化第二脈輪

圖 22-10：螯合髖關節與第二脈輪之間的氣場

（圖22-11）。你需要花更多時間在瑪麗（即個案）的第二個和第三個脈輪上，因爲那裡最爲堵塞。當你淨化了這個區域，把你的右手放在第三個脈輪，左手放在第四個脈輪上。

當你開始直接螯合來淨化脈輪，你將與個案共同進入一種更深的交流，你可能會發現自己跟她以同樣的速度呼吸著，這表示著你是「鏡像」。一旦你成爲鏡像，你可以透過簡單改變自己的步調來爲她的呼吸定速，她的呼吸速度將會跟隨著你。在療癒的這一刻中，作到這一點或許是重要的，因爲當你往脈輪裡移動，你會開始讓她釋放情緒。只要情緒開始釋放，人就會儘量屏住呼吸，努力抑制這個感受。

當第二和第三脈輪變得更加連結，此時瑪麗開始嘗試抑制她的情感。你鼓勵她吸氣吐氣，她這樣做之後哭了出來。她感受到自己的寂寞，同樣你也感受到那份寂寞。你可能會感應或看到瑪麗的童年相關經歷，並與她分享這份訊息。她現在明白了其中的關聯性，更加地哭泣著。她表達出自己感情的結果，敞開了她的第二和第三脈輪並使其更獲淨化。如果你對這樣感受難以忍耐，可以改變你的呼吸來停下這個步調，並將你的意識提升至更高的層次，繼續發送能量。隨著瑪麗的脈輪獲得淨化，她逐漸鎮定且平靜下來。圖22-12顯示能量螯合（沖刷）清理了瑪麗較低四個層次的氣場，卻一直沒有修復創傷。處理第三脈輪時需要特別關注第五和第七層有裂縫的部位。直接持續朝向身體上方螯合第四、五、六脈輪，把你的左手放在位於上方的脈輪，右手放在位於下方的脈輪。當你處理第五脈輪時，若是將你的左手

放在脖子下方，而非在脖子的上方，大多數個案會感到比較舒服。完成這個部分後，靜靜地滑動你的身體到個案頭部上方，採用坐姿，將手移到兩肩上，平衡瑪麗左右兩側的能量場。然後慢慢將你的手從脖子往上移到兩側的太陽穴，此間要一直運行著能量。這時，如果你是學生，你移動到第六點所描述的第六層能量體進行療癒，根據標題「封閉因果模板層」段落所描述的內容，進行第六層次的療癒並封閉第七層。開始時不要期望做得比這更多，直到你在療癒方面更加熟練才行。起初，這可能會花費你一整個小時才能完成。經過許多小時的練習後，你會開始感覺到氣場的上層，然後正如第四和第五點所描述的一樣，你將開始在較高的能量層上工作，甚至到更後來，你可能會感受到第七層以上，並如後文第七點所描述的，開始在第八和第九層能量體上工作。

我要求所有的新學生進行一次完整的螯合淨化，這種方式確保學生們不會錯過任何需要清除的東西。以後，當他們在運行能量和感知氣場兩方面都更加純熟之後，將不再需要去螯合所有的脈輪，他們會知道只需要螯合所需的部分就行了。對於心臟個案者而言，反向螯合是很重要的。也就是要讓能量離開心輪，這是因爲它通常被黑暗能量所堵塞了。

關於螯合我會給幾個指示。請記住，你是接收管道而非放射管道。這表示你提高振動到所需的能量層次，然後只需將自己連接到宇宙能量場，讓能量流入（就像把電插頭插入牆上的插座）即可。你如果不以這種方式進行療癒，會很快就感到疲累。你不可能從你的氣場放射或導引足夠的能量來進行療癒，你必須運

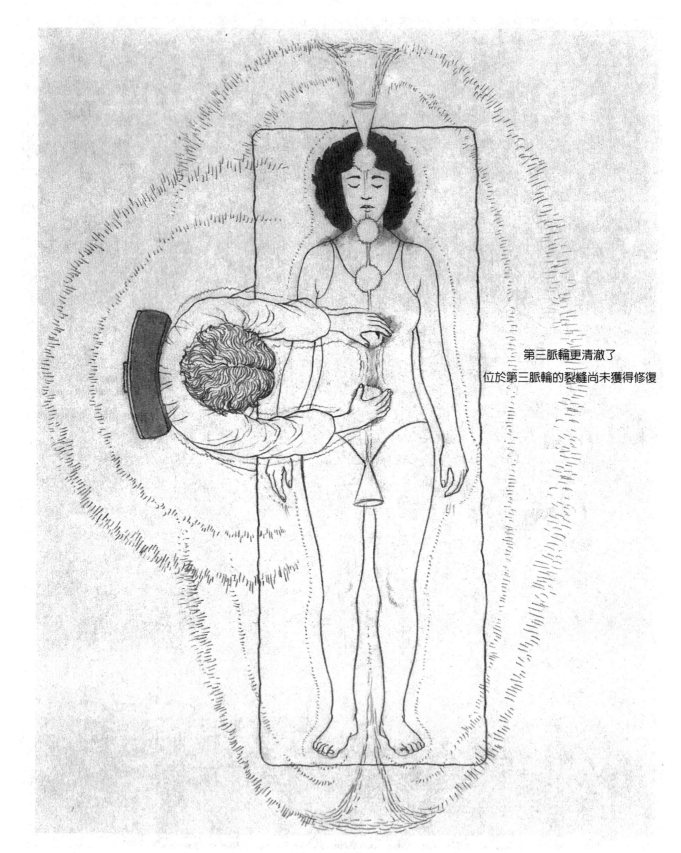

第三脈輪更清澈了
位於第三脈輪的裂縫尚未獲得修復

圖 22-11：螯合第二與第三脈輪之間的氣場

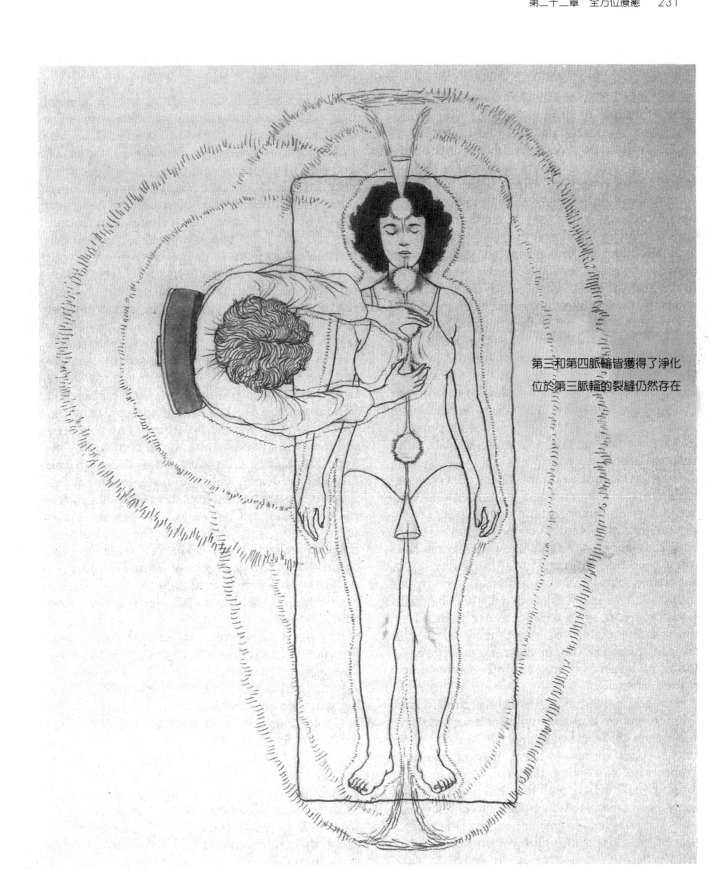

第三和第四脈輪皆獲得了淨化
位於第三脈輪的裂縫仍然存在

圖22-12：螯合第三與第四脈輪之間的氣場

用通靈的方式。（在通靈接引能量的過程中，你只是提高你的振動層次以便完成連結宇宙能量場的線路。）要將振動提升至一個更高的層次，先前進行的脈輪開啟練習是非常有用的。藉由提前進行療癒準備，你會以一個較高的能量和頻率層次作為起點，而整個療程中你會慢慢地提升至越來越高的層次，只因為你是處在意識提升的狀態中。極可能發生的是，你停駐其中的時間越長，你提升到越高，尤其如果你專注於良好的呼吸狀態時。我所用最好的呼吸類型是採取長久、持續地先吸入後出的呼吸，在呼吸中間鮮少停頓。呼吸通過鼻子進行，讓空氣刺激軟顎，例如在第十八章中提過的練習。你也可以專注於擴大你的氣場。最重要的事情是，保持在一個對周圍能量場敏銳的同步流動之中。能量流暫停可能表示即將進入較高頻率，可以稍事等候。如果能量沒有來，就如前所述繼續進行。當你變得更加協調，你會開始感受到流經的能量有頻率上的變化。你最終將可以透過調整呼吸和專注力，停駐於特定的頻率層次。

讓你的雙手保持些許張力並緊靠著身體，將所有脈輪接引到的能量導引通過雙手然後進入身體裡。你可能想要抖動身體，讓你的脈輪如同幫浦抽出更多的能量，請運用在第二十一章中描述練習❸。

在療程的這個部分，你可能較常經由較低脈輪來使用能量，較少經由較高的脈輪，也有大量的能量來自大地經由腳底接收。記得讓你的雙腳深植在地面，觀想生長出伸展到地心的根鬚，並且透過根部來擷取能量。這個過程會滋養較低的能量體並為其補充能量。讓你的身體時時處於舒適的姿勢，以確保能量的自由流動。

個案的能量系統會吸入能量，並自動將其移動到身體所需的區域。舉例來說，儘管你的手可能放在腳部，但能量可以持續向上到達脊椎並進入後腦勺。當螯合（沖刷）即將結束，要準備為個案進行更具體的療癒工作時，療癒師可以利用這段重要的時間讀取個案的心境，並與個案進行溝通。這是個案開始敞開且能更深刻地分享個人歷史的時間。隨著療癒師將手放在個案身上，就會產生更深的互信。療癒師也繼續掃描個案的身體，以探索有問題區域。

以瑪麗的情況而言，她的氣場已獲得清理並且明亮許多，如圖22-12所示。在第二、第三與第四脈輪區域進行沖刷，因而釋放了她的情緒，將她帶入深度放鬆的狀態。她能量場裡的前四層已乾淨到足以支持第五層和第七層的工作。另一位個案的狀況或許就不是這樣了。即使經由第六脈輪進行完整的螯合後，在嚴重受到干擾的特定區域，他可能還需要讓自己的能量場更加淨化才行。這樣的淨化有兩種主要方式：一種是脊椎的淨化；另一種則是將能量場特定區域裡的廢棄物推擠出或舀出來。

B. 淨化脊椎

此時這個個案可能需要進行脊椎淨化（見圖22-13）。在一般情況下，淨化確實是件好

---

❸抖動身體增加脈輪能量請參見第二十一章「接地的抖動練習」。

事，因為這樣可以洗淨氣場中的主垂直能量流。然而，由於療程是一個小時，除非有脊椎的問題，大多數時間我不會進行，因為通常會有其他更重要的事，並且進行能量螫合時正常的脊椎也會獲得淨化。這項技術中有一部分是受教於我的老師C.B.。

進行脊椎淨化時，需要求個案翻身，臉朝下。確保你的工作檯具有面板或呼吸孔，讓個案可以向下直視。進行這項工作時，個案的頭不該轉向一側。

按摩薦骨的部位，用雙手拇指按摩薦骨上的薦孔（骨頭上神經通過的小孔，這個部位即為臀大肌上面有酒窩的區域）如果你不知道身體的這個部分是什麼模樣，就去解剖學書上查

找薦骨。薦骨是一個三角形的骨頭集合體，尖端朝下，沿著三角形的各邊具有五個薦孔。最後一塊腰椎座落在薦骨上，尾骨則從其下部末端向下延伸。在薦骨的薦孔區域用大拇指畫小圓圈，透過你的大拇指發送橘紅色的能量，以這種方式進行，從個案身體的右側一路順著脊椎往上，可在每個脊骨上用右手大拇指順時針畫小圓圈，以及用左手大拇指逆時針畫小圓圈，通常這樣做的效果最好。

現在，將你的手圈成杯狀置放在第二脈輪上，讓你的雙手成為橘紅色能量進入脈輪的管道，同時將你的雙手緩慢地進行順時針運動。要做到這一點，你必須能夠維持能量流在橘紅色的頻率，這種技術在第二十三章討論色彩療

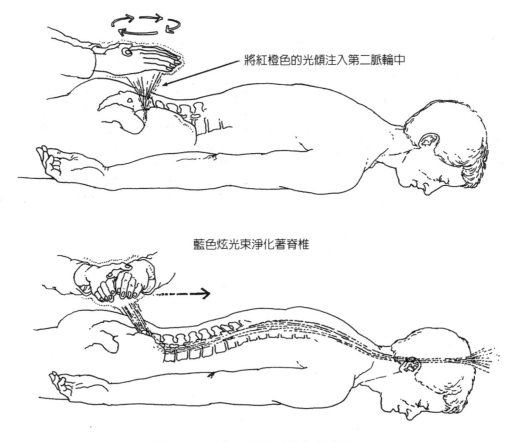

將紅橙色的光傾注入第二脈輪中

藍色炫光束淨化著脊椎

圖22-13：淨化脊椎（診斷視圖）

癒時會教導。爲脈輪補充能量,當脈輪充能完成後,開始移動你的手隨脊椎上行。當你的手離開了第二脈輪,將光線轉變爲藍色雷射般的光束。當你在向上沿著脊椎移動時,要確保你不會「放掉」這個有力的連結。當雙手在脊椎上行時,你必須將身體調整成能隨雙手舒適地移動的姿勢。

藍色雷射光線能讓你淨化脊椎,並透過頂脈輪將所有堵塞的能量推出頭頂。重複整個過程至少三遍,直到主能量流淨化爲止。你可能還需要輕輕地敲擊第四和第五脈輪,以協助它們敞開。

C. 淨化個案氣場的特定區域

在進行能量螯合時,你會透過HSP開始感知接下來要在肉體的哪個部位工作。當你更爲進階之後,你可能不會需要去螯合所有的脈輪,就能開始對能量堵塞的區域進行更直接的工作。在經過許多次的練習後且在專注於一個部位之前,你起碼應該要進行螯合直到心臟部位(允許自己被直覺所引導)。更直接的工作是將能量運行至一個堵塞的氣場,給予其能量並用手敲打讓停滯能量鬆動,若有必要則用手將堵塞的氣場黏液吸引出來。

直接將能量運行至一個特定的部位,你的

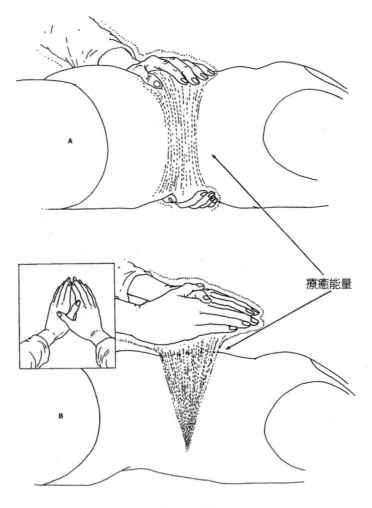

療癒能量

圖22-14:將能量深度運行至氣場中

雙手是分開或是併攏都可以。

　　將你的雙手放在阻塊的兩側（由身體的前到後、從腳底到頭頂），你可以導引能量移出一個區域，再進入另一個區域，用右手推、左手拉（也可以反過來），（見第七章之推／拉／停止的技巧。）有時這樣做是正確的，有時你會覺得雙手並用更加合適。無論是哪一種技巧都會直接將能量導入阻塞，並深層的切入氣場。無論是哪一種技巧都會讓新能量湧入阻塊，也是讓能量填滿脈輪的一個好方法。圖22-14呈現了兩種手位。閤手的方法（圖22-14下）是將手圈在一起成杯型，把拇指交扣、掌心向下，放在你要引導能量進入區域的上方。你的雙手須確實併在一起，兩手之間或手指之間皆不可有空隙，手指應略呈杯狀。振動你的雙手，以增加能量流。

　　你會發現，這樣可以引導能量如光束般地深入體內，可以填充，也可以敲散阻塊。指導靈會指引你針對個案所需，適當地導入能量。如果祂們使用這項技術來敲散阻塊，那麼祂們會立刻改變發送的頻率，也可能逆轉能量流來吸出阻塊。你只要讓手依需要來移動，以適應向外的拉力。遇到DOR時，你可能需要抬起手來讓指導靈從你的手上拿掉DOR。

　　另一項技巧是用你的以太手將堵塞的能量從個案的氣場中拔吸出來。想像一下，要發出這種能量，你的以太手指會變得非常長，或是手指的以太部分變長了，然後穿透個案的身體舀出能量，像用一把鍬或耙，共同把阻塊挖出來。你只需將其向上拉出氣場，留放在手上，指導靈會轉化這個阻塞的能量團塊，也就是給予阻塊能量，直到它變成白光離去為止（這樣

才不至於讓你的空間充滿了死亡能量），然後身為療癒師的你繼續進行下一輪的拔吸。

　　你也可以在適當的時候使用的水晶勺子吸出堵塞住的能量，攫住能量後將其拔吸出來（見第二十四章）。水晶對於此類工作是非常強大的工具，因為它就像雷射光束：它會進入、切割並收集能量，你再將其拉出來，然後讓指導靈們將阻塊轉化成白光。

　　使用水晶並不見得一定是最好的，有些人對這種切割動作十分敏感。絕不要在因果模板層工作之後使用水晶（更高層的工作後續將會解說），若在此使用水晶，可能只會扯壞模板層的工作。不該在模板療癒工作後來進行水晶工作，它應該預先完成（在身體任何特定的區域都是如此）。前面所述瑪麗的情況下，沒有使用到水晶。

　　當這淨化工作進行時，療癒師可以掃描氣場層來查看模板層的脈輪或器官是否需要重建。指導靈會選擇要在以太模板層（第五層）或因果模板層（第七層）進行工作。模板層的工作只能在前四層的氣場已經完成淨化後進行。事實上，如果氣場很濁，有些時候是很難越過黑暗能量來看到以太模板層的。

　　如果指導靈們決定進行因果模板層（第七層）的工作，療癒師必須讓個案離水晶遠遠的，因為水晶會幫助個案留在身體裡。然而進行因果模板的工作時，有必要讓個案部分離開身體，否則個案可能會感受極大的痛苦而讓工作無法完成。我有一次沒有移開個案身體上的水晶，便試圖縫合第七層的一道小裂傷，大約進行兩秒之後（我的手沒有接觸身體），個案便開始痛苦地尖叫。我迅速拿開水晶完成縫

合，然後療癒我之前用的淨化技巧所造成第一層、第二層、第三層和第四層的大型紅腫發炎。

如果指導靈決定在以太模板（第五層）進行療癒，這時便不是那麼必要移除水晶。我相信，這是因為以太模板工作是在負空間進行，與身體「感覺」的方式沒有連結。

D. 練習讓指導靈們進入你的能量場來工作

如果你對讓指導靈進入能量場中有困難，我建議進行以下的練習（療癒開始之前，如果你想進行這個練習也可以）。這個練習只能在你已完成第二十一章的觀想打開脈輪為能量場充電之後才能進行。

現在，你的能量場已經充滿能量且達到平衡，重覆上述練習然後稍微改變它，以方便幫助指導靈們進入你的能量場進行療癒。

如果你的手放在個案的身上，在進行這個練習之前輕輕將手移開。回到你自己的第一脈輪，看到它旋轉的紅色，吸入這個顏色兩次。在第二次吸入時，把你的意識提昇至第二脈輪，將紅色轉變成橘紅色，呼出橘紅色。

專注於第二脈輪。吸入橘紅色、呼出橘紅色，再次吸入橘紅色，然後將橘紅色轉變成黃色，同時提昇你的心靈之眼到第三脈輪。吸入黃色、呼出黃色，吸入黃色，然後將黃色轉變成綠色，同時意識上行移到心輪。吸入綠色、呼出綠色，吸入綠色，將自己提昇至喉輪，讓綠色轉變成藍色。吸入藍色、呼出藍色，吸入藍色，提昇到第三眼，同時將藍色轉變成靛藍色。吸入紫羅蘭色、呼出紫羅蘭色，再吸入靛藍色，將靛藍色轉變成白色，同時將意識提昇

至頂輪，然後從頭頂出去。當你經由頂輪升起，讓指導靈們經由喉輪後方進入你的能量場，你會覺得祂們接近並在你的雙肩上，往下進入你的手臂，如同一道覆蓋層。

你可能會覺得你的能量場變得更加飽滿。此時，你可以看到一位指導靈的手臂跟你的相互穿透，光從此流洩而出。放鬆，去習慣這種感覺，如果你覺得需要把手放在你身體的一個部位，就這樣做。（之後可以去協助朋友，讓你的手被引導到朋友身上需要療癒的地方，位置可能跟你所想不同。）讓你的雙手在愛中倘流出優美的療癒能量，絕不要害怕將你帶著愛的雙手放在另外一雙手上。

4. 療癒以太模板層的氣場（氣場的第五層）

如果指導靈決定進行以太模板層工作，療癒師會得到示意。只要將雙手放在身體的兩個位置，通常在兩個脈輪上，並讓雙手停在那裡休息。此後，指導靈會控制一切發生的事，療癒師大多處於被動狀態。

隨著我逐步進行以太模板療癒工作時，我目擊了整個操作的進行。起初我感到難以置信，因為這些過程與外科醫生在醫院手術室進行身體層次的手術是如此雷同。當然，我也以為整件事情是自我投射。我請了兩位靈視能力頗佳的朋友前來觀摩一些療程，看看我們的經驗是否相互呼應。他們也確認了這部分。

我們經常見到的是：當我讓雙手被動地停駐在個案身上，我的以太手會與我的肉體雙手分開來，然後深入到個案的體內。進行以太模板工作的指導靈們（我稱祂們為外科醫生），繼而會將祂們的手通過我的以太手來實際執行

操作。當祂們這樣做時，我的以太手尺寸便會大幅度地膨脹擴展開來。

指導靈們要施行一次手術，便會穿過我的手臂伸出軟管來，然後通過我的雙手往下進入個案的體內。顯然祂們使用的所有設備與一位正常外科醫生是相同的——解剖刀、夾子、剪刀、針、注射器等，祂們會割開、刮除、切斷東西，進行移植手術、把東西縫回去。有一次，我看到一個大型注射器順著我的胳膊流到個案體內，個案的脊椎神經便重新煥發活力且被縫合在一起。我抬頭看著我的朋友，問道：「你看到了嗎？」她說：「是的」，接著描述了與我親眼目睹相同的一幕。從那時起，我們已經一起進行了多次療程，一直呼應我們所見到的。

所有這些工作都是在氣場的第五層進行。這一層似乎存在於負空間之中，如第七章所述。對我來說，透過我的HSP來看，負空間如同相片的負片，所有的黑暗區域是光亮的；所有的光亮區域看起來則是黑暗的。在負空間中，所有我們預期是空無的區域都被填滿；而所有我們預期填滿的似乎是空無。在這個層面上，所有應是空無空間看起來是深鑽藍色；所有的氣場線在鑽藍色的區域中，則似乎顯現為空無空間。一旦人進入現實層，又似乎完全正常。

第五層是存在物理面所有形式的模板，如果有個形式是在能量場中受到了干擾，便必須在氣場上的第五層重新建立，以恢復其在物理面上的健康形式。因此，所有的氣場手術必須在該氣場的第五層上完成。以太手術的工作，本質上即是為個案以太身體創造一個新的負空間，讓個案得以在其中生長、重獲健康。

在這種類型的手術期間，就是我所謂的靈性外科手術，療癒師在任何情況下都不能移動她的雙手。事實上在大多數的時候手會感覺很麻木，也相當不容易移動。每當我試圖移動，都感到很費勁。光是坐在那裡就需要很大的耐心，有時得要花四十五分鐘等指導靈進行祂們的工作。

等指導靈完成後，祂們會進行消毒並慢慢地收攏切口。療癒師的以太手會緩緩地收回表層並與肉體雙手合體。同樣的，這需要耐心（有時我會感到無趣）。最後，位在個案身體下半部的手（通常是我的右手）開始鬆開，指導靈通常會指引我把手移到身體上方左手的位置，再慢慢放開左手，然後一步一步地，以手和手指精緻的動作，重新連接以太模板新重建的區域，以及它周圍身體部分的模板。這是經由手向上緩慢移動，穿過脈輪來進行的。直到開口收攏，新舊氣場重新連結，療癒師的手才離開身體。

讓我們回到瑪麗這位個案身上。瑪麗在進行螯合的最後部分一直趴在療癒台上，處在一種寧靜放鬆的狀態中。她飄離身體一下然後休息著。能量場繼續利用收到的能量自我療癒，瑪麗已準備好接受進行橫隔膜裂孔疝氣的以太模板工作。當你將手放在第三和第四脈輪時（圖22-15），以太手會朝下浮動，你開始變得更能意識到身體的內部，透過任何你覺得最佳的方式進入。你感覺、聽到或看到以太模板層，坐在負空間內但感覺毫無異狀。你身體周遭的能量場隨著你振動速率增加而擴展，你會感覺到身後有一個能量場存在，甚至不止一

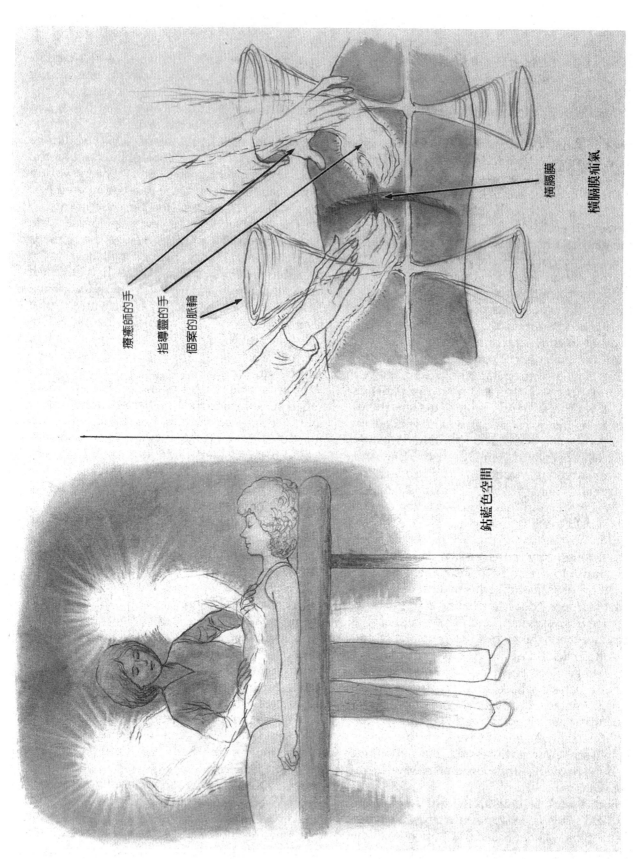

療癒師的手

指導靈的手

個案的脈輪

橫膈膜

橫膈膜疝氣

鈷藍色空間

圖 22−15：療癒以太模板層：靈性外科手術

個。指導靈導們無比輕柔地滑經你的氣場，這種感覺既熟悉又舒服，十分奇妙美好。你已被提升至天使般的寧靜狀態，與宇宙和諧俱在。當你臣服於自己更高的創造力時，你觀察到指導靈的手通過你的以太手滑入個案體內，你看著祂們縫合橫隔膜疝氣。起初你不相信，但隨後一切似乎都那麼自然，你只是聽任它的發生，重要的是個案痊癒了。你信任超越你正常、狹隘自我定義的智慧，並聽任療癒進行。指導靈們修復了裂傷，將新重建的模板與第五層模板其餘部分再度連結起來。然後你感覺到祂們開始收回能量。你會驚奇地發現，你的以太手進入個案的能量場如此之深，你沒有注意到它如此深入。但是現在隨著能量場開始抽離，你會感覺它向外移動，這時個案可能也會注意到它。接下來，你會覺得對右手有較多的控制力，它與個案的氣場連結鬆開了，你開始慢慢地將它收回。右手完全抽出後，微微彎曲手指來運動手部。現在，用你的右手潛入第四脈輪，然後放鬆左手。輕柔緩慢地移開左手。在準備移動到第七層工作之前，首先學習幾個以太模板療癒的小技巧。

在以太模板手術期間，指導靈會控制顏色的頻率、流向和工作位置，你越是信任並遵循，祂們就能夠做的越多。除了「正常」的外科程序，祂們有時會指引療癒師保持雙手及雙臂定靜地越過身體，並要求你將自己提升到更高的振動，以便讓薰衣草光甚至有時是銀光發揮強大的力量。在此情況下，你不能移動，因為能量流非常強勁，所以不僅會影響到個案的氣場，也會影響你的氣場。指導靈傾注充分的能量鬆動結構之後，會反轉能量流向，將鬆開的能量吸上來並釋放出去。這是療癒的更高層次，可能使用的是第六層的能量。它消除了能量場形成的特定以太模板，如病毒、細菌的能量形式，或在另一案例中，從白血個案者的血液中消除白色種籽狀的物質，使它們無法再在人體裡自我生成。

我們這一小群發展出高感知力（HSP）的人會不時地聚在一起，針對因具備靈視、靈聽或感知力等能力而來的個人生活及如何處理所有出現在生活中的事，彼此互相支持著。我們也進行交換療癒（我們每個人都成為個案）。這項工作非常有成效，因為不僅療癒師看到發生的事，個案亦然。這項工作驗證了我的很多看法，也有助於建立一個明確的、用以描述這些經驗的架構。我們正學習著如何檢視氣場的每一層、體驗起來究竟如何、有什麼新的療癒方法可以從我們接收到的訊息中產生。

5. 療癒因果模板層，或重建金色網格結構（氣場的第七層）

許多時候氣場在第五層受損，第七層也會受損，所以需要重建因果模板層。通常在療癒師全神貫注於第六層的療癒之前進行。雖然進行第五層的療癒時，某些第六層的頻率也會自動通過。第七層的工作與第五層非常不同，療癒師在前者時非常主動，但在第五層時療癒師的主要任務則是臣服與遵從。療癒師此時的挑戰是，在呼吸、手指及手部動作都非常活躍下，仍能保持高度的敏銳並專注於這個高頻率的層次上。這需要極度的專心和控制氣息才能達到第七層。這一層次的金光十分強而有力，許多時候，它以非常強韌的細金線來呈現。

個案的指導靈們經常來參與療程並提供幫助。如果你夠警覺，你會看到祂們與個案一起步入診療室。在療程中，他們通常會將個案從他的身體中拉出、照顧著他，使其產生一個深度放鬆的狀態，協助模板工作得以進行。通常個案會經驗到飄浮在一種平和的狀態之中。直到個案起身或在療程尾聲試圖站起來之前，他通常是不知道自己已經進入這種意識的改變狀態有多麼深。

以金光重建第七層的因果模板工作，採兩個主要部分進行：清洗並重建臟腑、肌肉、神經或身體其他部位的網格結構；以及重建脈輪。指導靈的手以覆蓋在療癒師雙手上的方式直接穿透，祂們從雙肩往下、進入治療師的手和手臂，細微的金線從療癒師的手指延伸出來，在引導之下非常快速地移動著，金線移動得比療癒師複雜快速的手指動作更為迅速。指導靈要重建一個器官的因果網格通常得從體內取出器官的網格結構，這唯有個案的意識允許才可能發生。我指的是更深層次的意識，而不是自覺意識。在這些時刻，個案是在意識的變化狀態下與他的指導靈們進行溝通，當他回到身體之後，他可能記得也可能不記得這些。

A. 因果模板器官重建

療癒師的雙手迸發著巨大的光勢能和強勁的能量，以此移除器官的因果氣場。之後器官會飄浮在身體之上，在那裡以更快速的手指運動來進行淨化和重建，將藍色的以太格網編織在具有白金色線的黃金模板上。在器官被替換之前，以光淨化和消毒身體內部的空間，當重建和殺菌完成後，器官會滑回體內。感覺好像是被吸回去般。器官被縫回原處，並充滿藍色光使其能量補充。隨後這個區域通常會充滿棉花般、和緩的白光，這也是內部麻醉劑，然後通常整個區域會覆蓋上金色能量繃帶用以進行保護。

諸如此類的療癒範例可參見圖22-16和22-17。我接到一位客戶的來電，她的乳房有個腫塊，而醫生無法分辨是感染還是腫瘤。他們曾試圖抽出它，但抽不出來，因此便安排了手術。當我在電話中與她交談時，我立刻在心中得到一個暗紅腫塊的畫面，在她的左邊乳房向上延伸至腋下淋巴結位置。為了查驗我的「視象」，我問她腫塊是否位於左側乳房略低於乳頭的左側。確定之後，我接著告訴她，我很肯定這個不是癌症而是某種像乳腺炎的感染，我可以看出來，因為暗紅色表示是感染，我還聽指導靈告訴我這是某種乳腺炎。不過我也看到，腋窩淋巴結是很暗的灰色，這使我感到不安。我告訴她首要的問題不是乳房腫塊，而是堵塞的淋巴結，她需要進行全身以及淋巴系統的淨化。幾天後在手術當中，醫生去除受感染的乳腺，診斷她是由於淋巴結堵塞造成了乳腺炎感染。

手術後三天左右，當她來進行療程時，她的系統顯得很堵塞，有大片阻塞的淋巴系統遍佈她的身體，以深綠色出現在胸骨兩側區域以及腹部左側。她整個氣場略帶灰色，左側乳房的紅色區域大部分已經淨化只留下手術後的疤痕，在氣場中呈現為鮮紅色的條紋，周遭則呈現微紅色。指導靈在下半身完成一般螯合和淨化工作後，移除她整個淋巴系統並清理乾淨，然後以稍早描述的的方式替換（圖22-16）。

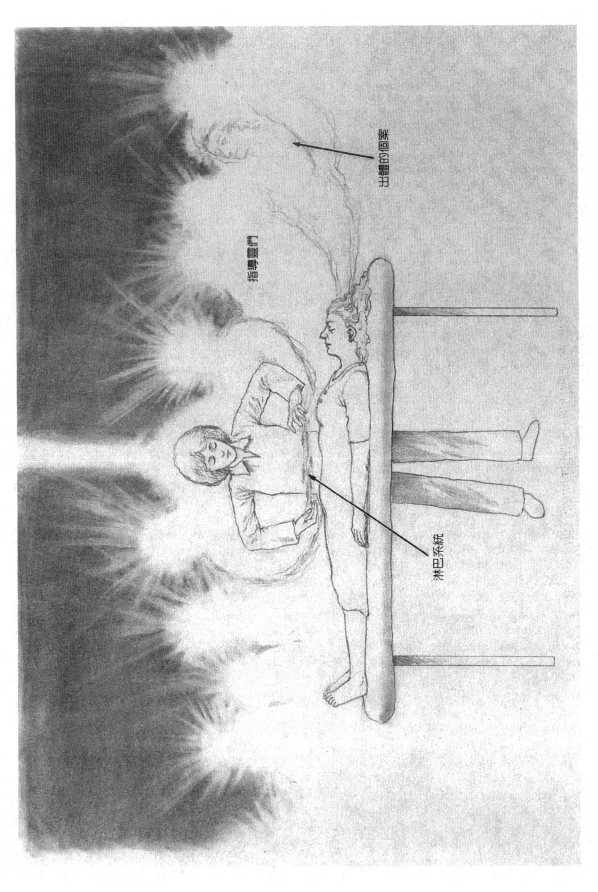

指導靈門

出體的圖案

淋巴系統

圖 22-16：療癒因果模板層的淋巴系統

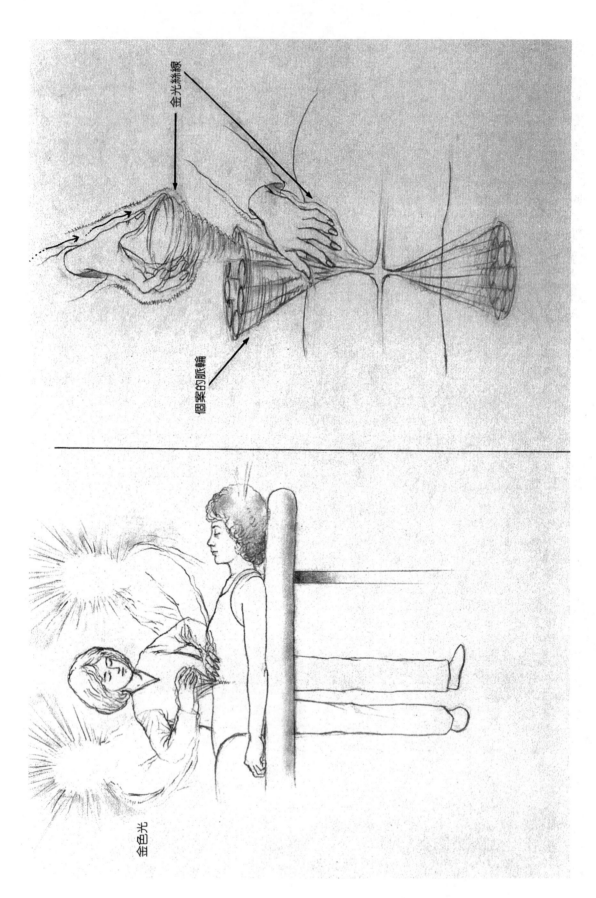

金光絲線

個案的脈輪

金色光

圖 22-17：療癒因果模板層：靈性外科手術

她整個軀幹被充能，並先以藍光，然後金光屏蔽，（在第七層）留下的淋巴系統看起來非常乾淨並呈金色，紅色的條紋也已消失。請注意，圖22-16顯示出模板的工作完成時，指導靈透過療癒師進行淨化淋巴系統的工作，位於個案頭部的個案指導靈將她抱出身體。

B. 重建因果模板脈輪

類似程序發生在脈輪的結構化，但這些脈輪永遠不會被移除。造成脈輪受損有幾種主要的情形：脈輪可能被撕裂開；脈輪上面的遮罩可能受損；渦流可能堵塞而減緩其旋轉運動；脈輪的端點不見得正確地位在中心或根部區域；或渦流可能突出或翻轉，看起來像彈出的彈簧；整個脈輪可能幾乎不見了；或者它的一個小部分可能會受到了影響。例如，在瑪麗橫隔膜裂孔疝氣的情況下，她太陽神經叢的一個小漩渦看來就像一個彈出的彈簧。想要療癒它，需要將它推回並縫好，重建防護篩並給它一個保護蓋，協助其用一段時間來療癒。所有這一切都是由指導靈指引你的手以及療癒之光來進行的，你的手會自動移動。

讓我們回到瑪麗的案例，她現在已被抱出身體，處於意識改變的狀態中，並受到她的靈性導師關懷。既然你已經完成了第五層的療癒，並看見位在第七層的裂傷，你知道這是提升意識至第七層的時候了。你透過增加鼻子的呼吸速率來開始提升，隨著呼吸速率增加，儘可能全神貫注於提升你的意識，不要擔心過度換氣，你將把所有引入的能量用於療癒。當提升至第七層，你開始體驗到神性心智（Divine Mind），明白一切都是完美的。不久，金光開

始從你的手流瀉而出，當指導靈經由你的第七層重新連結（圖22-17），你的手近乎是不由自主地在瑪麗的第三脈輪上移動。你得以看到金光細線正在縫合瑪麗脈輪上的小漩渦。你的手指儘可能快速地移動，金線也更快地、以幾千倍加速度移動著，金光強制受損的漩渦回到其正常位置。你難以置信有多少能量流經你，也想知道你的身體是否可以承受得住。當防護屏進行重建時，你繼續能量呼吸。你可能想知道瑪麗是否已經注意到了這一切，也想了解發生了什麼。但是你無法說話，你得保持全神貫注，因為有太多的事情要進行。終於療癒工作完成了，脈輪回復正常。你的呼吸逐漸放緩。你很高興療程告一個段落。你的手可能會痛，但感覺好極了。

你靠近按摩桌頭的位置，經由較高的幾個脈輪非常迅速且輕輕地進行螯合。將手放在瑪麗頭部的兩側，輕輕地將能量運行入她的太陽穴，以平衡任何剩餘的左／右能量失衡。現在，第五和第七層已完成重建並且可以維持住氣場的形狀了，此刻正是以神性之愛為第六層補充能量的時機。

6. 療癒天人體層（氣場的第六層）

療癒氣場第六層的主要工作，將透過心輪、第三眼和頂輪來進行。把雙手交握成杯狀，拇指交叉，其他手指併攏，覆蓋在個案的第三眼之上，提高你的振動頻率達到光的境界，然後讓能量向下淌流、並從你面前進入到個案的腦中樞（圖22-18）。讓精神層面達到你所知的最高靈性實相，透過心與宇宙之愛的相連，然後上達光之意識。在你往上經過頂輪

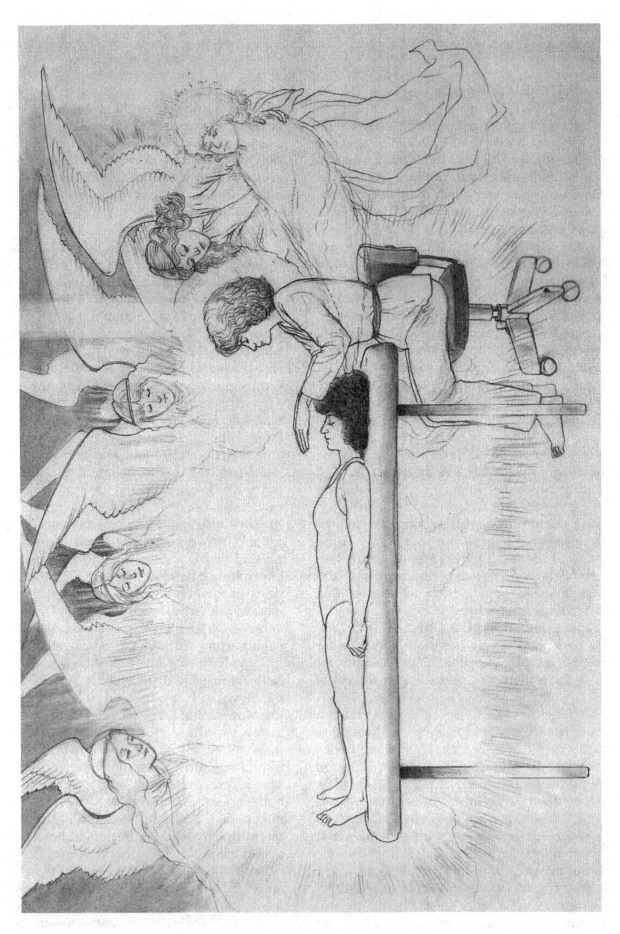

圖 22−18：療癒天人體層（第六層）

之前，經由心輪並等待進入宇宙之愛的狀態是十分重要的，否則療癒可能變成是心智上的。療癒必須伴隨著對個案瑪麗這個存在的每一個粒子深深的關愛。與彌賽亞意識或宇宙之愛連結，需要在心中存有某人，進入全盤接納和積極祝願此人健康與繼續存在的境界，並在愛中歡慶著他的存在。這意味著你必須進入這種狀態之中，而不僅僅是想像。保持這種狀態，設法達到光的境界，達到你可以感受到最高、最寬廣的心靈實相。

提高你的振動，同時採納「主動」和「接受」的原則。首先經由呼吸來增加你的振動頻率，讓氣息摩擦穿過喉嚨後方；透過冥想達到全神貫注，並以心靈之眼進入光中。從主觀的角度來看，那感覺彷彿是你仰望著光並伸手觸及光。當你提昇時，你感覺更輕、更少依附著身體，這感覺就像你意識的一部分，確實上行到脊椎，並從你的身體伸展進入了白光。當你進入光中，你的心情變得越來越愉快。你越來越能感受到宇宙的安全與愛環繞周圍、交互穿透你。你的心靈擴展，能夠理解在一般狀態下不能理解的宏觀思想，你能夠接受更偉大的實相，指導靈們得以更容易將思想傳達給你，因為你對於世界本質不那麼具有偏見了。也就是說，你已移除了大腦中部分的阻礙。每一步提升進入光中，你會有更多的釋放。當你練習多年，就能連通越來越高的能量和思想。

現在，你已經完成了一定程度的提升，停止伸展並允許白光滲透到你的能量場中。你已提升到一個與白光和諧的振動，白光將會往下流過你的能量場，然後進入個案的能量場。

白光往下流入個案的腦中樞區域後，該區域的振動會被升高到相同的頻率，並提升至下一個振動層次。當個案達到該層次，向上移動到下一個層次，以一步一步的方式進行，個案的腦中樞區域會變得明亮。個案的氣場填滿了白金色的光，融合了蛋白石般變換的色彩。在這一階段的療癒中，個案有時會看到心靈圖像或者「陷入沉睡」的狀態。（對我來說這意味著：當個案回到現實的正常狀態時，還不具保留所經歷記憶的能力，有一天她會做到，而這個過程有助於開發這個能力。）

由於這樣的通靈方式其作用是如此強烈，你必須在療程進入下一個步驟之前，輕輕拍打雙手，以斷開與第六脈輪的連結。在點亮了大腦的丘腦區域並用白光填滿氣場之後，如果還有時間，我通常會直接在氣場的外層面進行一些工作。我通常會讓掌心向上、用手指描繪路線，梳理天人體放射的光線。這樣的動作就好像讓你的手指梳過頭髮、並將頭髮從頭部拉開。你用手靠近皮膚，採用與身體垂直的方向向外移動，彷彿要把氣場向上舉起來那般，這會帶給個案一種輕鬆的感受，並透過為天人體加入光來擴大、增強它。如果你有時間就試試吧，瑪麗（個案）會覺得是一種享受的。

7. 封閉因果模板層

在天人體層變得明亮且擴大之後，我便移動到因果層，其蛋殼的形式看來像似在保護著氣場。我挪移著雙手，撫平、修正並強化著這蛋型的外緣，位於腳部之處可能太窄，有的地方則太寬，還有腫塊或限制性的束帶在其中（有一些束帶與前世相關，將在第二十四章中討論）。因果模板可能在某些地方薄，甚至出

現斷裂或破洞，這些都需要進行修補，整個因果層需要恢復成一個美好、堅固的蛋殼形狀。我採用簡單的操作方式來進行這些事情。倘若某物是一團阻塊，我便把它排除；如果需要光，我便運行能量進入，直到光亮起來；如果需要強化，我就運行能量來強化。氣場外部能量層會變化並且十分容易操控，因此這部分療癒所需的時間很短。

我將手伸到個案的頭部並且將雙手靠在一起，用以完成氣場的第七層療癒，雙手的位置大約在頭部上方兩英呎半（約75公分）、氣場的蛋殼保護層的位置。然後，我在個案全身體周遭進行大掃除動作，我將左手掃向左邊，右手掃向右側，讓能量從手中以弧形傾流而出，上達頭頂、下至其腳底，強化個案第七層氣場的整體。當我緩慢地移動著雙手，繞著個案的胸部畫一個金光的圓，氣場的整個蛋殼層便都獲得強化了。

為了強健瑪麗的第七層能量場，並把她置於防護罩內使療癒繼續在其氣場中進行，將你的手舉到她的身體上方，你坐的位置仍然在她的頭部前方，如圖22-19所示。第七層能量體的高度位於她身體上方兩英呎半至三英呎（約75到90公分）的位置。如果你看不見這層能量場，可用手敏銳地感覺瑪麗上方的空間。當你進入第七層，你會感到一種很微妙的壓力。維持雙手在瑪麗的氣場外緣，讓手心向下、大拇指靠在一起，在第七層你需要以急促呼吸來保持能量層次和意識。現在用雙手運行出金色之光，在瑪麗的第七層上從頭到腳創造一個光弧，保持光弧穩定，然後慢慢地分開雙手，擴大光弧以環繞全身。將你的右手移動光弧到右側，左手移動光弧向左，在瑪麗周圍完成一個圓圈，描繪出一個完整的蛋殼光場。

完成之後，以柔軟輕快的方式抖動雙手，斷開你的氣場與個案氣場的連結，然後移動到個案右側。現在由氣場外部重新與第七層連結（先前進行療癒時，我連接到能量系統，現在我已離開，不再是能量流的一部分）。輕輕將雙手放在第七層的蛋殼層，默默向個案致上敬意，將療癒交回給她。我向她所是、在她的生活中創造健康與平衡的力量，以及我所扮演提醒她是誰的小小角色，表達敬意。然後我再度斷開氣場的接觸，坐下並回到意識的正常清醒狀態（當我進入到第七層療癒的時候，同樣也處於意識高度改變的狀態中）。我將自己帶回到身體中，就好像把一隻手伸入手套般。我專心進入身體的每一個部分，向我的化身、我是誰、以及我來到這裡的目的致敬，這時我允許任何我可能需要的療癒能量通過身體。

最後一個步驟有助於療癒師放開她的個案，使她不會整個星期「扛著」個案。以這種方式向自己致敬也是很好的，使得療癒工作可以整合到療癒師的個人生活之中。這並非都會自動發生，因為用了這麼多的時間在療癒，療癒師會處於意識改變狀態，有時可能感覺起來像某個其他的好人做了所有的好事。我發現大多數的療癒師都有過艱苦的生活，需要為此向自己致敬，而不是用經驗批判自己。我相信這是學習愛和同理心訓練的一部分。

現在，對個案瑪麗重複上述步驟。移動到她的右側，輕輕地從外部與她的第七層進行接觸。向她致敬，並將她的療癒交還給她。坐在療癒空間中，離瑪麗有一段距離的地方，將你

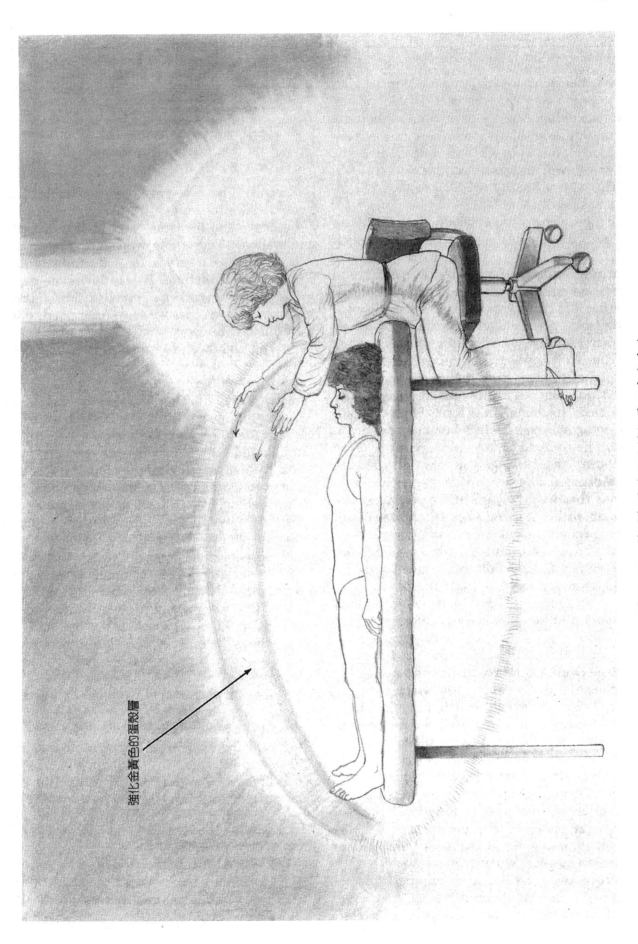

強化金黃色的蛋殼層

圖 22-19：封閉氣場的因果模板層以完成療癒

自己帶回到身體之中，向你和你的生命目的致上敬意。

個案在療程之後通常需要休息一下，她很可能會昏昏沉沉一段時間。對你來說，這是一個為療程進行簡要記錄以供將來參考的好時機。如果以太模板的工作已經完成，我會嚴令個案至少三天不要進行任何體能鍛煉，要休息也要吃得很好。

稍事休息後，請瑪麗坐在療程床邊緣幾分鐘後再起來，不然她可能感到暈眩。她會好奇你做了什麼，這時不要急於返回線性的心智很重要，因為這會將她從意識改變的狀態拉出來。簡單地解釋你所進行的，足以滿足她就好，不用解釋太多，以免打擾她放鬆的狀態。

你可能會在療程中意識到，瑪麗或許需要進一步的工作。如果是這樣，與她討論，如果需要她下周回來，就提出建議。

你剛剛完成了一個完整的療程，感覺好極了，同時給瑪麗和自己一整杯礦泉水飲用。彩圖22-20顯示療程後個案瑪麗的氣場，將其與療程前她的氣場彩圖22-4做個比較。

這是一個基本全方位療癒的輪廓。在療癒的第一部分，進行模板工作的整合和淨化之前，我可能會傳達一同加入療癒的個案指導靈們的口頭信息。個案可能會問問題，指導靈們則會回答。然而，一旦模板工作開始，我便無法同時做兩件事。高專注的能量模板工作似乎佔用了我大部分的「腦容量」，在這個時候，個案也因進入深度放鬆的狀態而受益，交談會將個案拉出這個狀態。

我不斷地從指導靈那接受新的訓練，每當我學到一個層級，祂們就讓我移動到下個層級。有時會有一組新的靈性療癒師前來透過我進行療癒工作。

8. 在氣場的宇宙層進行療癒 （氣場的第八和第九層）

近期我開始在金色模板之上看到兩層氣場，質地像是晶體，十分精細、具高振動性。某種意義上，從第七層次開始以下的一切事物即是引領和支持我們度過此生的載具，這包括了因果層的前世束帶，因為它們代表了我們這一世的化身所要學習的因果課題。

然而，宇宙層的第八和第九層超越了這個定義，這兩層超出了我們今生是誰。我們是一世復一世投生轉世的靈魂，我們是朝向神、緩慢地走在自身進展道途的靈魂。

在能量場中較低的七層，儲存著今生的所有經驗，還有我們今生可能經驗規劃的所有藍圖。我們也不斷地創造新的經驗，因為我們有自由意志，並不一定選擇所具有的這些經驗。其他人也有自由意志，所以經驗的可能性是一件複雜的事。換句話說，可能的經驗遠多於實際的體驗。所有這些可能的經驗或可能的實相都堆放在能量場中，它們都是為了教導我們的靈魂，為我們選擇學習某些經驗課題所設計的。

有時，這些可能的經驗不再與靈魂的成長相關，便需要從氣場中移除。這會從氣場第八層來進行，進行方式就像療癒師將自己投射出體、超越今生次元，下達較低的七層能量體，然後簡單地移除這些我稱之為存在第八層防護屏中可能的經驗。

A. 第八層防護屏

第八層防護屏是用來移除今生的創傷：不管是嚴重地阻礙個人發展、亦或是已不再需要的。亦即個體原本要學到的、不再具備任何教學目的之靈魂課程。

第八層防護屏何時出現才是恰當的，會由個案更高的意識來決定，而非個案的性格層次。大多數時候個案不會意識到它，但有時，那些聽聞過第八層防護屏強大效力的人，會要求具備一個。這通常是行不通的，只有在適當的時候，防護屏才會被當事人的指導靈授予療癒師。從某人的氣場中解除長期的創傷可能會十分震撼。當長期創傷從身體去除時，會經歷到更大的自由，有時會需要一個防護屏來保護個體。

基本上，進行過程是由療癒師將防護屏置於個案的氣場內，將舊創傷引出、或實際上是以誘導離開，再以無條件之愛的玫瑰色光填補遺留的凹洞並使其密合。之後個案便有時間來療癒，習慣去除隨身攜帶多年的負擔（不如想像那般容易，自由令人恐懼）。最終防護屏會消逝，而此人所發展出的正向經驗便會留在這個位置上。

設置一個防護屏的程序非常複雜，通常在一般淨化和一些模板工作已經完成之後才進行。這個決定從來不是由療癒師來做，而是來自指導靈的建議。防護屏像是一道扁平、藍色的「片狀」光，質地非常不易穿透，頗具韌性。防護屏就在創傷的上方，與脈輪的下緣貼合，並被設置在脈輪的根部。用左手製造一設置防護屏的開口，要進行這個部分，左手的能量場要深入滲透身體到脈輪的根部，而右手慢慢地將防護屏移動到位。這個動作由指導靈監督，防護屏會突出於脈輪的下緣，向下延伸超過創傷區域，輕微地凸出於身體外，下端敞開讓創傷得以出口。

用左手將防護屏固定住，在整個屏蔽和創傷退出過程中不能移動，因為它會分開氣場的上部結構以及進行工作的位置。防護屏也作為一個入口，指導靈們維持住那個部分的能量場，使其與創傷所在的區域分開來。個案的個人指導靈通常會在這個時刻將他帶出他的身體，保護並教導他。

一旦設定好防護屏，療癒師將右手伸到防護屏下方，開始與創傷能量的意識溝通，以提醒它與神的連結來誘導它離開。這是一種從高層次進行的療癒方法，與從氣場較低層次去除阻塊的方式差異甚遠。療癒師藉由直接與準備離開的創傷能量意識相連結，提供了一種透過防護屏讓創傷自然而然離開的方法。任何程度的強迫，只會破壞這個過程，並迫使療癒師重頭開始。這種方法允許整個創傷離開。許多時候，在氣場較低層次的療癒中，氣場阻塊是創傷的能量特徵，而不是創傷本身的全部能量。從某種意義上說，在較高層次的療癒中，創傷被視為有它自己的存在，因為它是整體能量「意識」的一部分。當創傷離開，其所有影響也隨之離去了，個案完成對創傷的處理。防護屏允許這些改變能平穩地融入個案的生活，並且防止個案生活中的任何干擾，如果個案沒有防護屏，干擾便會發生。當創傷離開時，指導靈會慈愛地帶走它，並以光充滿它。一旦整個創傷離開了，該區域會用金色或白色之光燒灼消毒，並以無條件之愛的玫瑰色光填滿，然後

新的玫瑰能量場會重新與周圍的能量場連接。所有這一切仍處於防護屏中。在防護屏底端敞開的出口區域會被覆蓋上金色封印，並留在原處。之後，療癒師切斷左手與防護屏的連結，慢慢地將她右手的能量匯入到左手能量的位置。放開左手後，用左手在個案氣場的其餘部分，將新重組過和屏蔽的區域進行整合。療癒師慢慢移動左手穿過身體氣場的上半部分，重新連接起這些能量場。

在設置好防護屏之後，療癒師會運行脈動著的金光經過氣場的主垂直能量流，以此加強它。個案會慢慢地重新返回身體中，這一切可能會在療程中完成。療癒師或許會下降至第六層療癒，以提升個案的平靜度，也可能直接在第七層結束療癒。

這類工作中我最大的挑戰就是學習單純地坐著，以及誘導創傷離開，這和舀除或拉開，以高振動敲鬆它迥然相異。上升到第七層之上並且待在那裡，置身於一種完全平和、與神的意志和諧的狀態相當困難，必須控制住呼吸，慢且長的一呼一吸著，還要保持精神專注並臣服於神的旨意。神性的火花存在於一個人的每個細胞之內，並且不可改變地跟隨著神的旨意。療癒師必須坐在神性火花之中。換句話說，當我處於與神的旨意一致的狀態時，我必須與創傷同席而坐，與能量意識進行接觸，只是提醒受創的每個細胞和身體每個細胞承載著神性火花。我提醒著，它是神、光與智慧，因而無法阻擋與宇宙意志合而為一。這不是一件容易作到的事。在開始時我往往會傾向去拉扯，如果我這麼做，就意味著我的意志成了阻礙，表示我已經下降到一個較低的水平了。這

將會把指導靈敲出我的身體，我便會全身抖動。祂們也許透過離開我的身體傳達一個訊號，或者是因為無法忍受我的低層次「意志」振動。然後，我們只好得重頭再來一次。

當個案無法承受在療程中解除畢生創傷後獲得的自由，此時便需要第八層防護屏了；不然他們很可能會以另一個負面經驗來填補這一空間。有天，我親眼目睹了這樣的事情，讓我大吃一驚。

在療程完成後，當個案穿上他的鞋子時，剎那間整個重建的金色能量場在我眼前崩解了。我在驚訝中思索著，「你怎麼這麼快就讓它崩解了呢？」我想把他立刻放回療程床上，但隨即瞭解到這樣不對，其中必定另有蹊蹺。後來一位靈性導師伊曼紐透過我的朋友派特·羅德迦斯特通靈表示，個案現在知道自己真的無法接受之前所說自己想要的，他還沒有準備好去面對生活中某些與療癒有關的面向，這意味著，要面臨對他來說非常痛苦的事，而他根本就不想這樣做。

經歷這件事不久之後，我學會了置入防護屏。同時也理解到，我無法另外為這個人再提供一次療程，因為那將使他面臨自己的負面決定，並有可能使事情變得更糟。我只能等待他自己來到這個階段，等待他已經決定去面對這些生活上的外部問題。然後他可能會決定進行一個療程，我們便可以把防護屏置入，他就能夠獲得保護，免得內在療癒的同時還得承受向上提升的負擔。在此之後，防護屏將會消失，而他也能夠慢慢去體驗更多的自由。

一個防護屏療癒的有趣例子，可參見彩圖22-21。這位個案，我稱呼她貝蒂，是

一位生意人。貝蒂是一位治療個案。她的母親去世時，她才三歲。幾年前當她開始接受我的治療時，她不知道親生母親的長相，也不記得曾經看過她的照片。在療癒的過程中，她能夠取得母親的照片，並開始重新與她連接、產生關聯，這有助於她發展更多的自尊，因為對她而言，她的親生母親是真實存在的。她始終無法接受繼母，這個過程也幫助她改善了與繼母的關係。她的胸腔承載了很多失去親生母親的痛苦。

在治療後多年的某一天她問道，為什麼我從來沒有給她一個療程，我說那是因為她很健康。然而在那一刻，指導靈們提醒我使用「剛剛學會置入的新防護屏」。接下來的療程是一段療癒，在完成例行的螫合和淨化程序，並檢查她的模板層次之後——這部分並不需要工作，指導靈進行防護屏的設置，並移除孩提時失去她母親的創傷。當我看到她的母親在她自己的指導靈支持之下以靈性形式出現時，我很感動。我看到的不是一個團隊指導靈在接收和開導創傷的能量意識物質，我看到她的母親以愛接收著這個創傷（見圖22-21／彩色）。同時，個案的指導靈們已經將她拉出了她的身體，保護並教導著她。在設置防護屏過程的下一個步驟，指導靈們以充滿愛的玫瑰色光填補了清空創傷的凹洞，然後療程繼續以金光封印防護屏的底部，如圖22-22所示。然後我們重新連接防護屏的區域以及氣場的上半部和下半部，接著並增強在身體內的主垂直能量流。當完成時，母親接收的創傷已然轉化成白光。

B. 在氣場第九層進行療癒

我對這個過程所知甚少，當我看著指導靈從這個層面工作時，在我看來祂們似乎只是移除一個人一整面的能量體（以及該能量體的所有能量場），並且換一組新的。這一切在我視野中像是透明的水晶光。這個過程完成之後，對個案具有非常迅速的療癒效果。我猜測這與在同一個身體中進行轉世，不必通過出生／童年經驗來設定生命任務有關。我有幾次親眼目睹了這一幕。

指導靈團隊

有時呈現在我眼前的是，不同的指導靈團隊在不同層次工作著；而其他時候，彷彿是相同的指導靈團隊在不同層次進行工作。在不同層次工作的指導靈團隊，似乎著有不同的特點，那些在星光層工作的，主要是關心「心與愛」的問題。祂們十分具有撫慰性、愛心、關懷，談吐詩意，教導我們學會愛自己、愛我們所有的錯誤等等。進行因果和以太模板工作的指導靈團隊，在我看來是很認真、積極的，並且「有意願去進行工作」。祂們關心的是完美的模板以及有效率的療癒。祂們似乎沒有很多的情感，但同時支持度和接受度都非常高，其主導性也比較強。第八層防護屏的指導靈給予極大的接受度、無限的耐心與愛心。第九層的指導靈對我而言非常難以感知，祂們似乎有些不具人格特性。

療程形式

我再次以較簡短的方式列出療程形式，用此協助新手療癒師。以下是一段療程解析，應

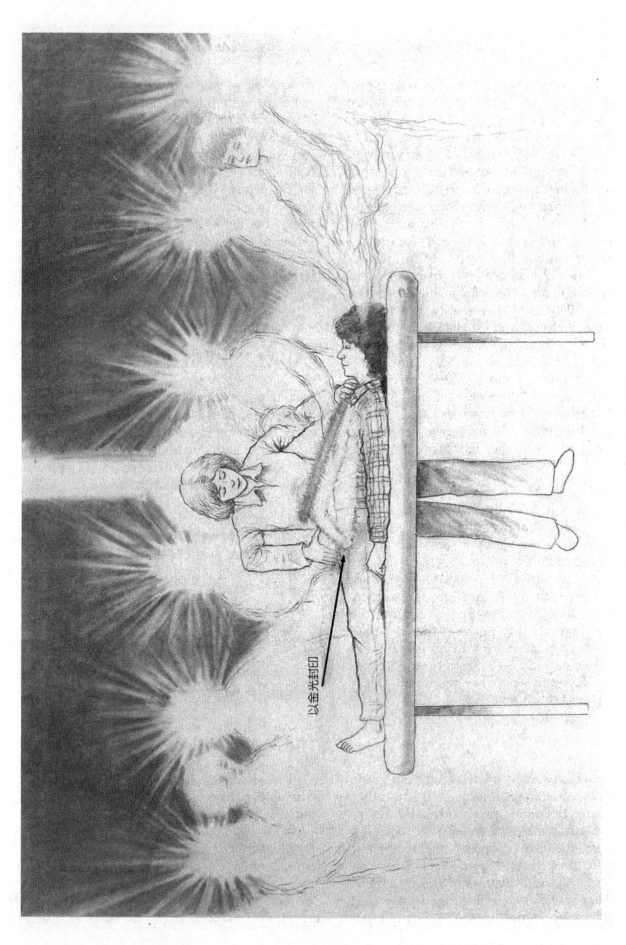

以金光封印

圖 22-22：封印第八層的防護罩

可幫助你剖析需做練習之處，以及需要進行個
人成長工作之所在。

1. 在個案進入前，先將自己與光對齊校準。使
　用先前講授的「為療癒通靈」的方法開啓你
　的脈輪。

2. 聆聽個案來到你這的原因。為何她特別被引
　導來到你這兒？甚麼是你能給予協助的？開
　啓你的內在知覺寶庫。

3. 向個案解釋你所要進行的療程。

4. 分析個案系統中的能量流。主要有哪些阻
　塞？她如何利用她的能量？她如何誤導了能
　量？長期誤導造成了什麼樣的結果？她的
　主要防禦又是什麼？（參見第九、第十和第
　十二章）

5. 使用靈擺測量脈輪，並記錄下來。（參見第
　十章）

6. 調整自己並與光對齊校準；給予肯定語；校
　準並平衡自己與個案的能量系統。如果你尚
　未覺察與你一同工作的指導靈們，請覺察祂
　們。在整個療程進行期間，你需要定時地重
　新校準並平衡自己的能量系統，使其與光、
　你的指導靈，及個案的能量系統達成和諧。

7. 透過在足部太陽神經叢反射點運行能量來解
　讀脈輪訊息：尋找理性、意志與情感的平
　衡；封閉的主要能量中心（群）；哪些敞開

的能量中心，讓個案能夠透過它們處理問
題及開啓封閉的脈輪？尋找主要的議題。
閱讀任何你可以蒐集到的心理訊息。什麼
是引發疾病的原因？為了協助個案自我療
癒，你需要求助高我的那些品質？（參見
第九、第十和第十二章）

8. 在進行身體系統掃描時，同時螯合淨化較
　低能量層中的脈輪。如果你是一位初學
　者，你應該跳至步驟十六。在進行更多的
　練習之後，如果需要時再加入步驟九、
　十和十一。在你可以感知到能量場的第
　五、第六和第七層之後，便可以進行步驟
　十二、十三、十四和十五。

9. 進行脊椎淨化。

10. 直接前往你被吸引的位置上工作。從你知
　 悉的多種方法中做選擇。當你這麼做時，
　 觀察個案的的情緒狀態。她吸收了能量，
　 還是情緒性地阻斷了？陪伴個案。和她一
　 起穿越這些障礙。讓你的指導靈協助處理
　 特定的疾病區域。聆聽。

11. 清理位於較底能量體層中的特定阻塞。

12. 如果你知道怎麼做的話，此時，以太模板
　 層或因果模板層工作會出現。

13. 前往第六層天人體；直接對中央腦區發送
　 白光。藉由振動你的腦下垂體來提高你的
　 振動。個案的振動也達到你的振動時，前

往下一層能量體，並重複同樣的動作，直到中央腦區明亮起來。

14. 如果你還沒有看到這個人的指導靈、天使、影像或直接得到個案的訊息，現在你可能會進行這個部分。輕輕切斷連結並關閉開口。

15. 採用位在療程床頭的姿勢，試著透過使用雙手技術，經由脊椎從第三腦室取得細微的向上和向下振動的波流。

16. 這個時候你可能會要梳理個案的天人體和星光體（如果此人是特別鬱悶或壓抑的人）。

17. 提高並強化因果模板層的蛋殼外緣或球形。

18. 移動至個案的右側；重新接觸第七能量層；向你的個案及其自我療癒的力量致以敬意。

19. 溫和地切斷連結、關閉所有的開口，然後離開個案。給自己幾分鐘的時間，直到完全回到你的身體與地表。讓療癒的能量流過你自身，榮耀自己、肯定自己所是以及所進行的的工作。

20. 如果個案出體了並且需要協助返回，藉由握住她的雙腳和吸回能量的方式，輕柔地將她拉回來。

21. 在每一次療程結束後，提醒個案要飲用一大杯的清水，療癒師自己也要這麼做。

療程分析

1. 依照時間順序發生了什麼事？療癒的每一個步驟是如何進行的？哪一個步驟是容易的？哪一個步驟出現了問題？

2. 回答療程形式中的第四點。

3. 回答療程形式的第七點。

4. 療癒師和個案的內在進程為何？你是否失去了重心，也許將能量浪費在沒有必要的地方？這是甚麼狀況呢？這也涉及到了療癒師和個案的性格結構。

5. 在療癒中，什麼被完成了？你是否觸及了個案的內在之光？個案高我的本質是什麼樣的？你是如何支持她，並將她帶出這樣的本質？

6. 基於上述，你需要進行甚麼樣的個人工作？

7. 畫下療程進行之前和之後的能量流圖像。

8. 引發疾病的原因是什麼？你如何處理呢？

9. 基於上述，你在下一次的療癒工作會專注在什麼上面？你預測到了什麼？基於這樣的預測，你得到了什麼樣的指引？

回顧第二十二章

1. 在開始進行一段療癒之前，療癒師第一件要做的事情是什麼？

2. 何謂運行能量？何謂能量體的螯合？

3. 能量螯合有什麼樣的作用？

4. 療癒師在運行能量、進行螯合時，要有意識地控制光的色彩嗎？要這麼做，或者不這麼做的原因為何？

5. 倘若療癒師的能量場中較低層的第一脈輪是關閉的，她是否還能有效的在療程中使用色彩？

6. 請試述為一位有心臟問題的個案進行能量螯合的方針。採用這樣的方法進行的原因為何？

7. 說明淨化脊椎的處理過程？

8. 採用單隻手來運行能量，與兩隻手分開來或是用雙手同時運行能量，有何差異？

9. 進行第五層的療癒時，如果你不遵循指引，而在指導靈完成療癒前移動你的雙手，會發生什麼事呢？

10. 舉出一個人會撕裂第七層的三種方式。（也請參閱第十五章）

11. 如果在氣場中有一道裂縫並貫穿了整個能量場，需要將哪幾層縫補起來？

12. 如果第七層被撕裂了，而你無法觸及並去縫補他，能量洩漏的情況會停止嗎？

13. 能量螯合是否能夠修復氣場的裂縫？

14. 為何在進行第七層級的工作時，個案會離開身體？

15. 在療癒時使用白光，該如何專注於自身的能量與意識狀態呢？你的注意力應當放在哪？你如何進行能量掃描？

16. 描述每一個能量層的療癒方法。

17. 第八層的防護屏是甚麼？其作用為何？誰來決定使用這個部分？

18. 描述當你結束療程時，在精神上與個案切斷連結，直到你希望再次連結。

19. 「療癒通靈」與「訊息通靈」兩者之間有何差異？

細思糧（Food For Thought）

20. 是誰進行了療癒這件事？

23
運用色彩及聲音進行療癒

用彩光與色彩調和進行療癒

在很多時候療癒師需要維持某種透過她通靈接引的顏色。保持某種顏色也意味著將你的氣場維持在一定的頻率範圍中，這也是你必須在整個療癒過程中確實做到的。你需要有足夠的敏感度將能量水準隨時維持在個案需要的範圍中。在前幾章，我們已經給過一些保持特定顏色的例子：諸如以太模板層療癒、因果模板層療癒（保持金色）。療癒第六層時你需要到達天人體的頻率、進行脊椎清理以及脈輪充電時，要保持特定一個脈輪的顏色直至其充滿。你可能在其他時候會被指導靈要求，何時何地只要個案有需要時，就需灌注特定顏色的光進入。在這些時候，你必須學習處於一種特定的顏色中並保持住這個顏色。

我在上個章節中陳述了透過實作學習，製造一種你用在療癒中的顏色。對於初學的學生而言，嘗試地控制這些通過你而來的顏色之前，練習調製顏色是非常重要的。通常在進行能量螫合療法時，我們不會刻意控制顏色。然而，在療癒中稍後指導靈或許會要你穩定地「照看」或維持住一種祂們希望使用的顏色。這意味著，如果你不學會控制顏色，可能你會干擾所接引的顏色，因而不知不覺地改變了氣場。因此，你需要能夠穩定地將氣場維持在一種特定的顏色中。

達洛斯・克里格（Dolores Krieger）在她的著作《神奇的接觸治療》（*Therapeutic Touch*）提供了一些非常棒的色彩調和練習。你必須學會並且彷彿「處在」一種特定的顏色中。這並不是以視覺化的方式來觀想這個顏色。就像是如果你想著紅色，你會做出黃色；如果你想著綠色，你會做出黃色；如果你想著藍色，你會做出黃色。療癒師稱此為「在黃色中行事」，因為只要你一想就製造出黃色。很多初學者便是這樣的。因此，要做出藍色，你必須「是」藍色，無論那對你來說意味著什麼。所以，你需要自己去體驗處在藍色中會像何種狀態。

控制色彩傳送的練習

當你穿著藍色的衣服，或坐在一座大教堂窗戶所透出的藍光中，你有什麼樣的感覺呢？藍色對你有什麼意義？你必須再次使用你最習慣的知覺來進行。你最佳存取資料的方式是經由看、聽還是感覺呢？藍色看起來、聽起來或感覺起來像什麼呢？找一個含鉛的水晶玻璃掛在你的窗戶上，將你的手指放在它所產生之虹

彩的每一道顏色中。每一種顏色感覺起來如何？拿幾塊彩色玻璃盤，或者幾張色紙、透明塑膠……在陽光下握著它們。

探索你跟每種顏色的關係。取同一尺寸的彩色紙片或材料，將它們混合成一堆。閉上你的眼睛並挑選出其中的兩個。請把眼睛閉起來，探索你挑選的顏色和你之間的關係。是什麼感覺？你喜歡嗎？不喜歡嗎？它讓你有什麼樣的感受？它提振了你的活力還是讓你感到乏力？你覺得平靜還是不舒服？把它放在你身體的不同部位上。你喜歡穿上這種顏色嗎？在此之後，閉著眼睛，決定你最喜歡哪種顏色。如果你想要，可以猜猜看它是甚麼顏色，然後張開你的眼睛。你會發現跟每個顏色間有關的訊息之多而感到驚訝。你會發現自己對每個顏色都帶著「假想」的偏見，然而它們卻非你所想的那樣。

找個夥伴，握著他的雙手，兩人輪流，用一種特定顏色的能量傳遞給對方。看看你的夥伴能否說出它的顏色。練習、練習、再練習。謹記，要運行紅色，你必須清理你的第一脈輪。要運行橙色，你必須清理你的第二個脈輪，以此類推。進行這些練習之前你必須先清理你的脈輪。清理脈輪的練習詳述於第二十一章。

氣場中顏色的意義

很多人來到我面前問道「我的氣場是甚麼顏色的？」然後又問「此色有什麼意義呢？」許多人在「氣場」解讀時，解讀者會說「你的氣場是什麼什麼顏色，這意味著這樣或那樣。」你看這本書時，會了解我通常不那樣

做。如果某人問「我的氣場是什麼顏色？」我通常會這麼回答，「你問的是哪一層呢？」或者我也只讀取在非結構化層次的主要顏色，然後回答類似這樣的答案，「主要是藍色，還帶著一些黃色和紫色。」

我的同事派特・羅德迦斯特與一位名為伊曼紐的高靈連結通靈，因此得以閱讀「靈魂」層面的顏色。伊曼紐只向她顯示與今生任務有所關聯的靈魂層面氣場。這些顏色對派特來說具有特定意義，她也以此解釋她所見。圖表23–1列出了相關的顏色意義，倘若要使用此表來說明你看到甚麼，你也必須與派特見到的

表23–1：在靈魂任務層級的色彩意義

顯示顏色	作用
紅色	熱情、強烈的情感 混合著玫瑰色，代表愛 清澈紅：動態的憤怒 暗紅：凝滯的憤怒 橘紅色：情慾
橙色	野心
黃色	智性
綠色	療癒、療癒師、養育者
藍色	教師、多感受性
紫色	與靈性有較深的連結
靛藍色	朝向更深的靈性連結
薰衣草色	靈性
白色	真實
金色	與神連結，並以神性之愛服務著人類
銀色	溝通
黑色	缺乏光或者深度遺忘、志向受挫（癌症）
天鵝絨黑	如太空中的黑洞，前往其他實相的通道
栗色	邁入個人任務

層級相同。

　　要進行靈魂層面顏色的閱讀，得先透過深度的靜心來淨化你的心念，然後請求給予靈魂層面的色彩。經過一些練習之後，這些顏色會在你的心靈螢幕上呈現出來。你可能也會看見這些顏色以一些形狀或數字顯現，你可以描述給個案聽，以協助其理解這些顏色的意涵。倘若你看見紅色，這代表著熱情或強烈的情感。如果紅色混和著玫瑰色便代表愛；清澈的紅表示自由或表達出來的憤怒；暗紅色是壓抑的憤怒；橙紅色暗示著性的激情。而當顏色呈現出橙色時，表示這個人志向遠大。當呈現的是黃色時，則與智性相關。帶有很多綠色的人，擁有豐富的療癒與滋養能量。藍色則是教師和具有感受性的顏色。當看到的靈魂層面顏色是紫色時，這個人有著較深的靈性連結；靛藍表示著朝向更深的靈性連結邁進。薰衣草色是指向靈性，而白色代表真實。金色是與神連結，並以神性之愛服務著人類。當一個人靈魂層面帶著銀色，意味著他與靈性連接或擁有溝通的天賦，並且能夠進行良好溝通。天鵝絨黑彷若宇宙中的黑洞，是前往其他實相的通道。栗色意味著邁入個人任務。呈現在靈魂層面的黑色是缺乏光或者深度遺忘，從而導致了癌症，也被認為是志向受挫。

在療程中使用的顏色

　　所有彩虹中的顏色都可以用在療癒。每種顏色在能量場中都有其對應的影響。每一種顏色都可以來吸收、代謝該顏色的脈輪，並補充能量。紅色是用來為能量場充能，燒毀癌症和溫暖冰冷的區域。橙色為能量場充能，可以提高性能力和免疫力。一頭霧水時，可用黃色來清理，並協助線性心智功能運作。綠色可用來為一切事物進行普遍的平衡和療癒。藍色可以冷卻並鎮靜，也可以用來重組以太能量場和屏蔽。紫色有助於個案連接到他的靈性。而靛藍色可以打開第三眼，增強靈視力並清理頭部。

　　白色用來為能量場補充能量，帶來平靜、慰藉並帶走痛苦。金色是用來重建第七層能量體，並強化和充能該能量層。絲絨黑可為個案帶來恩典、寧靜，以及與神同在的平靜狀態。同時有益於重建被癌症或其他創傷造成崩解的骨頭。進行深部組織的工作和針對骨細胞的工作時，紫藍色可以帶走疼痛，其也有助於擴展個案的能量場，以便連接到他的任務。

　　在一般進行療癒的情況下，我不會控制流經我的顏色，但能延續經由我流出的顏色。在少數的情況下，我會因特定目的發送出一種顏色。表23-2提供了在療癒中我看見指導靈們所使用的顏色，以及其用途。你可以透過你工作的任何一層能量場，運轉每個脈輪的顏色來為其補充能量。一般而言，我們既存的社會已如此擅於心智思考、分析和智性，因此黃色在療程中並不常被使用到。

　　在本書先前篇章已提過，我的指導靈使用薰衣草色和銀色的療癒技巧有些許不同。當我觀察到能量場中需要移除的微生物時，指導靈會先用薰衣草色，再用銀色將它們轟出能量場。祂們首先發送薰衣草色光，使微生物處在一種較高的振動速率中，將它們敲得鬆散。如果薰衣草光未能完全處理，指導靈便會增加力度和頻率，並提升至銀光。強大的銀光能量流似乎會將微生物與它們存在的空間分開。指導

表23-2：療癒時所使用的顏色

顯示顏色	作用
紅色	為能量場充能、燒毀癌症、溫暖冰冷區域
橙色	為能量場充能、加強性能力、增進免疫能力
黃色	為第三脈輪補充能量、清理混亂的腦袋
綠色	一般性的療癒和補充能量場能量
藍色	冷卻、鎮靜、重建以太體層、屏蔽
紫色	與靈性連結
靛藍色	打開第三眼、清理頭部
薰衣草色	淨化能量場
白色	為能量場充能、帶來平靜與慰藉、帶走痛苦
金色	重建第七層能量體、強化能量場、為能量場充能
銀色	能量場的強力淨化（白銀色用於為第六層能量體充能）
天鵝絨黑	為個案帶來恩典、寧靜，以及與神同在的平靜
紫藍色	在進行深層組織與骨細胞工作時，協助擴展個案的能量場，以協助與其任務連結

靈接著會透過我的身體反轉能量流的方向，將所有夾帶了微生物的薰衣草光和銀光吸回。這個過程有點像用光來吸塵。在一個特定的個案中，我清洗了一位白血病患者的血液，她在這次療癒後的隔天，首次收到驗血正常的結果。這是我唯一一次有臨床結果來查驗這種療程。

有一次我與一位同行著手試驗紫藍色光的效果。我們用交換療程來進行。「結構式身體工作協會」（Structural Body wok Institute）（位於美國加州聖芭芭拉市）的丹尼爾·布萊克（Daniel Blake）為我進行深層組織按摩，用以交換我的課程。當他為我按摩時，我們嘗試著將色彩控制與深層組織按摩結合在一起。當他可以在指尖持續發射一道強大的紫藍色火焰，便可以不造成任何疼痛、深深地進入我的肌肉組織中。如果他注意力分散且還「省略」了顏色，我的肌肉便會感到疼痛。透過控制並引導顏色使他的工作更有效率，也因此得以進入更深層，並且在肌肉與身體架構的校準上取得較大的轉變。在這次的療程中，他一度能深入到骨骼層面。他藉由維持一道混和著白光的紫藍色火焰，能夠將我的股骨輕微地扭轉調直。我使用HSP觀看這一切的發生，可以看到我的股骨細胞自行重新校準彼此，身體的感覺是非常愉快的。黑元對此表示，這種骨頭的扭曲與骨頭中直接協助骨骼生長的壓電效應有關。在骨骼中的壓電效應是這樣的：當壓力施加於骨骼組織，譬如行走時，壓力會導致一道小電流流經骨骼。電流方向所流經的骨骼會生長得較為快速。如果壓力（透過行走）被施於骨骼未校準的狀態中，便會導致骨骼錯位或以扭曲的方式成長。我身體中的錯位是一場車禍所致。丹尼爾的治療永久解除了我股骨的輕微扭轉。

在我療癒工作生涯的某一個時刻，指導靈們建議我開始使用黑色光。這對我來說很不尋常，因為氣場中的深色光通常與疾病有關。然而這道黑色光並非癌症的黑色，而是一種絲絨黑，彷若黑色絲質的天鵝絨，如同子宮裡蘊含的生命潛力。它是存於我們所有人之內、未知陰性面的黑色奧秘，富藏未分化的生命。坐在這黑天鵝絨色的空之中，是與造物主同在的另一種方式。但這次是不具形象的。坐在黑天鵝絨色的空之中，意味著置於寧靜與平靜之中，即是全然存在，滿盈且無批判。這意味著進入恩典的狀態，也將你的病人一同帶入恩典之

中。這表示在當下全然地接納一切。黑元與其他的療癒指導靈以及我，經常會與癌症病患或其他的重症患者坐在這個空間中整整一個小時，這是很療癒的，能夠將病患帶入與神性合一的狀態。

聲音療癒

我發現氣場中的色彩與聲音直接相關。在能量場中發出特定的音調，不僅可以產生出特定的顏色，也是一種強大的療癒媒介。

多發性硬化症（Multiple Sclerosis, M.S.）是療癒師認為處理上最具難度的疾病。要改變患有多發性硬化症個案的能量場甚為艱難。在一次我所開辦的數周強化訓練課程其中一周，來了一名患有多發性硬化症的學生。我和學生們在那一周為這名學生——麗茲進行療癒工作。有數位學生在她能量場中的薦骨區域感知到一道大疤痕。我們首次為麗茲進行團體療癒工作時，她接受了一次標準的能量整合療癒並經歷了許多感受。這個團體療癒了她、擁抱著她，也與她一同流淚。然而，在進行療癒的第二個小時結尾，我和其中一個已學會使用HSP的學生，卻看到那道疤痕並未被觸及。隨著一周訓練課程的進展，每個學生都發展出與自己最有連結的獨特療癒方式。有些人喜歡使用水晶、有些人專注在愛上、有些人進行靈性手術，還有一些人採用了聲音。在那一周的尾聲，我們再一次為麗茲進行療癒工作。每位學生都使出渾身解數運用自己選擇的療癒方法。學生中有幾位進行發聲、有兩位用水晶進行、有幾位在愛中靜坐，還有一些人運行著能量。我們以團體的方式同步進行，並發現，倘若我

們和發聲的學生一起工作，其中那兩位使用水晶的人，便能夠將那道疤痕從能量場中取出。他們所發出的聲音會鬆動疤痕。一旦疤痕被聲音鬆動了，我們便以水晶作為手術刀來切除疤痕。然後，我們引導發聲的學生稍微改變音調，另一部分的疤痕便鬆動了。我們繼續用這個方法進行著，直到疤痕完全被移除為止。療癒過後，麗茲表示她腿部一個長達十五年的明確痛感已不復存在。在此之後，大約四年的時間，她在行走上有大幅度的改善。在我寫這本書的時候，狀況依然保持良好。這只是麗茲自我療癒故事中的一小段。曾經幾近完全癱瘓的她，已成功地回復身體所有的使用能力。

我從那時起，便在我進行的療癒工作中經常使用聲音。我會直接用於脈輪，為其充能並增強它們。我會將嘴部置於脈輪所在、距離身體約莫一英吋（約2.54公分）的位置。每個脈輪各有一種不同的音調，並且每個人特定脈輪的音調也有些許差異。

為了找到每個脈輪的音調，我會微幅地改變音域直到產生共鳴。這樣的共鳴，個案也能聽到和感受到。由於我能看到能量場，就能看見脈輪對聲音的回應。當我發出正確的音調，脈輪便會收緊並開始快速且均勻地旋轉，顏色也會變得明亮起來。在持續發出聲音一段時間後，能量補充與增強後的脈輪則足以保持其新的能量水準。然後我會移向下一個脈輪。我會從第一個脈輪開始，然後向上行經全部七個脈輪。

使用發聲的方式有個耐人尋味的效果。個案通常也能夠強烈地感受到，其觀想能力也會增加。如果一個人脈輪能量不足，他可能無法

在腦海裡觀想出那個脈輪對應的色彩。然而，在進行短短數分鐘與脈輪相應的發聲之後，個案便能夠觀想出脈輪的顏色。

　　每當我在一個團體中示範發聲完畢，團體中的每個人都能告訴我在何時與脈輪產生了共鳴。

　　將聲音灌注到脈輪的原理，同樣也適用於身體的器官與骨骼。透過將嘴部維持於該器官所在位置的體表約莫一英吋（約2.54公分）的距離，可以為特定的器官注入聲音。我用HSP查看器官，直到找到能夠為該器官帶來最佳效益的合宜聲音。這個效果可能會是能量流動、淨化，或者是強化這個器官。我只是查看反應如何，然後就去做了。在持續數個月的定期療程後，我用這個方式來療癒潰瘍性結腸炎。這位病患因而免除了多位醫生建議他進行的結腸造口術（Colostomy）。這位患者的療程之一，就是一日播放一或兩次該器官的聲音療癒錄音。

這種類型的發聲也非常適用於療癒受傷的椎間盤、增進組織生長、清除身體的體液停滯、調節神經系統，以及調整身體臟腑，使其的阻抗匹配或相互協調，讓功能得以更加發揮。我發現不同類型的人體器官、組織、骨骼和體液，都需要不同的音調和調音，以提升其機能健康。除了只用一種形式的音來發聲，還可以發出不同類型的聲音。印度傳統教導給予了一個梵文字母以及每個脈輪的特定聲音。我還沒有用過這些，但我可以想像它們是非常強大的療癒形式。

　　有一些音樂團體，如羅比・蓋斯（Robbie Gass），以開啟脈輪作為演奏音樂的意圖。在我曾參加的一場音樂會中，羅比指示他的合唱團不停歇地連唱兩個小時。在這段時間中特別選擇了能漸進開啟脈輪的曲目，由第一脈輪揭開序幕。當演唱會結束時，觀眾中大多數人的脈輪明顯地敞開並被補充了能量。每個人都享受了美好的時光。音樂是十分療癒的。

回顧第二十三章

1. 請舉例說明，一位療癒師何時需有意識地控制所接引之光的色彩，並試述其原因。

2. 通靈接引所選擇的光為何如此困難？

3. 何謂「在黃色中行事」？

4. 在一般情況下，下列顏色：紅色、橘紅色、金色、綠色、玫瑰色、藍色、紫色和白色，在療癒中有何作用？

5. 薰衣草色和銀色的主要作用為何？此兩者之間的區別為何？

6. 如何使用黑色光？

7. 紫藍色光的效果為何？何時用於深層組織按摩？

8. 你如何調配（創造）要接引的顏色？請提出幾種方法。

9. 色彩和聲音在療癒中是否有關聯性？那是什麼呢？

10. 基於何種物理原則，聲音可在能量場中作用？

11. 聲音如何使用於每一個脈輪？對脈輪會產生何種功效？

12. 如何將聲音使用於器官上，又能帶來何種功效？

13. 你如何找到正確的音調？舉出兩個方法，來說明那是正確的音調。

14. 你可以接引你的指導靈所發出的聲音嗎？這與前面提及的主動發出聲音有何不同？

24
療癒跨時空創傷

許多人在其靈性路途上的某個時間點，會開始有跨越時空的體驗❶，也稱為前世體驗。某個人可能在靜坐時「想起」自己曾經是另一個時代的另一個人。或者某個人可能正在進行深入療癒工作時，重新體驗了今生的創傷，赫然發現了自己正在重新經歷「另一生世」的一段創傷。

因為我們對時空的感受有其限度，跨時空的體驗可能無法被完全定義。我個人認為，用「前世」這個詞來定義這種體驗相當狹隘。如同我們在第四章中的說明，物理學家與神秘主義者都同意時間是非線性的，空間也不只是三維度。許多作家提及多維度與多時相的現實，它們相互並存。愛因斯坦談到一種時空延續，所有過去與未來的事物都存在於現在，以某種方式交織在多維度的現實當中。伊札克・班多夫（Itzhak Bentov）還說，線性時間只是第三維度實相中的產物，（我正在設法將本書擠進這個第三維度現實當中）。

練習體驗非線性時間

班多夫在《走在狂蕩的鐘擺上》（*Stalking the Wild Pendulum*）這本書中，給予了一個練習來說明這個觀點：在靜坐時，將一個鐘或錶放在清楚視線之內，只要瞇著眼就可以看見秒針隨著每一分鐘轉動。當你靜坐達到高度意識境界時，只要輕輕張開你微瞇的眼睛，看看鐘上的秒針，發生了什麼事呢？許多人體驗到，這個秒針要不就是完全停止了，要不就是無比地緩慢。當然一旦你看見這一點，你的情緒反應可能就會將你拉回通常感覺舒適的線性空間實相裡，於是這個秒針就會向前跳躍，回到它正常轉速。發生了什麼事呢？班多夫的說法是，時間是非線性的主觀體驗，我們只是為貪圖方便，創造一個想像的線性時間結構罷了。

有兩位美國的靈媒，艾格・凱西（Edgar Cayce）與珍・羅伯茲（Jane Roberts）都曾提過多維度的現實。所有我們的過去與未來，都存在於現在生活當中，並且各自有其維度。他

---

❶ 跨越時空體驗（Transtemporal Experiences），在這裡指精微的意識或能量體穿越線性時間，進行另一個時空的經驗。物理學家提出的理論則在於推論粗重物質的穿越，認為時光隧道也許就是蟲洞。宇宙萬物都會出現小孔或裂縫，時間也適用於這個基本律，有著細微的裂縫和空隙，比分子、原子還要小的空隙被稱作「量子泡沫」，蟲洞就存在於此中。

們還說，每個人在每個維度中，是更大靈魂或者更大存在的部分表現。根據羅伯茲的說法，我們可以滲透進入這些其他維度或者「生命歷程」當中，帶回轉化用的理解或知識。藉由這麼做，現下的維度或我們的今生，將可以改變我們的其他生世與其他維度。或者用更通俗的方式來說，我們在所謂的今生如何生活，將影響我們的前世與來生。

所有這些事都相當晦澀難解，不過它們有助於指出並且挑戰我們對於現實本質的有限想法。

從療癒層次觀之，我發現與前世交流相當有療效。這種交流要以一種特定方式來處理，轉化的進程才是主要的目標。這不是遊戲，也不是用以自我膨脹。我們都寧可設想自己曾經是偉大的女皇或某種領導人物，而不是一介農夫、乞丐或者殺手等等。角色當然不是重點。重新體驗前世的功效，明顯地使人格從現在困住的問題中解放，讓我們得以發揮最大的潛能，完成人生的使命。當前世記憶被以自然非強求的方式挖掘出來時，與前世相關的體驗，一直都是與人格在此生的處境相關聯，這是療癒師需要切記的。因為療癒師的工作就是確保生命歷程之間能產生關聯性，因而前世的記憶能應用到今生環境，協助療癒今生的問題。

某些療癒師在與個案進行身體接觸時，會自然地看見一位個案的前世。例如，當療癒師進行一種母性療癒時，以一種母親擁抱孩子的方式擁抱這名個案，就可以善解人意地將這項資訊融入療程當中。

「看見」並療癒前世、創傷

我有三種主要方式去「看見」並且療癒前世的創傷，每一種都與療癒是發生在氣場的哪一層或在哪幾層進行有關。從因果體以下的所有能量層都受到前世創傷所影響。前世創傷在前四個氣場層中看來像一種普通的能量障礙，但是在以太體層或是因果體卻會以結構問題來呈現，尤其在因果體，前世會在能量場中以一種環狀或束帶狀出現在這個能量層蛋殼般的外緣。

當個案與我交談時，我所「看見」的前世只是被「給予」與現在療癒狀況或病情有關的前世景象。或者我可能用手觸及一個特殊的阻礙位置，然後看見了前世。想要解讀在因果體蛋殼層與前世有關的環節，我只要把手放入這個箍環中去看前世的景象就行了。現在我將更詳細的描述這三種療癒的方式。

療癒氣場中
四個較低能量層的前世阻礙

我在加州格蘭岱爾市的療癒之光中心（Healing Light Center），跟隨皮蒂・彼德森學到一種清除前世障礙的方法。它對移除這種阻礙個人今生自由的前世創傷非常有效。

這種工作其實首要是針對此生的各項阻礙。療癒師集中能量進入這些阻礙，這會啟動能量流出這些阻礙，通常這個創傷就會被釋放。第一層是今生發生的各種阻礙。等這些清除後，其他生命階段的創傷就會顯露出來，可再採用同樣方式處理。療癒師必須有經驗來處理個案非常強烈、痛苦、恐怖或憤怒的感受，才能勝任這項工作。療癒師必須陪個案歷經各

種感受，即便療癒師受到這些強烈感受所影響，也不能夠抽回其能量，要繼續陪同個案，穩定地提供一種基礎支持的能量，讓個案撐過這段體驗。這樣他才能完成療程，去除阻礙。

要達到這個部分，就要以能量校正的標準方式開始一場療癒工作（如第二十二章所述），讓三個能量系統：個案、療癒師，以及宇宙能量場的指引得以達到平衡。然後在能量螯合的過程中，療癒師便會察覺到能量系統中的阻塊。療癒師經由直覺或引導，找到這次療程中應該注意的阻塊。療癒師繼而將手擺放在身體的這個部位，讓能量流入。通常左手會在身體背後，右手則放在身體前方。

當大量能量流經之後，療癒師會請個案讓記憶敞開，回到個案首次種下阻礙的時間點。當個案進行時光回溯，療癒師則繼續將能量注入阻礙所在的位置。當個案嘗試回憶時，療癒師通常會得到問題事件的影像畫面，個案要不就是看到畫面，要不就是進入一種情緒狀態（或許兩者都有），所有這些都是與這個體驗相關。然後這位個案可能會重新經驗那個創傷，就像重新經歷那段生活一樣；但也可能只是以旁觀者的身份來觀照這段體驗。療癒師可能會也可能不會告訴個案他看見了什麼，這端看說出來是否得當。如果個案沒看見，不見得適合向他透露。療癒師必須尊重個案的能量系統，因為這決定著個案所能容忍的程度。如果這位個案重新體驗了這個創傷，療癒師最好透過療癒師本身能夠「看見」的秉賦來驗證這項訊息。

發現這些事物的時機非常重要，當前世資訊在正確時機獲得揭露，將有助於此人瞭解自我，並且學習更加愛護自己；如果時機錯誤，一個人對自他的負面看法都會增加。例如，一個人在前世曾經對另外一個人施行過相當暴力的事件，他不見得在今生能承受得知這件事，要不然一定會為自己增添極大的罪惡感。倘若他此生認識這位受害者，罪惡感可能會讓當前的生活狀態惡化。如果情況相反，個案知道他前世是今生認識的某人所致使的受害者，他可能會發現自己對此人既有的仇恨會增加，而且這個仇恨還會被合理化。

在任何適當的能量層中體驗過這個創傷之後，療癒師會問個案是不是準備好放掉創傷，讓它過去了。如果答案是他確實準備好了，療癒師就將這個創傷從氣場中挖出、移除掉。體驗這個創傷的程序已經讓它從氣場中鬆動，所以並不難去除。療癒師與個案在舊有創傷的開口位置用一道玫瑰紅色調的光填補上無條件的愛意，如第二十三章所論述的，讓光透過心輪作用。

個案可能表達出「不願意」讓創傷遠去，這表示還有其他要體驗的，他還沒有完成這個功課，或者療癒師可能看見仍有其他工作需要完成。療癒師再度展開讓更多能量流入的療程，協助個案體驗這個創傷的其他部分。療癒師會在阻礙處增加能量的強度與頻率，重覆這個步驟一直到這個區塊清除，個案也準備好放下，然後讓這個區塊充滿無條件之愛的玫瑰紅色光為止。

如果這個區塊未能清理乾淨，通常是在第一個創傷體驗下層還有另一個創傷。我曾經見過多達五個創傷堆疊在人體的同一個區塊，它們分別來自不同世。在個案清除完今生的創傷

後，這五層創傷還疊在那裡。換言之，這個人經歷的創傷，在氣場中相互堆疊。這些可能是以時間為順位，當你清除一個創傷，下一個就會顯露出來，等待清理和去除。

許多時候，當個案重新體驗到前世時，會有一種非常強烈的氣場效應，也就是羅莎琳‧布魯耶爾牧師所謂的直接能量流（DC，Direct Current）能量場轉換。布魯耶爾指出，在這個轉換中，整個氣場的場域範圍會擴張到比正常要大上許多，但是仍維持其高振動率，幾乎是兩倍的能量在氣場停駐達四十八小時，個案會非常脆弱並且敏感易受影響。此時將開啟大量的無意識性記憶，這些記憶會持續流入個人的意識之中。這時讓他身處於安靜、安全並且受到滋養的環境中，使療癒得以持續，以至完成是很重要的。在這個時刻裡，外來的不愉快體驗會深入影響個人，應予以避免。此時正是重建氣場健康氣流模式的重要時刻，如果能容許它穩定超過四十八小時，就會成為能量系統正常流動的一部分，療癒效果就得以永續。這個時候，療癒師向病人解釋發生了什麼事，並強調療程的重要性，鼓勵他能在這段時間內照顧好自己是很重要的。應予尊重在這段時間裡的能量，因這個階段和進入休克狀態是很相似的。

隨著個案回到過去清除一個又一個創傷，通常是由今生開始然後回溯至前世，被阻礙的區域會變得越來越乾淨，每一層都被充滿無條件之愛的玫瑰色光，然後再到下一層進行清除，如此可以了解用任何一種自然的淨化程序來清除身體阻礙（大多數的靈性路徑都有此作用），最終都會引導至前世的清理。很重要的

是，清理前世要在一個人靈性路徑上的適當時間點執行，這個時間點的成熟在於許多今生的清除已然發生，這時，此人的個人生活已然就序，他不會企圖以前世體驗，來逃避當即需要解決的此生問題。

在適當時候清除前世，可以讓一個人生命中無法改變的某些部分得到釋放。即使之前執行過很多心靈工作去淨化它們，清除前世有時候可以啟動一個人此生的急遽轉變。譬如有一位個案，她置身於一場毀滅性的婚姻當中，她的丈夫會傷及她的身體，她無法擺脫這段婚姻，直到她重新體驗了大約十五次前世，每一段她都受到男人不同形式的身體施暴。個案眼見自己的依賴模式一再持續，她一直以為男人具有一切權力（同時也具有一切責任）。她眼見自己將男人身體層面比她強勢這樣的信念落實於生活中。當她看到自己的模式一再重演，她知道必須面對自己的依賴，而靠自己站起來，並正視對孤獨的恐懼。於是個案作好離開這段婚姻、重建生活的準備。在這之後一年，她的生命出現了遽變，她變得自由、快樂、健康，她擺脫了對孤單的恐懼，藉此重獲獨立自主，並為自己的人生負起了責任。

在氣場的以太與因果模板層療癒前世創傷

在氣場中療癒前世導致的結構性創傷，你可以依循第二十二章所描述的做法，此與在模板層次療癒任何結構性問題步驟相同。其重要的差異在於，一旦療癒師得知創傷來自前世，必須協助個案將此生事件與前世經驗連結。這個氣場能量層中來自前世的結構性問題，通常

會導致身體上的先天問題。處理這些事件至關重要，因為它們根植在個人心靈深處。顯而易見的，對這些帶有先天問題的人而言，主要的工作是同時在身體層次與心理動力層次上處理這個問題。這項工作將會引導這個靈魂這次投生最需要解決的靈性問題。重要的是，療癒師要切記執行工作的範疇，目的不僅在於療癒身體，雖然個案求助於療癒師，通常會先著墨這一點；但真正的目的是在療癒靈魂。要在模板層次導正氣場，讓它與本質的自然流動：即與

一切生命的宇宙流動，重新接軌。

在以下一個名叫約翰的年輕人個案中，我首先目睹了氣場中的結構性問題，我還「看見」前世某景象的畫面。它與這個氣場的創傷有關。彩圖24-1到24-5為後續療癒工作的圖像。

這位年輕人事前並沒有告訴我問題何在。圖24-1顯示出當約翰剛到我這裡時，因果模板層上的氣場樣貌。將這張圖與第七章的彩圖7-13相比較，後者是因果模板層正常

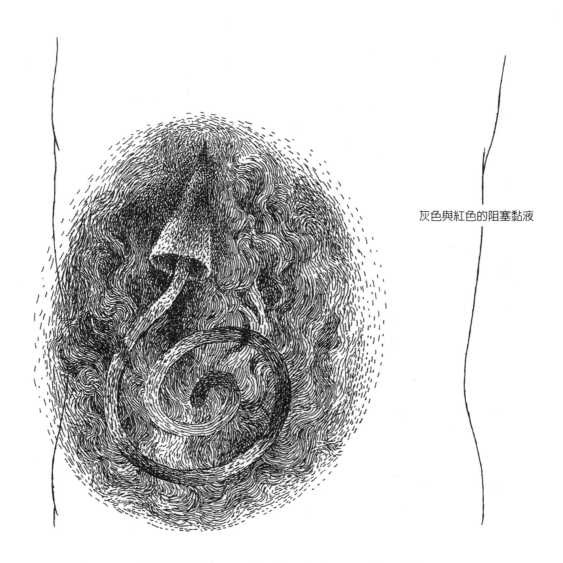

灰色與紅色的阻塞黏液

圖24-3：隨著氣場的淨化，前世嵌入的長矛也顯露了出來。

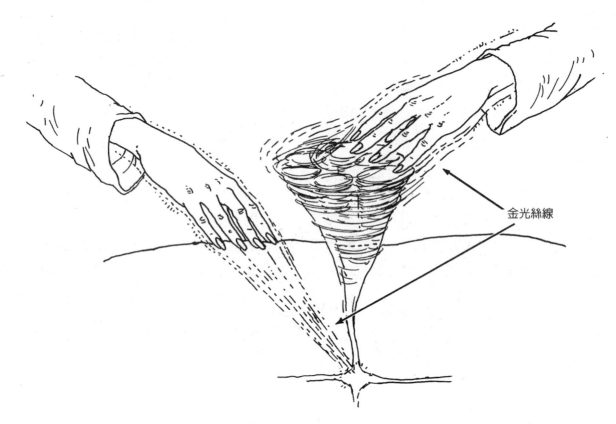

金光絲線

圖24-4：療癒因果模板層的金色絲線。

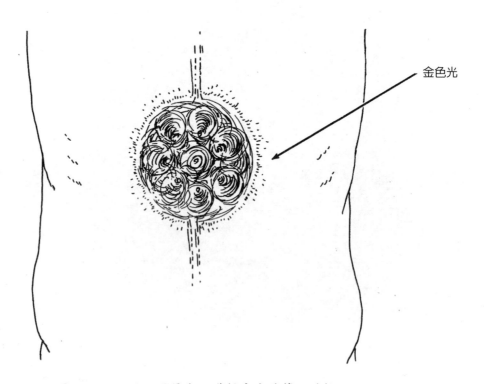

金色光

圖24-5：位於因果層中已獲得療癒的第三脈輪。

氣場的樣貌。太陽神經叢原本應該是由美麗金色的纖維構成的旋轉花瓣，約翰的卻是像太陽黑子般的結構，有一大團紅、黃、黑色的糾結能量，並從這些能量流中創造出小漩渦，看起來大部分是灰色。多數其他脈輪都沒有受損（此處不顯示）。主垂直能量流中沿著脊椎上下流動的金色能量波大幅右傾，朝向太陽黑子那塊很暗的區塊去。在氣場後面部分也有小型灰色的漩渦形成。當約翰提到他的生活時，我突然看見他在前世大約成吉斯汗時代的景象，這個景象是戰時，他正饑渴地手持武器要殺戮一位「敵軍」兵士。他拿的是有鍊的棍棒，鍊的尾端有一個帶刺鐵球，他用這個武器重創敵人頭部。就在這發生的同時，敵人用長矛戳進約翰的太陽神經叢，在這場互動中兩人都喪了命。這個經驗讓他相信，任何嗜血、武力的生命力能量展現，都會導致傷亡。

在約翰這一世的生命裡，他傾向於壓抑自己內在生命力任何強烈整合性之表達，轉而將自己的能量劃分成數個部分來展現。他身為戲劇導演有助於整合他個體的不同部分，藉由不同劇目中的不同角色，他展現出強烈生命力的不同面向。因此能夠體驗某個特殊展現造成的結果。他的劇本也因而給予許多微型生命般的體驗，協助約翰學習如何展現他的能量。

當他來到辦公室時，我不知道約翰有脊椎側彎，等他轉身我才經由一般視覺看出來，他天生有這個問題，也從來沒有動手術矯正，所以我的解讀是，這個先天疾病是由前世直接造成的結果。

療癒的過程中，在能量螯合療癒之後，我用一塊水晶挖出靠近太陽神經叢傷口淤積的能量（彩圖24-2）。這個淤積的能量來自於氣場的第二和第四個能量體。這塊水晶對處理這個淤積能量十分管用，所以加速了淨化的過程，也保護療癒師免於吸收任何這些淤積的能量。

圖24-3顯示曾經看到的許多淤積能量，都在氣場的第二跟第四層被清除了。我在他第五個能量層的太陽神經叢，也就是以太模板層，發現了嵌入的長矛。長矛的把手完全深植在氣場中，彎曲成一個螺旋體。為了去除它，我首先必須拉直把手，然後握住把手猛力地把長矛拉出來。之後進行傷口清創，讓這個區塊重生。

接下來幾段療癒，我和指導靈合作，在因果模板（第七氣場層）重建氣場。首先，我在那個區塊重建器官的模板，然後再重建脈輪。圖24-4顯示進行脈輪重建時我所看見的。細絲狀的白金色光從我的手指中釋出，快速地移動編織成一個金色結構的漩渦，形成脈輪的結構。藍色的以太層次（第一氣場層）會在充滿後停駐在金色層上，就像身體細胞停駐在藍色（較低的）以太層上。重建之後，脈輪看起來像圖24-5所示，成為金光編織成漩渦的一朵美麗蓮花。

脈輪重建完畢之後，我和指導靈重建了顏色變得黯淡、脫位的主能量流，使它與輪脈重新連結，這樣一來完成整套療程之後，我的個案重新看起來像第七章的圖7-13一樣，具有一組完整且功能正常的脈輪以及主能量流。

在進行這項工作大約五次的療程中，個案逐漸感受到他身體那個區塊可以自由行動，他感覺過去用以彌補不平衡能量場的背部肌肉的

壓力減輕了，他還表示自己在個人生活中也感受到更大的自由。

一個月之後，我再見到他是來複檢確認所有執行過的療癒仍維持著，因爲能量重建已經完成了，我便將他引薦給一位主要在身體層次進行物理復建的治療師。他的脊椎能變得有多挺直還不是很確定，還需要很多深層的療癒（請見第二十三章有關紫藍光的段落説明）。

在因果模板層療癒前世束帶

如同之前所提及的，解讀個案前世的另一種方式只需要將你的手放入氣場中因果體或蛋殼層出現的色彩束帶中。經由這個動作並且調頻至該處的能量頻率，你就可看見前世在你眼前流轉。

與一個人今生此時發生事件相關的前世束帶，可在個案的臉部與頸部找到，就在氣場外兩英吋半到三英吋的地方。將你的手放在臉的上端，用右手跟隨束帶往右，左手跟隨束帶往左，你就可以看見以線性時間呈現的前世。你如何看待這項資訊至關重要，將個案曝光在他沒準備好的事情前仍是不好的。如果個案自行進行了許多淨化工作，也許可以讓他知道前世裡出現什麼，這些訊息可能跟他的個人生活關聯甚深。除非我對個案的過程很瞭解，知道他準備好了，要不然我絕不會透露這項資訊。

我絕少去改變這些前世束帶，並且認爲應該儘量不去更動它們。我有時會將手穿過它們使它們更清澈，或者在它們有負擔時「減輕」一下。有時我看見這種束帶中的能量連結成串，這種情況下我通常會沿著束帶分散能量，我這樣做的時候，這個人通常會感覺得到釋放，負擔也減輕了。

我的想法是，這些束帶與這個人今生從事的任務，以及爲了成長所需要做的工作有關。許多時候當我伸入這些區塊，我感覺自己正入侵非常私人的空間，所以我會退出來。很重要的是，療癒師要尊重個案在這些高氣場層工作的權限，只能進行療癒師與個案有準備的事。這通常是在所有氣場層次工作的常規：尊重這份工作，你在宇宙的大格局中是謙遜的；一直專注在無條件的愛上，因爲這份愛才是所有當中最偉大的療癒師。

回顧第二十四章

1. 阻礙有時和前世經驗相關，如何在心理層面上被看見？

2. 請描述在人體能量場中，來自今生與來自其他生世之間的阻礙之關係。

3. 如何採用雙手療癒來進行前世治療？

4. 前世創傷從人體能量場中移除後，此時必須在療癒中進行非常重要的事是甚麼呢？

5. 何時是療癒前世最適當的時機？何時不是？有需要療癒前世嗎？

6. 前世的阻礙如何在氣場場域中堆疊？

7. 甚麼是直接能量流（DC）轉換？請闡述其與前世經驗的關聯性。

細思糧（Food For Thought）

8. 如果時間為非線性的，何謂前世呢？

第六篇
自我療癒與靈性療癒師

「醫生啊，使你自己痊癒吧！」*

耶穌

＊編按：路加福音4：23

【引言】
蛻變與自我責任

你，而且只有你對自己的健康有責任。如果你身體有問題，你必須作出最後的決定來遵循特定的治療方案。你應該十分審慎地做出這些決定。首先從可得到的眾多協助中做出選擇開始。你信任誰？當你無法確定這項治療是否有效時，你還能遵循多久？只有你為自己深度搜尋甚麼是最好的，這些問題才有答案。

如果你不信任一個診斷結果，那麼就尋求第二意見、第三意見，或另一種技術也沒錯。如果別人對你的病痛所做的說明令你感到困惑，就請教醫生更多的問題、找一些書籍來看，學習與目前狀況有關的事物。為自己的健康負責。最重要的是，不讓自己被負面的診斷所限制。何不把它視為能更深入看見自己，以及能夠廣泛研究其他可用方法的一項訊息。標準的西方醫藥有很多答案，但那並非是全部的答案。

如果那對於治療某種疾病不是很有效，就

瞧瞧其他的吧。多方周全考慮，你將會因為有那麼多關於自己以及健康的資訊需要學習，而驚訝不已。這樣的搜尋將會以你無法預期的方式改變你的人生。我曾遇見過很多人，他們的病情最終為他們來了巨大的喜樂、對生命深深的瞭解與感恩，以及在他們未病之前所無法企及的圓滿。

只要我們能以接納和理解來改變對疾病的態度，那麼疾病便會是一種我們可以從中學習的訊息。我們將會大幅地減輕對於疾病的恐懼，這不僅是在個人層面，或許也會發生在國家的層面，或是地球的範疇。

在本篇中，我將會介紹幾種如何維持健康方法。包括日常行為，諸如如何選擇飲食、空間以及穿著的意見。但最重要的是，你需要愛來維護你的健康。愛自己就是最好的醫生，而且愛自己也需要每天練習。

25

新時代的醫學：病患就是療癒師

當我們改變了對疾病的觀點，治療方式也會隨之改變。若我們能提升診斷以及治療的效率，就可以針對病患個別的狀況量身定作治療計劃。每一個病患的狀況都是獨特的，每個人所需的療癒媒介組合與配置都有些微差異，每一場療程也不盡相同。療癒師必須具備一定廣度的知識背景、十足的愛心，並在療程中、通靈時和指導靈有良好的溝通連結。當療癒方式更爲細膩時，實行療癒就成了一門藝術。本章會以一個與我合作超過兩年的個案爲例，讓大家一窺未來的治療方式。這個個案名叫大衛，他的療程包括了療癒的所有層次和階段，展示了長時間的療癒工作如何深入人格結構。黑元說：「只要所使用的材料（substance）、時間與份量此三個要素能正確契合，就能發揮使人轉化的效用。」在這個案例中，我使用了雙手療癒、直接取得訊息（通靈）、以及心理動力分析這三種方式的組合，加上個案自己主動以及爲自己負責的態度，結果不但治癒了疾病，對個案的人生也產生深遠的影響。若不是個案決定爲自己的療癒負起全責，這樣深刻的改變絕不可能發生。

找出初始病因向來都是療癒的關鍵，直接取得訊息在這個部分非常有用。在本案例中，我們分別從實際的生活情況、心理動力、個案的信念系統，以及靈性生活規劃等四項觀點來討論疾病的成因。

大衛的療癒案例

大衛成長於加州，雙親是心理學家。他喜歡海洋、衝浪和陽光。大衛在加州大學拿到運動學的博士學位後，進入教職。他之後在印度住了一段時間，在那裡和一位名爲安妮的美國女孩墜入情網，但也開始生病。兩人之後回到美國住了四年，他踏遍全國各地求醫，得到的診斷從「可能是單核細胞增多症」、「慢性肝炎」，到「不明的病毒」甚至是「這都是你的幻想，你根本沒有病。」皆有。那段時間內他的能量迅速消耗，工作越來越困難。他來找我的時候，整個人的能量狀況是：工作一到兩天能量就耗盡了，然後要在床上躺一到兩天才能回復。

圖25-1是大衛第一次來找我時身上能量場的狀況。最明顯和嚴重的問題出在太陽神經叢脈輪已經被撕開了，必須把每個結構氣場層的太陽神經叢脈輪都縫合回正常的樣子，包括第七層。其次嚴重的問題是第一脈輪的扭曲變形，不但向左彎曲而且已堵塞，這使得他無法

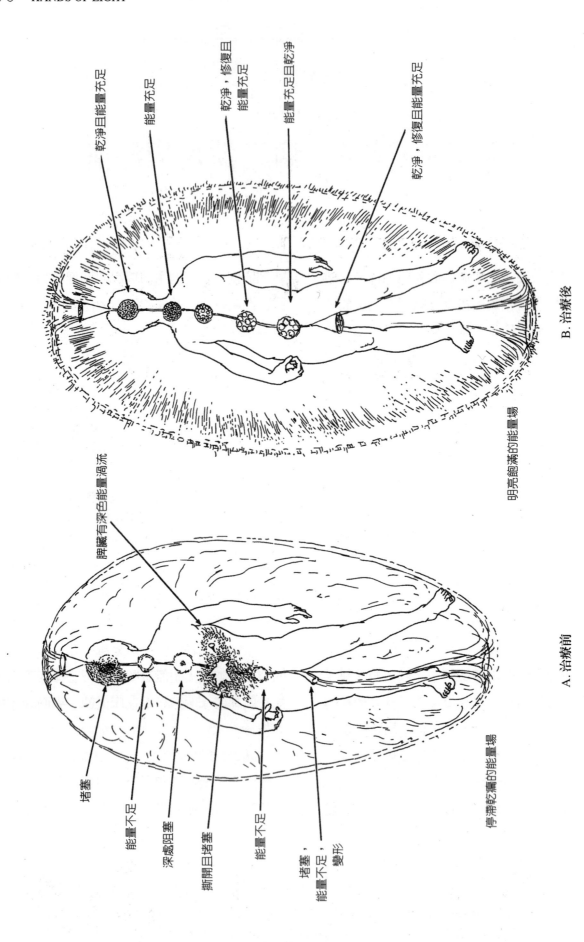

乾淨且能量充足

能量充足

乾淨，修復且能量充足

能量充足且乾淨

乾淨，修復且能量充足

明亮飽滿的能量場

B. 治療後

脾臟有深色能量渦流

堵塞

能量不足

深處阻塞

撕開且堵塞

能量不足

堵塞，能量不足，變形

停滯乾癟的能量場

A. 治療前

圖 25-1：大衛(個案研究（診斷下視圖）

透過這個脈輪吸收能量供給自己的能量系統。由於第三脈輪撕裂和第一脈輪堵塞，導致嚴重的能量枯竭，而且對他的體力影響很明顯。因為供給身體活力用的能量主要是由第一脈輪負責吸收（第十一章曾經提過）。除此之外，從氣場看起來，第二脈輪也有能量枯竭和虛弱的問題。這個脈輪不但負責性功能（他的性功能已經被關閉了），也跟免疫系統有關，有一個淋巴的聚集中心就在這個位置。心輪深處有阻塞，由於這裡有胸腺，所以也會影響到免疫系統。這個阻塞位在心輪深處，其到底部的距離大概是整個心輪深度的三分之一左右。每次只要看到這樣的問題，我就知道個案在自己和神的關係、以及對神性意志的認知解讀方面有一些議題要處理（我們之後會再討論這個部分）。喉輪能量不足，這個脈輪跟溝通、為自己負責，以及給予和接受有關。第三眼堵塞了，而且一直阻塞到頭部內處的松果體。頂輪虛弱且能量不足。整個氣場乾癟且不流動。

檢驗器官時，我看到肝臟有大量堵塞和深色能量，有好幾層的變色：一層看起來黏糊糊的深綠色；一層難看的黃色；更深處靠近脊椎的地方有幾處幾乎變成了黑色。肝臟的以太結構是裂開變形的。更靠近觀察之後，我看見多處有傳染性的組織、還可以看到一些細菌和病毒的外觀及尺寸。這些組織散布在腹部中間處，包括胰臟、脾臟和消化區域。在胰臟處有一個小小的、快速旋轉的漩渦，發出尖銳的呼嘯聲。會出現這種現象，通常是醣類的吸收代謝有問題，例如糖尿病或低血糖。整體的氣場處於能量低落和虛弱的狀態。第六層不但沒有散射出健康明亮的光束，而是死氣沈沈、停滯

不動。這個人病得很重。

對於正在學習如何成為療癒師的人，我建議你們現在先不要繼續讀下去，而是分析一下這個個案的能量場情況，試著擬定一個療癒計劃。你會先處理哪個部分？你會盡可能地注入很多能量給他嗎？理由是什麼？你什麼時候要修復撕裂的第七層？為什麼？你覺得這個疾病的可能初始肇因為何？從氣場哪裡可以看出線索？你覺得這個個案的復原速度是快還是慢？為什麼？以下，我們會接著講述個案的實際療癒過程，這些問題將一一獲得解答。

治療第一階段：
淨化，補充能量，重建能量場結構

在頭幾個星期，主要的療癒重點放在螯合能量場、矯正第一脈輪，然後緩慢確實地修復第三脈輪區域的問題。有時候我會花上半小時至四十五分鐘的時間坐著，將手放在大衛的肝臟和第三脈輪部位做治療。在這個階段還不能注入太多能量給他，因為第三脈輪還很脆弱，注入過於豐沛的能量可能會導致這個脈輪撕開的情形變得更嚴重。相對來說，矯正與淨化第一脈輪會是比較容易的部分。我們定期規律地處理第一脈輪，不過每次療程時的處理重點還是在腹部中間的區域。要修復能量場的撕裂需要耗費很多時間，因為要改變的部分很多。由於第三脈輪的撕裂，我們不能把個案的能量場充飽，不然第三脈輪不是會撕裂得更嚴重，就是會洩掉更多能量。每次大衛來找我時，我們會先做能量螯合，補充能量，逐步修復第三脈輪區域，在撕裂處放一個暫時的「封印」或「繃帶」，讓它在接下來一個禮拜之中協助傷

口復原。再下一周時，就再多處理一點點。每個禮拜我都會修復更深層能量場的結構，順序總是先淨化，然後重建結構。以太層要優先處理，然後是肝臟的氣場模型層，還有該區域的其他組織器官以及脈輪。

這樣持續數周之後，大衛的能量狀況開始穩定。他不再快速地擺盪於高能量和低能量之間，而是維持穩定平均的低能量。對他來說這看起來並不是一種好轉跡象，但對我而言卻是，我可以看見能量場正在慢慢地重新自我調整。以前他的身體為了彌補虛弱的能量，會試圖吸入大量能量，但又無法留住，所以很快地又切換掉入低能量狀態，現在他的能量水準則是穩定保持在身體能承受的程度。但大衛對此覺得很沮喪。

他的第一脈輪開始能保持在正確的位置上，第二脈輪的能量開始增強。最後他的能量恢復正常水準，而且重新開始有了「性致」，情緒上也開始不覺得那麼脆弱了。

在一開始的三個月治療期間，黑元沒有給予任何評論，只告訴我大衛已經做了夠多的心理分析或通靈解讀，再多說只會像是「用宇宙法則去噎死他」。所以我在這個階段沒有做太多心理動力分析，這並非當下最重要的事，補充能量和修復能量場更為重要。療癒師必須配合個案的速度前進。最後，大衛的能量場終於強壯到足以讓夠多的高頻能量流過，以進行第七層氣場的修復。

於是他自己也開始尋求更多的訊息，想要知道這個疾病的意義，試圖了解疾病在他人生中扮演的角色。

治療第二階段：
心理動力以及初始病因

當大衛的第三脈輪（掌管線性心智思考）運作得比較順暢之後，他開始思考尋找疾病的意義。慢慢地，他找出了在人生中種下這個疾病種子的相關因素，拼湊出一幅完整的圖像。

如同在第八章討論過的，從在子宮中開始，每個小孩就已經和母親有非常緊密的連結，在出生之後，能量場上的臍帶還會繼續連結母親和小孩的第三脈輪，此外兩者的心輪之間也會出現緊密的連結。

大衛在接近青春期時第一次經歷第三輪的撕裂，因為他想要反抗主宰欲和控制欲強烈的母親。在此之前他總是盡可能地取悅她。他的雙親不自覺地用心理學的知識控制著兒子，而他贏回自主權的方式和許多青少年一樣，就是切斷和父母的連結。不幸的是，他唯一曉得的方法就是切斷與母親之間的能量帶，結果造成太陽神經叢區域有一個破洞，能量帶則因失去連結目標而在氣場中飄蕩。最自然的反應就是找個人來連結，取代母親（此時每個人都覺得問題在媽媽身上，而不在自己身上），然後他發現自己一直連結到那些控制欲很強的女性。他的能量系統會自動吸引控制欲強的對象，因為這是他最熟悉的能量，對他來說感覺最「正常」。正所謂物以類聚。這些令人不滿足的親密關係讓他開始追尋自我，最後帶領他進入印度的一間道場，大衛開始發現問題其實在自己身上。

他的第四脈輪（心輪）從來沒有紮實地和母親的心輪連結過，他母親從一開始就沒有接納這個孩子本來的面目。大衛發現自己必須變

成母親想要的樣子才能和母親連結，但這意味著自我背叛，他心裡有被背叛的感覺。每個年輕的男性心裡都有這樣的困境：雖然他們在心輪和母親有緊密的連結，最終他必須學習如何把這個連結轉移到伴侶身上，如此他才能成為一個有性能力的成年男人。這個部分的經驗是男人和一生中的初戀：「自己的母親」所無法擁有的。如果他和母親沒有心輪的連結，在尋找伴侶的時候，便無範本可以學習如何建立連結，這會導致他在付出愛方面有困難。

大衛在親密關係中遇到的問題，正是不知道如何透過心輪建立起愛的連結，這驅使他到印度追尋一位大師的教導。在大衛眼中，這位大師是一個充滿大愛的人。在這個道場中他學會了如何建立心輪的連結，一開始是和他的上師連結，後來他在那裡遇見了安妮，也和這個女孩建立了心輪的連結。然而，他發現在從心輪連結到上師的過程中，他一點一滴地放棄自己的意志，他試著要學習無條件的愛，可是卻無法擺脫條件的束縛。當他放棄自己的意志時，他再度感覺到被背叛，而這次問題不是出在愛另外一個人，而是愛全人類和神。大衛在個人意志和神的意志之間掙扎，他的心輪狀況反映出了這個問題。他發現自己不再扮演媽媽的乖兒子了，卻變成了服從上師和神的好孩子。他和安妮決定離開道場，由於離開他的上師，第三脈輪又被撕裂一次。不過，至少在他離開的時候，已經學會了如何使用他的心輪。生平頭一次他和一個女人在心輪和太陽神經叢輪都有深刻的連結。

人的靈魂對於接納和完美之愛的渴望非常強烈，這種追尋最終會帶領我們貫穿許多課題。我發現，七〇年代時曾在靈性社群中生活過好幾年的人都學會了打開他們的心，但卻慢慢放棄很多的自主性，好像孩童時期所做的一樣。許多人發現，先在一個有組織的社群中體驗深刻的愛，對於之後靠自己的力量把愛帶進世界很有幫助。尤其如果他們在孩童時期並沒有深刻的愛的經驗。在社群中體驗愛（並且因此放棄了自己的一部分自由意志）之後，他們現在需要讓這份愛留存在心中，並臣服顯現於自己心中的神性意志，而非臣服於其他人所定義的神性意志。

隨著大衛的治療進展，他和女友之間一直以來潛藏的問題開始變得令人難以忍受。他的振動頻率改變了，但他的女友並沒有改變，因此他倆的頻率變得不一致，不再和諧共振。

每一個經營過長期感情關係的人都知道，如果你改變了，但你的伴侶沒有以同等速度改變，那麼會有一段時間彼此彷彿不認識。難道另外一方不會跟著改變，讓雙方的頻率回復同步嗎？如果兩人都懷抱著耐心和愛，這是可能的。否則遲早會有一方決定離開。大衛和女友安妮以愛和誠懇的態度開始共同努力解決問題，主要先審視兩人情況的心理動力因素。大衛的主要焦點已經轉向他的工作、自由以及贏回個人的力量；然而，安妮想要繼續追隨上師，過一種不同的生活。

不只是母親和孩子之間會有能量帶連結彼此，有伴侶的人也會和對方在脈輪處有能量帶相連。如果兩人的關係很健康，能量帶會是乾淨明亮的金色，平衡良好。大多數脈輪之間都會有這樣的能量帶連結。不過，在大多數的關係中，這些能量帶只是重覆孩童時期和父母之

間的不健康連結而已。這類能量帶大多透過太陽神經叢輪相連，顏色是深色。在關係從不健康轉變爲健康的過程中，不健康的能量帶必須先跟脈輪分開，補充能量之後再重新與個人核心建立穩固的連結。這些是依賴的能量帶，需要將它們植回自己身上，好讓此人能眞正地靠自己站起來。大衛和他的女友慢慢拔除了依賴的能量帶。這個過程很嚇人，有時候會讓當事人感覺自己飄浮在空中，與任何事物都沒有連結，但當事人將會從僵化的「安全幻象」中出離，並以不僵化的自我信賴取而代之。

如果你曾經離婚或者有過伴侶過世的經驗，你就會瞭解這個現象。很多人將他們的配偶稱爲「更好的那一半」，我聽過喪偶者說失去另一半的感覺就像是自己被撕裂了一樣，在如此嚴重的創痛中，人們感覺好像整個人的正面都被撕掉了一樣。這個說法是眞實的。我看過許多經歷痛苦離別的人，他們從太陽神經叢輪伸出的能量帶因失去連結對象而飄盪在半空中。

治療的第三階段：引發轉化的材料

大衛回復體力之後，他在治療中的角色開始由被動轉爲主動。他對黑元提出了一些非常細節的問題。（我看見他腹腔還有那些微生物的存在，他需要某種東西把它們清除掉）於是大衛問黑元應該採取什麼樣的醫藥治療，聽說有一種加拿大來的血清對罹患衰竭性疾病的人有幫助，他是不是應該試試？黑元的回答是：「這可能會稍微有一點幫助，不過有另一種藥對你會非常有效。」黑元告訴我那種藥和用來治療瘧疾的藥物（例如奎寧）有關，然後他對

我顯示一張游泳池的照片，說藥物名稱的第一個字是「氯」，就像游泳池裡用的物質一樣。全名是某個類似Chlorine－Quinine的字。答案正是氯奎寧（Chloroquine）。黑元說這個藥會把大衛的肝臟清洗乾淨，並給我看一個影像，裡面是大衛的肝臟被銀色液體所洗淨。然後黑元說，就在紐約，在我們居住的區域，有一個醫生可以提供這種藥物。黑元還說，大衛服藥的時候，不應使用固定藥量，應根據需要作調整，每天使用HSP和靈擺來找出自己當天需要的用量。

大衛開始尋找這種藥，隔周當他帶著氯奎寧到我辦公室來時，我眞的目瞪口呆，我從來沒聽說過這種藥。大衛請教了一位醫生是否聽過黑元描述的這種藥物，醫生馬上從書架上拿下一本書，裡面描述了氯奎寧的用途：適合某些慢性肝炎的問題，剛好符合大衛的狀況。既然醫生的診斷和黑元一致，於是醫生開立了正常份量的氯奎寧處方籤給大衛。

大衛開始服用氯奎寧，並使用靈擺確認每天的劑量。剛開始服藥的那五天，藥物對大衛的影響十分強烈，不僅僅是身體上，連情緒也受到波及，他陷入深沈的情緒低潮，對先前描述的那些問題產生強烈的感受。他說有一次他花了整天時間「賴在女友的肚子上」。他知道那是一種淨化過程，讓自己重新經驗一次那些感覺，才能眞正得到療癒。五天之後，靈擺顯示建議他停止服用氯奎寧。

黑元要大衛在結束第一輪的氯奎寧治療後，喝淨化藥草茶、服用維生素一至兩周。從氣場看起來，在服藥五天之後，清除感染所排出的毒素卡住了大衛的結腸（黏稠的黃褐

色），淨化藥草茶就是用來處理這個問題的。停止服用氯奎寧幾天之後，大衛從靈擺得到應該再次開始服用的訊息，他照做了。他的治療周期總是服用數天然後停用數天，每次開始服用之後，大衛都會沈潛到另一個需要淨化的人格層次之中，處理完那個層次之後，他就蛻變成一個更強壯、更精力充沛、更有力量的人。每次用藥都清除掉更多的微生物，氣場也變得越來越明亮完整了。他是真的在進行轉化。有時候黑元會建議他服用另一種維生素或組織鹽（Cell salt），比如磷酸鐵（Ferrum Phosphate，或稱Iron Phosphate），加快治療的進展。

　　我曾經問過黑元為何不早點說出大衛需要氯奎寧？祂的回答是：大衛的能量場受損太嚴重，除非先修復能量場，否則他無法承受這個藥物帶來的強烈效果。

　　在治療的第二階段，大衛開始進行心理動力的處理之後，他和安妮分手了好幾次。他們交往超過十年了，關係中有很多需要清除的東西。他們逐漸地漸行漸遠，最終分開。從氣場的觀點來看，由於他的太陽神經叢輪已經沒有撕裂問題，氣場也變得飽滿明亮，他的振動頻率和原來的伴侶不再相容。大衛的女友選擇了往另一個方向轉彎，走她自己的路，創造她自己的生活。

　　大衛找回自己的力量之後，他開始處理自己和神以及神性意志的關係。他開始冥想，在自己內心尋找神性意志，心輪的深層阻塞因而開始被清除。他開始臣服於自己的心了。高靈

伊曼紐[1]（1985）曾說：

> 意圖釋放只會更難以釋放，
> 因為它不臣服於意志，
> 它臣服於臣服。
> 每個靈魂的終極功課是全然臣服於
> 顯現於自己內心的神性意志。

　　很快的，大衛又遇到另一位女性，並開始了一段新的關係。這段關係帶給他很多支持的力量以及滋養。當我替他閱讀這段關係的時候，我看見他的新伴侶的氣場對他有安撫作用，彷彿她的陪伴能讓他的氣場擴展。相較於以前，當另一半在他身旁時，他的能量場總是會緊縮起來。

治療第四階段：轉化與重生

　　在療程的最後一個月期間，我看到大衛的能量場上出現我從未見過的東西，好像是因為之前所有治療發揮的效果而出現的，看起來像一個繭，包圍著他的脊椎。我很難分辨它位於哪一層，不過看起來蘊藏著大量沈睡的能量，等待被喚醒。我沒有跟大衛提到這件事，只繼續默默地觀察，當時我主要的工作重心是清理第六脈輪。氣場的其他部分都相當乾淨明亮了（圖26-1B）。

　　大衛前來最進行後一次療程的時候看起來完全不同了，他的氣場大小和明亮程度是平常的兩倍，那個繭打開了。我問他發生了什麼

---

[1] 內文引用出處為《宇宙逍遙遊》（*Emmanuel's Book: A Manual for Living Comfortably in the Cosmos*），方智出版社出版。

事？他說他在周末時服用了一種俗稱搖頭丸或MDMA ❷的藥物，屬於苯乙胺這一類，以甲基苯丙胺和黃樟素合成。更仔細觀察之後，我發現MDMA打開了他松果體的左側，以前因吸食大麻和LSD以及其他原因而從第三眼產生的黏液本來堆積在松果體，但現在右側被清乾淨了。他還是有一些要調整的部分，但整體而言，他的能量場有極佳的轉變。

根據我從前的觀察，精神藥物對氣場向來有負面的影響，所以我詢問黑元為什麼在大衛身上反而是正面的？他回答：「會帶來何種影響端視服用的人，以及他服用時的氣場狀況而定。因為大衛的第六脈輪阻塞了，而他也差不多到了應該想辦法打開這個脈輪的時候，所以藥物幫了他一個大忙。但如果他今天要處理的是另一個脈輪，服用這個藥物就會帶來比較負面的影響。」

曾經有另一個個案問黑元她可不可以服用MDMA，黑元的回答是：「不行，我不建議這麼做，妳應該吃Ovatrophine ❸來強化第二脈輪，那裡才是妳需要處理的部分。」這個個案於是服用了Ovatrophine，並經歷到跟大衛服用氯奎寧類似的效果。黑元想要強調的是，新世紀的醫學處理的是人類所有層次，不單單治療一種病症，而是要治療整個人；其所關注的焦點是靈魂的目的：正在學習哪個功課？學習這個功課最好的方式為何？最終的課題是認知

到自己就是神性的火花。你越能將這點謹記在心，就離回家之路越近。藥物可以作為引發轉化的物質，但並不會治好病痛，它們的目的是協助個案療癒自己。黑元說：「只要所使用的材料、時間與份量此三個要素能正確契合，就能發揮使人轉化的效用。」

在我們最後一次會面時，大衛對黑元提出了很多問題，有關他的改變以及繭的意義，黑元透露的訊息對我們來說非常鼓舞。大衛問到他在約一個月前，開始感覺自身有一種深刻的改變，而且似乎是永久的，我就是那時候開始看見繭，從那時候開始，他感覺對人生有了控制力，走上他要的方向。大衛有一份很棒的關係，決定搬到西岸。黑元說，在一個月前，大衛完成了他這一世降生的功課。在他去印度的六年之前，就開始了這次降生的最後一段周期，他選擇來學習打開他的心。在一個月前，他真的完成了這個功課，完成之時，他就能自由選擇是否要離開了，但大衛選擇以同樣的身體轉世重生。人的來生在出生前就已經被寫在氣場裡，在此生功課完結的時候，如果這個人願意，他可以用同一個身體接續過下一世的人生。「想想看這是不是有效率多了？大衛脊椎上的繭所蘊藏的能量，就是接下來那一世的意識能量。」黑元還說，接下來三年，大衛需要把兩世整合在一起，這得花點時間才能習慣。等他整合完成，他會有更多能量、更多知識供

---

❷ 搖頭丸最初被稱作「MDMA」，由德國製藥廠默克（Merck）在一九一二年所發明。一九五三年美軍用於測試心理戰術，在一九六○年又作為精神療法藥物，一九七○年代開始則成為舞會時用的毒品。美國至一九八五年則基於安全理由禁用。在台灣，搖頭丸被列為第二級管制藥品，濫用的結果戕害健康且觸法，切勿嘗試。

❸ Ovatrophine是以冷凍乾燥的牛卵巢所製成。

他取用。黑元也建議大衛可以考慮換名字，並說，未來並不一定要與過去肖似。以下是他們的談話內容節錄：

大衛：「用同一個身體轉世重生是什麼意思？」

　　黑元：「要解釋這部分，我們必須用比喻的方式才行；在出生前，你和指導靈一起坐下來討論，選擇你的父母、可能的現實生活狀況、你要做的工作，以及用來構成身體的能量組態。你把自己在高等層次的存在分出一部分來，用那個意識創造了一個身體。你的父母，以及你要從他們那裡繼承到什麼生理特質，都是你選擇的。

　　「你所做的選擇都是爲了幫助你達成一個特定的目的。如果你在某一世完成了那個目的，達到了一個目標，那你可以很輕易地再把下一世加進去。只要把下一個身體會用到的新的意識，和舊的意識與身體交織融合即可。

　　「你已經完成了工作，而在把新的意識融入舊的身體裡時，你會發現有很多地方正在改變，因爲你正處於整合的階段。」

大衛：「改變已經開始發生了。」

　　黑元：「沒錯。那不是一件很美好的事嗎？當你死去時，我們比較喜歡說當你離開或放下你的身體時，你不再需要這個身體做爲轉變、轉化和超越的工具，你不會再製造出另一個身體了。身體是工具，是載具，你創造出身體是爲了以最有效的方式，讓自己聚焦於內在

某些點是你希望去轉化的。你身體裡所有的系統都是爲了轉化而打造。在其作用中、神經系統中、身體的自動運作中，甚至在骨頭裡面的每一個細胞中，都可以看見爲了轉化所做的安排。你會發現，身體的每一部分都是精緻、美麗的轉化工具。身體不是負擔，它是禮物。很遺憾的是多數人並不了解。

　　「身體這個工具讓你能把自己分裂到線性時間和三度空間裡，讓你比較容易看到想要轉變的部分。當你充分利用完這些肉身載具的時候，就是你在現實界結束生死輪迴的時候。你不只是轉世的這個一小部分的你，眞正的你是遠大於此的靈魂。在高等層次的你，是不會轉世進入現實界的。我們再一次用你與指導靈同桌開會挑選人生的場景做比喻，你在高等層次的、沒有轉世進入肉身的部分，會決定下一次轉變工作是否需要身體，或者該說，決定肉身對你的轉變工作是否有助益。這有點像是挑鋤頭或耙子，花園的土還需要耙鬆嗎？如果要的話，那當然是拿耙子而不是用手了。」

大衛：「在我們結束物質界的生死輪迴之後，會發生什麼事？」

　　黑元：「接下來我們就會用另一種方式繼續開悟的旅程。我們還是會持續淨化自己，讓自己更接近神。這個過程是無窮無盡的。你持續轉入更高、更高層次的實相，最後進入無限的空間。目前你只能到達一定的高度，因爲你的感知能力還不夠寬廣。一個人開悟的程度越高，感知範圍就越寬。這是沒有盡頭的。在更高層次，療癒會成爲創造力。

「你在物質界的生活現在正在往下一個階段轉變。以後轉化的焦點將不再是傷痛，未來的轉化和療癒包含了藉由肢體運動、音樂和藝術發揮創造力。當一個人進入光中，並將光留存在自己之內，療癒就會轉變成為創造力。當黑暗散去，轉化過程就成了發揮創造力的過程，而非治療的過程。」

26

健康：回歸本我的挑戰

本章的重點是自我照護和自我療癒。所有關於健康的知識中，最重要的是如何維持健康。我認為維持健康的原則有下列幾項：

1. 與自己以及此生的目的（個人功課以及人生任務）保持深刻的連結，這意味著愛自己、尊重自己（見第三章和第二十六章）。

2. 瞭解健康和療癒對你而言的意義（見第十四、十五及十六章）。

3. 關心自己，照顧自己。這意味著，聆聽並跟隨內在的指引，在任何失衡出現的時候，內在指引會馬上告訴你（見第一章、第三章、第十七章和十九章）。

照顧自己

好好照顧自己。你每天都需要冥想、運動、優質食物、良好的衛生習慣、充分休息、適當的衣著、家、娛樂、個人挑戰，親密關係以及朋友。把這些和適量的愛攪拌在一起，你會獲得豐盛的獎賞。每隔幾周或幾年，你的個人需求會有變化，不要刻板地死守過去的規律，某段時間內合適的方法，不一定適用於其

他時候。與其讓別人來告訴你需要採取什麼樣的生活方式，不如讓自己決定。療癒和健康，不過就是為自己負責，並把力量帶回自己身上如此而已。以下所列出的清單是本書對於照顧自己的建議與療癒的練習。記住，變化是人生的調味料，透過改變，我們成長茁壯。

1. **冥想**（第三章、十七章、十九章和二十章）。我個人最喜歡的冥想，是在一場由派特、伊曼紐、黑元跟我共同舉辦的工作坊中，由伊曼紐所提供的。我稱之為「未來過去冥想」。舒適地坐著，背最好打直，把注意力放在呼吸上，吸氣，吐氣。每次吸氣時，把未來和所有它帶來的可能性吸進你體內。吐氣時，將過去和所有已經隨之而去的事物吐出去。吸進未來，吐出過去。所有你吸入的都是用來成就未來的，而所有你吐出的都已經過去了。讓過去離開吧！吸入未來和所有你想要創造的事物，吐掉過去和所有你加諸在自己身上的錯誤限制。未來不一定要被過去影響，讓過去消失吧！繼續吸入未來，吐出過去。看著過去被吐出，被拋在你背後，而未來則正要迎面而來。看著你的過去世向身後流動遠去，你的未來世則正流向

你。吸入未來，吐出過去。看著時間之流，你是意識的中心，操縱著所有的經驗。你端坐在實相的中心，那個你永恆不變，你存在於時間的框架之外。現在，在吸入未來與吐出過去之間，做一下暫停。在那個停頓之中，你進入永恆的當下。

2. **運動**（第二十一章）。除了第二十一章列出的運動之外，現在全國各地都有很多健身中心，提供健美操、身體鍛鍊、瑜珈和武術（例如太極拳）的課程。你喜歡游泳還是慢跑？哪種運動帶給你最多的樂趣呢？就去做它吧！

3. **優質食物**。本書並沒有在這方面著墨太多，書店裡可以找到許多談飲食的書籍，裡面提供了很多不錯的飲食方法。我建議的是很多養生學校採用的規則：很少量的肉，如果你喜歡，可以買有機的。我個人特別不建議吃紅肉。大量平衡的穀類、蔬菜、沙拉和一些水果，記得吃當季的蔬果。根據季節變換，冬天比較會用到的是根莖類，夏天則是新鮮的沙拉、蔬菜和水果。穀類則是全年都需要攝取。注意你攝取了哪些維生素。許多人對自己定期攝取的某些維生素有很強烈的負面反應，但卻從來不知道，如果你從事治療工作，還需要補充含有多種礦物質、維生素的產品，並攝取更多的鈣、鉀、鎂、及維生素C。你可能還需要補充一些維生素B。我在這裡刻意不清楚說明，因為每個人身體的需要都不同，你需要找出自己需要什麼，需要的分量，何時要攝取，為期多久。當你吃東西的時候，好好注意你的食物，讓它們在盤子上看起來美味可口，明白食物將會進到你的身體裡，滋養你、給予能量，讓你的細胞成長。咀嚼它，品嚐它，最重要的是，享受它，因為食物是來自豐饒大地的恩賜。你可以找時間做個實驗，在將食物嚥下之後，跟隨它在你的身體裡旅行。注意你的食欲，你的身體透過這個機制告訴味蕾它需要什麼。這跟你渴望吃到某樣東西的癮頭不同。通常你渴望的東西就是你對它過敏的東西。克制自己不要吃它，三天到十天之後，癮頭就會消失。給身體需要的食物，聆聽它要告訴你的訊息。如果你一天到晚都渴望某樣東西，那表示一定有什麼問題發生了。例如，如果你一直想吃甜食，找出背後的原因。你可能沒有讓自己好好吃飯，所以你的身體藉由可以快速獲得能量的食物作為補償。我想你也知道了，很多用來作為防腐劑的食品添加物對身體很不好。我們所攝取的食物中大多數都含有微量來自殺蟲劑、除草劑、肥料和環境中出現的其他化學物質的毒素。最好的解決方法，是只吃有機種植的食物。不要買加了防腐劑的加工處理食品。有機的食物要花比較多時間料理，而且也比較貴，不過長遠來看，你會省下看醫生的費用。只吃受精的雞蛋，如果你住的地區買不到有機的蔬菜跟雞蛋，你可以把它們浸泡在高樂氏 ❶ 裡去除一些毒性。買完菜回到家後，把洗碗槽注滿

---

❶ 高樂氏（Clorox）為加拿大一家生產漂白水等清潔用品公司，在國外有採用該公司所生產的漂白水依比例稀釋來洗淨食材的作法。

水，加入四分之一杯的高樂氏，把你所有的生鮮食品和雞蛋泡在裡面二十分鐘。徹底沖乾淨，把泥土洗掉，然後收好。多沖洗幾次，尤其是洗碗的時候，確保沒有殘留的洗潔劑，如果攝取了清潔劑，可能會導致我們的消化系統失去防禦能力。只要記得，食物越新鮮，就越健康，也能提供你越多的生命能量。

4. **良好的衛生習慣**。清潔身體，照顧皮膚、牙齒和頭髮是很重要的工作。洗澡時，使用PH值平衡（酸鹼平衡）的肥皂或清潔產品。皮膚有一層天然的酸性保護膜可以防止感染，如果你使用了鹼性的肥皂或乳霜，便會破壞這層保護膜，等於是在傷害你的皮膚，而非保護它。洗澡時用刷子刷身體，可以去除老廢角質，皮膚會定期褪去無用的死細胞，好把空間讓給新的細胞生長。如果天氣很乾燥，記得在皮膚上擦一些PH值平衡的乳液，幫助保濕。盡可能使用天然、低敏性、無毒的肥皂和化妝品。選擇頭髮用品時也一樣，不要用會大量殘留在頭髮上的潤絲精，洗髮精也要是PH值平衡且無毒的。記得每天要用牙線清牙齒一次，刷牙至少兩次。如果你有牙齦方面的問題，將鹽和小蘇打粉以一比八的比例混合，每天用它來刷一次牙。

5. **休息**。所需的休息時間因人而異。你是夜貓子嗎？聆聽身體給你的訊息。什麼時候需要休息？喜歡完整六至九小時的睡眠，或喜歡晚上少睡點，白天小睡補眠？只要覺得累

了，不管現在是幾點，你就該休息。如果你聽從身體的訊息，馬上去躺一下，可能半小時左右就能迅速把能量補回來了。要學會傾聽身體的需求。如果你沒有辦法休息半個小時，那試試看找出十五分鐘，我打賭你再怎麼忙也找得出十五分鐘的時間。

6. **衣著**。我發現很多化學合成的纖維會干擾氣場的自然能量流動，例如壓克力、很多的聚酯纖維和尼龍。尼龍會嚴重干擾腿部能量的上下流動，我個人認為這和很多現代社會的婦女疾病有關。建議只有在需要的時候才穿，找其他的代替品吧。最好避免含有醛（aldehyde）或甲醛（formaldehyde）的纖維，還有用石油副產品製成的纖維，尤其是如果你覺得自己有過敏體質。

天然纖維對氣場有強大的正面影響，能夠加強及支持氣場，效果最好的是棉花、絲、羊毛。混紡的也很好，如果含有50%的棉就已經很不錯了。有些人工合成纖維似乎也不會有負面影響，比如我的身體和能量場喜歡嫘縈（Rayon）和某些用奧綸（Orlon）製的衣物，例如襪子。當你早上看著衣櫥，心裡想「沒衣服好穿」，可能是因為沒有你需要的顏色。你今天需要什麼顏色？你的氣場可能缺少某個顏色，所以需要藉由穿著這個顏色來補充能量。在你的衣櫥裡塞滿不同顏色和質料的衣服，好讓自己視每天心情任意選擇需要的衣物。你的穿著風格適合你嗎？或者你是為了別人而打扮？記得要讓你的衣著展現出自己。

7. **家**。家中有足夠的空間和照明嗎？對你來說是個舒適的地方嗎？如果你有時間照顧植物的話，可以養一些，它們可以帶來很棒的療癒能量。家裡有你需要的顏色嗎？空氣是否清新？如果空氣品質不佳，請擺一台空氣清淨機。把家裡或工作空間中的螢光燈移走或關掉，改用白熾光源。

8. **娛樂**。如果你沒有給自己足夠的娛樂時間，請像規劃工作時間一樣，安排出你的娛樂時間。娛樂跟工作一樣重要，給自己時間做那些你一直想試試看的事，讓自己開心。要記得常常歡笑，發掘自己的內在小孩，享受每一個當下。

9. **個人挑戰**。是否有一些事，你一直想做，卻又告訴自己「明年再說」；或者你認為自己根本辦不到？你錯了。就是現在，無論是來一趟愉快的旅行，一個有創意的挑戰，或工作上的改變，至少要給自己一個嘗試的機會。有沒有什麼工作是你一直想做的？認真研究一下，看看你需要做些什麼準備，擬個計劃照顧自己內在的渴望。記住你最深的渴望，那個你無論如何都想要做的事，就是你此生的目的。所以，確保你會有良好健康的最佳方式，就是去做它。現在就開始，找出你需要做的準備，然後行動。即使要花上很長的時間，如果你不開始這趟旅程，你永遠也到不了終點。如果你一步步持續往目標走去，總有一天你會抵達的。你內在的指引會確保你達到目的地。

10. **親密關係和友誼**。每個人都需要親密關係和朋友，找出這對你的意義，並在人生中創造出來，制定自己的規則。如果你一直很喜歡某個人，但因為太害羞，從來沒有採取行動，大膽碰碰運氣吧！告訴對方你喜歡他／她，想跟他／她做朋友。這個方式有效的程度會讓你大吃一驚。如果沒效，就換個對象吧。

11. **在出意外和生病的時候照顧自己**。最好在你真正需要之前，就先找好一家你滿意的專業照護中心（現在有很多可供選擇），提前打點好應對措施，親自挑選療養的地方，找一個和你關係良好、能夠信任的醫生，以備不時之需。療癒師、順勢療法治療師、自然療法治療師、針灸師、整脊師、按摩師、復建師、營養師，都可以。

　　我還建議你上一些看護或者照顧家人的課程。順勢療法對於照護家人健康有很好的效果，我個人已經使用好幾年了，根據經驗，我的孩子生病時，只要使用正確的順勢療法搭配簡單的雙手療癒，幾乎每次都能發揮良好的療效。所有兒童會遇到的典型問題，從咽喉炎到夾傷手指，我都是用順勢療法成功治好的。

12. **我列出了一些可以在家庭中使用的簡單療癒技巧**：首先是能量螯和法（參見第二十二章），每個人都學得會。在讓能量行經所有的脈輪之後，把手直接放在疼痛部位，讓自己安處於對對方充滿愛的狀態，這會讓你們同時都感覺到很舒服。

如果有某個部位似乎被能量塞住，想像你的手指延伸變長，大約多出三英吋（約7.6公分）而且充滿藍光，然後伸進塞住的部位，舀出一把堵塞的能量，讓這把能量在空氣中轉化成白光。藉由比平常長三吋的手指，你可以穿透皮膚，碰到體內三吋深的地方。試試看，既有效又容易。

治療的最後一個步驟，是把手放在親人的頭上幾分鐘，之後，用手指梳理他的能量場。手離身體六英吋遠（約15.2公分），從頭往下梳到腳趾頭，梳理範圍要包括身體的每一面。

結束之後，把你的手放在溫度適中、流動的水下沖洗一陣子。

如果生病或受傷的人是你自己，請一個朋友用上述方法替你治療。如果你身體有任何不適，每晚睡覺時，把手放在不舒服的部位，送給它愛和能量。觀想自己健康平衡的樣子。問問你的身體想要給你什麼訊息。你有多久沒有好好傾聽自己了？或者，有哪個部位是你已經忽略很久的呢？這個疾病或受傷，對於你個人和人生任務層面的意義是什麼？最重要的是：愛你自己，接受自己。如果你有嚴重的健康問題，不要為此評斷自己。只要愛你自己就好。你擁有足夠的勇氣讓訊息浮現，你已經決定要面對它，好讓自己學到你真正想要知道的事物。這是一個非常勇敢的行為，你應該對自己肅然起敬。愛自己！愛自己！愛自己！你是神性的一部分，你與神是一體的。黑元提供了兩種自我療癒的冥想，會對你有幫助。

黑元的自我療癒冥想

1. 用任何一種你喜歡的方式掃瞄自己的身體，無論是內在視覺、直覺、感覺，都可以。如果你願意，也可以讓指導靈協助你。找出你最關切的部位。如果找不到有問題的身體部位，你可以把注意力集中在目前生活中某件最讓你掛心的事情上，總之，你需要定位出身體上或生活中你想處理的部分。

2. 嘗試賦予它形狀、顏色、質地、密度。它銳利嗎？如果它特別的痛苦，是否已經很久了？會引起疼痛嗎？尖銳嗎？是陣發性的嗎？

這個情況對你來說是否熟悉？你面對它時感覺如何？你長期或慣性的反應又是什麼呢？把我們提及的任何情況都考慮進去。

範例：如果身體有個部位疼痛，當你感覺到痛的時候，心裡的反應為何呢？你是不是把疼痛解讀且定義為很可怕的事情？

你對自己人生的處境感覺憤怒還是恐懼？你對身體出現問題感到害怕嗎？你的反應讓你採取什麼樣的行動呢？讓你卡住的慣性反應是什麼？你知道慣性反應無法解決問題，因為疼痛還是沒有消失，如果是長期的疼痛，更證實了這個事實。這表示你還沒有接收到它要告訴你的訊息（或者可以說，你還沒有學到這個功課）。恕我直言，你的反應模式完全錯了，因為它根本沒有辦法解決你的問題。

檢視你的生活和你的身體，它們是你塑造出來讓你學習的，任何疾病、痛苦都是訊息，要帶領你學習某一個課題。

如果你處理的是身體的某個部位，我建議你把手（單手或雙手都可以）放在那個部

位，讓你的更高意識融入那裡，如果你還不曾找出那個恐懼的本質，現在試著探索看看。等你感覺自己碰到了恐懼的本質，用愛去感受它。哪種愛最適合它？你可以對身體任何不舒服的部位或人生中的任何情境，做這個練習。不論是疾病還是生活中的負面經驗，都代表了你還沒有學會完全地愛你自己，你沒有允許自己跟隨你的心、你的渴望。你忽略自己內在的聲音多久了？你多久沒有活出自己了？所有的疾病都是訊息，要告訴你，你沒有愛自己的本質、沒有好好照顧自己，讓自己活出真我。這是所有療癒的基礎。

4. 再提示一點：所謂的功課，絕對不是因為你做錯了什麼事，或者你有什麼不好才產生的。

5. 因此，如果你深入挖掘找出答案，你很可能馬上發現：是阻止自己做真正渴望之事的痛苦與恐懼，這時候你面臨了抉擇：是否要面對恐懼，允許自己感覺它，在人生中與它合作。恐懼所在之處，就是需要愛填補之處，因為與愛對立的就是恐懼。一旦有恐懼出現，表示你並沒有活在真實之中，你的恐懼很可能根本也是不真實的，只是幻象。當你恐懼時，你並未專注於自身，而是與存在的整體性分離了。當你拿出勇氣，進入那個恐懼，你就開始了另一個嶄新層次的療癒過程。

睡前功課：

1. 列張清單，寫下自己的恐懼。你害怕什麼？也許是身體的問題，也許是人生的情境，也許是一般的恐懼。

2. 把那個恐懼和你人生的情境連結起來。恐懼意味著你沒有做自己真正想做的事，它是你和「更廣大的自己」之間的阻隔，但同時也是大門。

清單格式：

恐懼	人生情境	你沒有愛自己的部分 ——你想成為什麼？
———	———	———————————
———	———	———————————
———	———	———————————
———	———	———————————

　　這些跟氣場到底有什麼關係呢？我們可以從氣場上看到這一切，它們是具體實質的存在。等你拓寬了感知力之後，只要藉由觀察人的氣場，就能看出他們沒有好好愛自己的部分是什麼。你，身為一個療癒師，你能夠幫助他們憶起自己的真實本質，幫助他們愛自己。你就是愛。

消弭自我限制的冥想

　　對那些覺得自己被限制在不想要的人生情境中的人，這個冥想能夠幫助他們探索自己，是很好的療癒練習。疾病不過是以有限的定義來圈定自我，因而產生的結果。身為療癒師，首先你必須了解這個過程在自身上是如何發生的，如此才能體會他人在這方面的困境，幫助

他們找出並釋放出限制。

　　這些限制性信念在氣場中都是有形的，是捆綁住你的能量與意識。在進行治療、處理氣場時，你可以直接處理限制性信念的能量團塊。

1. 讓自己的意識提升至拓展的狀態。

2. 問自己：我是誰？

3. 當你得到答案的時候，找出你藉由簡化的自我定義加諸在自身上的限制。當你看見了那個限制，再次告訴自己，那是你自己創造出來的。

4. 把限制丟出去，讓個人的界限得以拓寬。

5. 再次對自己提問：我是誰？無論答案是什麼，這次你會得到另一個關於自己的定義。

6. 把那個定義的本質找出來。

7. 把限制丟出去，再次拓寬你個人的界限。

8. 重複上述提問並丟掉限制的過程。

每個禮拜定期做這個冥想練習。我在這裡不會提供你何謂「本質」的定義，你要透過練習自己找出來。

　　如果你想成為療癒師，你就一定可以做到。你的首要挑戰就是療癒你自己。專注在這個目標上，之後你就可以把焦點轉移到幫助其他人自我療癒。這會帶領你走上療癒師的發展之路。我會在下一章中談及這條道路。

回顧第二十六章
細思糧（Food For Thought）

1. 根據本章所列出十一項照顧自己的項目，在每一項給自己打分數，從一到十，你給自己幾分？

2. 在得分較低的項目上，找出卡住你的小我或陰影反應。這樣的反應是基於哪些信念和受限的結論呢？

3. 找出這些信念或限制性想法關聯的脈輪。

4. 練習黑元建議的「自我療癒冥想」。

5. 練習黑元建議的「消弭自我限制的冥想」。

27
療癒師的養成之路

成為療癒師是一段十分獨特且個人化的歷程。並沒有一套規則說明這該怎麼發生。每一個人的生命都是獨一無二的，沒有人可以賦予別人療癒能力，因為那是從內在成長出來的。這一路上會經歷許多課程，要學習很多技術性資訊，還有各種不同的學派對療癒過程中實際發生狀況的思考，而有些根本不將他們的做法稱為是靈性的。

我被引導沿著靈性之道走上療癒能力的路徑。對我來說，這是最自然而然的方式。什麼方式對你而言是最自然的呢？踏上你自己的道路，而非已修整完善的小徑。你可以從修整過的小徑上選擇、取用能夠支持並協助你創造新點子部分。我的指導靈黑元對於成為一位療癒師提出以下陳述。

奉獻

「成為一位療癒師意味著奉獻。並非專指特定的靈性修行、宗教，或一套嚴整的紀律，而是奉獻於你自己獨特的真理與愛之途徑。這表示，隨著你經歷人生旅程，你對真理與愛的實踐可能也會有所改變。我敢這麼說，通往『天堂』之路有很多條，其數量與回家的靈魂數量一樣多。如果我們搜尋整個人類的歷史，我們會發現，眾多在我們之前經歷的人也已覓得開悟之路。在這些走過的特定道途，有許多已不被這個時代的人所知曉。有些再度被採用，其他的則仍舊失傳。但是沒有關係，因為新的道途持續地從人類靈魂深處、從每個靈魂此刻所在的位置漸漸形成，提供一條返家之路。我的摯愛，你將會明白這是一個過程。這是創造性的力量從你內在湧出、持續更新的過程，這也同樣發生在每個人身上。這就是所謂的回家。當你學會不帶抗拒、全然地跟隨內在的創造律動而流動，你便回到了家，處於本源中。」

考驗

一旦你決定奉獻於自己的真實之路，並以此為生命的主要優先，便會意識到生命發生的整個過程。這個生命歷程帶領你經歷穿越那些改變你個人實相本質的內在風景。你能夠看見內在個人實相和「外在」世界之間的因果關係。

在這歷程中，我被（高我和指導領靈們）以一種用來幫助我學習靈性法則的方式，一步一步，小心翼翼地引導著。我用了相當長的時間專注並學習真實的相關本質。還有神聖意志

與愛。在專注於這些原則一段時間之後，我感覺自己似乎正被考驗著。我不斷地發現自己處於很艱難的處境中，不容易堅持真實、愛，甚或是對「神聖意志可能是甚麼」有很多想法。有時候，那像是我的指導靈們、天使或者神在考驗著我，而我所能做的並不多。直到我終於能了解這些考驗（是我自己完全同意的），是由一個比我更大的意識所設計，而我亦為那較大意識的一部分。從某種意義上歸根究底來說，是我自己設計了這些考驗。「小我」通常一無所知；而較有智慧的我，所知更多。

在將自己奉獻給道途之後，第一個會面對的挑戰就是恐懼。

處理恐懼

恐懼是與更高實相失去連結的情緒。恐懼是分離的情緒。恐懼是愛的相反，而愛就是與萬物相連一體。

找出恐懼的練習

問你自己：在我人生此時最擔心的事是甚麼？那份恐懼是基於對實相甚麼樣的揣想？就算發生了，究竟是哪裡可怕呢？無論你盡量想避開的是什麼，都關係到你的恐懼所涉及的情緒。它們是什麼呢？在你的內在有一個地方，在那裡，你知道可以面對和穿越任何事物。

如果你向內看，會覺得並不需要去體驗任何你所害怕的。然而，如果你放手，並向你的神性火花臣服，你會明白自己可能必須去面對它。當你穿越了恐懼的經驗，恐懼將會轉化為愛的慈悲。這包括瀕死經驗。正如高靈伊曼紐所言：

並非要摧毀恐懼，而是知道它的本質，看清它的力量，比愛的力量差得多。恐懼是幻象。恐懼只是看著鏡子裡，對你自己作鬼臉。

真實

當我第一次搬到了位於腓尼基的道途工作中心，並開始以私人療程的形式練習「道途工作」，做為靈性社群團體和參加者的一員，我發現自己立刻面臨真實的問題。我說的是真話嗎？亦或是只為了方便而用一個特定實相來說服自己？我為自己在相信事物、驗證行為和解釋生命中不愉快的經歷自我合理化所驚愕。我還用責怪別人來做為主要的防衛。關於這些你也做了多少呢？找出那些細微的，而非顯而易見的例子。

在你審視自己的行為之後，你慢慢地會看到其中的因果關係運作得遠比你想像得還清楚，而且事實上，你自己以某種方式創造著這些負面經驗。要面對這一點並不容易。從埋藏在這些苦痛創造之下的事物，你會找到實際想那樣活著的意圖。這就叫做「負面意圖」。我的負面意圖建立在兩件事情上，其中一個信念系統是認為生命本來就艱難、有著一堆苦工和苦痛。這個信念系統不僅僅常見，對每個人來說也非常具體。

找尋負向信念的練習

請完成下列例句：「所有的男人都是＿＿＿＿＿。所有的女人都是＿＿＿＿＿。我在關係中受傷的原因是＿＿＿＿＿。我可能會因為＿＿＿＿＿而生病或死亡。我可能因為

_____而被剝奪。如果我沒有_____，就會失去_____。」我的另一個負面意圖的基礎就是負向愉悅；沒錯，我其實很享受負面的經驗。

請注意！不要自我欺騙，無論我們參加過多少場工作坊，或是為了探索自己付出了多少努力，我們還是可以透過回答上述問題而得到啟發。我們都有過此種經歷，只是這些經歷已不像以前那樣鮮明罷了。

就個性層面來說，我們每一個人都做過下列事情。舉例來說，我們會把問題歸咎給其他人（母親、父親、妻子或丈夫），我們樂於當個「好人」，其他人則是「壞人」。負向愉悅具有多種不同的變形與形式。其實在你受傷、生病或失敗中，都會感受到這份愉悅。大多數人重複著成為受害者的模式，因為當個受害者，總是可以得到附帶的收穫。為了交代為何我們無法成功，只要假裝要是其他人沒有搞砸，我們就是能夠在人生中完成這件事情的好人。聆聽自己解釋為何無法完成某件事情的原因，說詞會是類似「我想做這件事情，但是我的母親／父親／妻子／丈夫不讓我去做這件事情，或是因為我的背很痠，或是因為工作量太大所以沒有時間。」這些就是含有大量負向愉悅的藉口。下次你在解釋為何無法完成某件事情時，聽聽自己的說詞，你說的是實話嗎？

為什麼我們人類會有著這樣的行為呢？讓我們來瞭解負向愉悅的因果論。

負向愉悅是扭曲的自然愉悅或正向愉悅。負向愉悅的基礎是分離，而正向愉悅的基礎是合一。正向愉悅不會分離你和其他人，而來源是你的內心或內在核心，正向愉悅會從內心深處流竄出來尋求創造的機會，並隨著愉悅感的律動與能量而產生流動。當原始創造的脈動隨著核心律動與能量流動，卻被扭曲、扭轉，或者有部分原始創造脈動被蒙蔽的時候，負向愉悅就會產生。發生的主要原因，是早期孩童時期的成長經驗形塑了此種性格。譬如，有個孩子伸手想摸廚房火爐上閃耀炙熱的紅色火焰，媽媽在孩子被燙傷前出手撥開了這孩子的手，此時便制止了這股愉悅脈動，接著孩子就哭了，而疼痛感與愉悅感就這麼簡單的開始。

孩童時期裡，有許許多多錯綜複雜的體驗連結著負面經驗與愉悅感。我們不斷地被告知我們不可以做自己，我們不可以讓生命隨意發展。我們的決定是選擇負向愉悅，因為負向愉悅與原始生命脈動有連結。我們仍可以感受到生命脈動，即便這愉悅感是負面的，但仍是活生生的感受；總比沒有律動、沒有能量的死亡好。隨著歲月增長，扭曲的愉悅脈動會成為一種慣性。

就某些層次來說，每當我們扭曲愉悅脈動、不讓自己做自己的時候，我們就經歷了一次小型死亡。因此，淨化工作就是要讓自己從每一次的小型死亡中復活，然後重新找回能量、律動、意念的完整愉悅流，進而增強我們的創造力。

我住在腓尼基道途中心的最初兩年，以極度坦承的態度面對自己。在正向愉悅中尋找並分離出負向愉悅，並從我的人生經歷中，找出自己所創造的負面經驗，我想要找出自己行為架構基礎上的錯誤信念與觀念。

如果你也這麼做了，便可以和我一樣，完全改變對現實的看法。總之，若你肯對創造負

面經驗負責的話，那麼你就可以改變並創造正面的經驗。這方法行得通，對我有效果，接著一些陳年老問題也開始逐步獲得清理。

神性意志

經過兩年對自己極盡坦承的生活後，我發現自己的意志有問題，而且行使意志的方式會為我的人生帶來問題。因為我的意志不穩定，並有反悔的行為。我在內心裡發現多種不同層面的「想要」或者意願問題。我們每個人的內心都有這些不同的層面，源於自我防衛的一面，這經常可從內在小孩、青少年或是青年人的意志中找到，這些意志大多都是某種需求。然而，我們的意志都需要經歷成長的過程。在我們的內心深處，都有神性意志或是上帝意志足跡的存在。許多人從外在去體驗神性意志，這表示這些人總要別人告訴他們該怎麼做，如此卻會造成失去價值的感受。我發現每個人的心裡，都有神性意志的足跡。你必須給自己時間，直到找到存在內心裡的神性意志。神性意志存在於每個人之內，無人例外。遵循神的意志，到底是什麼意思？這肯定不是指遵循外部權威所定義的神性意志，所以我決定自己找出答案。後來，我明白自己必須結合內心所有的小意志與神性意志足跡。我認為進行的最好方式（對我而言），便是透過交付自己予每日練習來學習正向使用意志。

我從伊娃·皮拉卡斯（1957～1980）所傳遞的指導訊息（即道途工作的發展基礎）中，找到一段美好誓詞，如下：

我交付自己予神的意志。

我交付心和靈魂予神。
我值得擁有生命中最好的一切。
我奉獻予生命中最好的目標。
我是神的神性顯現。

我每天重複這套誓詞數次，持續達兩年之久，直到自己可以明確又快速找到心中的神性意志。

高靈伊曼紐說過：「你的意志和上帝的意志相同……，當某些事讓你感受到歡喜和圓滿時，即是神的意志透過你的心做出傳達。」

檢視你使用意志的狀況；查看所有外在定義的道德教條中，有多少才是你真正「應該」遵循的？你多常聆聽、遵循內心的渴望？當你結合了自我意志與神性意志，可能就會和我一樣發現，是時候專注於愛了。

愛

許多人對愛的定義非常狹隘。就在後續兩年的時光中，我以自己可以做到的方式或視情況所需來奉獻愛。我發現愛有眾多面貌，而這些愛都傳達著：「我盡我所能關心你的幸福」、「我敬佩你的靈魂且尊重你的光」、「在人生的旅途上我如同旅伴，相信並支持著你的尊嚴與光」。你會開始學習到施即是受、即是施，即是再接受。

然而，最困難的部分是學習愛自己，如果你不讓自己沉浸在愛裡面，你要如何付出愛給別人？愛自己是需要練習的，我們都需要練習愛自己。愛自己就是以不違逆自己的方式生活，也就是用「對自己坦承的方式」生活。

愛自己需要透過練習，這裡提供幾個簡單

但具有挑戰性的練習。

找一個對你來說最容易表達愛的對象，像是一朵小花、一棵樹、一隻動物或是一個藝術作品，然後坐下來，對著這個對象表達你珍貴的愛意。經過幾番練習後，看看是否可將這份珍貴愛意的一小部分延伸到自己身上。擁有懂得愛自己這份珍貴禮物的人，當然都值得愛。

另一個練習是坐在鏡子前面十分鐘，然後對著鏡中的人表達愛意，但不可以批判鏡中的人。我們都擅於對鏡中的人找出缺陷，但這裡不允許這麼做，這個練習只允許正面的讚美。如你真要挑戰，每一次你開始批判自己時，就重頭再來一次。看看是否可以不批判自己，且連續讚美自己達十分鐘。

信心

回首這六年的時間，我的內在有了巨大的改變。我有很多時候都處於對宇宙的仁慈與富足懷抱著強烈信心的狀態。你也可以這麼做，試著放開你的需求意志，轉而與神性意志結合，找尋當下的真意並以愛做為回應，便可建立起信心——對自己的信心、對靈性法則的信心，對宇宙一體的信心，相信所有發生之事都是踏腳石，通往更廣闊的理解、愛與成長，以及最終引領我們走向神的榮光之自我淨化。

信心就是，當所有外在的徵兆都告訴你不可能成真，而你的內心深處卻堅信會成真時，繼續守住你的真實。這不是盲目的信念，信念是要與你的意向結合，即便在感到很糟糕的時候，仍能盡最大的努力成為對真實與愛有知覺，且貫徹到底的人。

當耶穌在十字架上時，他的信心便是承認已無法再感受到自己的信心。他呼喊：「上帝，為何您拋棄了我？」耶穌對自己極度坦承。在那個時候，他對自己失去了信心，但並沒有隱藏這個事實或試著做出別的解釋。他誠實表達自己的困難正是他愛自己的表現。之後，他重新拾得信心，並說道：「天父，我把我的靈魂交付給您。」

我見過在探索靈性路途上經歷各種信心發展階段的人。一開始，他們學習因與果的連結。他們發現正向的信念與行為可帶來正面的好結果，夢想也逐漸圓滿，此時他們的內在逐步建立起信心。他們開心且興奮地表示：「這是可行的！」一段時間之後，他們便準備好往更深處去測試自己的信心，但他們可能沒有意識到自己內心做了要測試自己的決定，因為要是真的意識到了，也會改變這份測試的本質。那麼，什麼事情發生了呢？正向因果關係的外在證明看似從生命中消失了一陣子，事情開始不受控制，正向回應消退了，人就開始動搖了。此時，舊有的悲觀主義再次浮現。靈性法則哪去了呢？「總之，可能是波麗安娜式對宇宙的觀點。」❶這個情況也可能會發生在你身上。

當這樣的情況真發生了，這是你將有更大成長的徵兆。你開始面對處理較長遠的因果關係，包含你自己的人生，以及最後會成為人類進化演變過程一部分的人生。與真實共存的好處，便在於生活中時時刻刻都會對生命感到愉

---

❶ 波麗安娜式（Pollyannaish），美國少女喜歡看的小說中主角，個性盲目樂觀。

悅，沒有靈性假道學來浪費時間。你現在就可以獲得這份愉悅。處在此時此刻意味著，接受人類演變的緩慢歷程，亦為接受當下的限制已是完美。

與時間相處

信心幫助我面對處理困擾已久的問題：及時完成工作。我曾經問過我的母親，她記得在我的成長過程中最大的問題是什麼。她回答道：「每當你想要擁有某樣東西，妳一定要立刻得到。」

在過去幾年中，我開始學習有耐性，我終於開始明白耐性對我而言是什麼了。下面這個想法可能對你也會有幫助。*擁有耐性即為對神性計劃有信心的直接闡述。*也就是去接受此刻對你而言是對的一切，因為是你造就了這一切。這也說明了，你可以透過自己的努力與轉變來改變現況。*沒有耐性說明了你不相信自己可以打造成就心所嚮往的一切，亦即缺乏對自己和神性計劃的信心。*然而，把想法具體化是需要時間的。我以一句肯定語來幫助自己接受實相如此：「因付出了完成目標所需的時間，我敬佩自己能將承諾落實至物質層面。」但是，因果之間明顯緩慢的發展，在這世上是有原因的。在我們無法理解的關係上，我們必須能夠清楚看到因與果之間的連結，這些關係最究竟就是我們自己還未整合為一的部份。

力量

在我的療癒訓練過程當中，流經我雙手的能量曾突然一度增強。對我來說，這是新指導靈出現所致。當時我正在療癒一位個案受感染的腳趾。我將雙手保持在特定姿勢，好讓強大的藍銀光劃向病患的腳趾。我的雙手距離腳趾約一英吋，而這位病患因為能量流增強感到痛楚而哀嚎了起來。當我改變移動雙手的方式時，我的雙手發出了溫和的白霧能量，並帶走了所有痛楚。指導靈持續帶領我在這兩種能量中進行調換。我感到疲憊，約莫每隔十五分鐘，指導靈就會指引我去療癒這位女士，當時感知到一種急迫性。這幾次的小療癒結果是很強大的，既沒有感染，也不需要開刀。我感到狂喜，並告訴我的靈療老師說，「有股強大的能量流貫我的身體！」老師回答道，「很好，就是這樣。你想要用愛，還是力量來進行療癒呢？」我當時感覺很雀躍，就是那種「哇！看看我多厲害。」的態度，但我認為我還沒有準備好讓如此強大的靈力流經自己的身體，所以我便請指導靈離開了。直到兩年後，當我準備好，且也進一步瞭解愛的意義了，才又和指導靈一起進行療癒工作。後來我才知道，當時和我一起療癒的是來自第五層的外科手術指導靈。

信心的根基是真理、神性意志和愛。信心會帶來力量。力量的源頭在個體的內心深處，源自於內在的神性火花。力量是結合、連接、允許內在生命的神性火花流動的結果。力量來自於個體的核心，也就是我的指導靈黑元所稱之至聖所。擁有靈力表示處於一個生命體的內在中心。

力量可以讓你生活在無條件的愛之中，並擁有能力給予無條件的愛。這表示在不違背自己的情況下，用愛回饋所有來到你身邊的人事物。唯有先愛自己，並與真理共存，才能臻至

此界。也就是說，要對自己坦承，也對自己的感受坦承，並交付自己從一處有愛的地方移往另一處有愛的地方。你明白了嗎，如果你排斥、拒絕負面反應，就不是在愛自己或其他人了。若你去感受、去承認負面反應，那便是挪出了空間讓愛流經身體。釋放自己來到內心充滿愛的地方，無條件的愛會讓我們的生命出現恩典。

恩典

真理、神性意志與愛的練習引領了信心，而信心會帶出力量，只要挪出空間，恩典就會進入我們的生命。透過交託給神聖智慧（Divine Wisdom），我們承接了恩典。恩典就是無論發生什麼事情，都能體驗存在所有事物中的和諧性與完美的安全感。這種狀態讓我們明白，每一次的喜樂以及痛苦的疾病死亡等經驗，都是我們自己創造出來的課題，都是走向神的歸途。我們活在有意義的共時性 ❸ 之中。高靈伊曼紐說道：

> 為求完整，恩典需要接收者。
> 上帝用手環抱著你、全心愛著你。
> 當接收了愛，這個循環才算完整。

誰被療癒了

療癒師必須記得我們的工作是對靈魂進行療癒。重要的是，療癒師要明白死亡的存在，並瞭解醫治的對象是整個人，不僅僅是人形化身的肉體，因此療癒師絕不可以單純因為病患的肉體逐漸死去而放棄療癒。

當我們想瞭解療癒師該做什麼事情時，一定要記得兩件事情。第一是疾病對個人的經驗而言具有深層的意義；第二是死亡並不代表失敗，而可能是一種療癒完成的結果。為了能記住這些要點，療癒師必須同時存在靈性和物質的兩個世界之中。唯有透過歸於自我和宇宙的中心，療癒師才能夠穿越一直不斷地見證在人性中如此普遍之深切苦痛的經驗。我和高靈伊曼紐談及這個議題，我問道：「如果是我們創造了疾病，那麼此種向療癒師求助，是不是分散了應該瞭解自己以及探究疾病源頭的注意力呢？」

伊曼紐回答道：「那得看是為了什麼去找療癒師，以及去找了哪一種療癒師而定了。這是很好的問題。容我直言，我們的療癒師也常常對自己追問這個問題。什麼是責任？要給予什麼？要獲取什麼？若看到了預言，該說出來嗎？類似的問句可以源源不絕，但這裡有個令人欣慰的現實基礎。那就是當你理解可能有另一個療癒形式存在時，便已開啟了一扇門，且其意念已超越了可透過肉體醫療所能控制的層面。我並沒有鄙視醫療專業的意思，醫生是很好的工作，有些醫生樂於在私底下向你坦承他們有指導靈的陪伴。但無論是醫療專業人員或是其他職業的人，有些人只是沒有察覺到，或只是在這個時間點上沒有察覺到罷了。這並不表示他們吝嗇、殘忍、惡毒或邪惡，他們只是

---

❸ 共時性（Synchronicity），由瑞士心理學家榮格所提出，指「有意義的巧合」。其在《論共時性》（On Synchronicity）一文中指出，「共時性」並不局限於心理的領域，可以從「心靈母體內部」與「我們外在世界」，甚或同時從這兩方面跨越進入意識狀態。當兩者同時發生時便稱為「共時性」現象。

還沒有進入覺知的領域而已。此時要發自內心祝福他們，並持續你的路途直到能覓得與你的意念相互配合的對象，你知道該如何做到這一點。當聽到靈療（我的說法不是超自然療法，而是靈療）的召喚時，便是對聖靈有了覺知，療癒師與其指導靈都會歡迎你。這樣的療癒過程往往和預想中的不一樣，可能只是做了關聯性的確認或是減輕疾病的痛楚，但不會有奇蹟出現。這是什麼意思呢？這意味著，隨著意念延伸到哪，哪便有需要學習之事物，哪便有需要知曉之事。每個血肉軀體宛如課堂教室，而每場疾病都是學習的課題。它不是一種懲罰，因為你的教科書其實是你自己編纂的；軀體是自己決定的，當然這個軀體上的問題，可能因為你的祖父或祖母有過類似問題，而具有遺傳基因。但，記住，你最後還是選擇了這個軀體。所以，不只是要對自己的疾病有信心，更要聆聽這疾病在傳遞什麼訊息？有許多種方式可以聽見這個訊息，合格的療癒師能快速聽到訊息，並幫助你聽到自己身體想要傳達的訊息。當然，你自己最能清楚聽懂自己身體的語言，況且你才是直接的受話對象。此外，療癒師可讓意識再次進入合一狀態，並帶領你與真相結合。是否可以承受真相，或是立即療癒生病的軀體，那得視眾多因素而定，這因素種類之多不勝枚舉。但是你，就是你自己，絕對有能力可以做到這一點。若最終發生了人類所謂的失敗──亦即死亡，雖然我們不希望它發生，那麼你應該視死亡為獲得祝福的結果。靈魂完成使命後，回到生命初始的本源，那裡會有一場盛大喜樂的歡迎會迎接著靈魂。總之，你的軀體非不朽，如衣服般的軀體無法永存。

我希望你滿意這個解釋。因此，在靈療中，沒有所謂的失敗，只有所謂的階段性任務。不要害怕把你充滿愛與慈悲的手放到另一個人身上。為他人禱告也不要遲疑，不要要求結果，因為我們無法明確得知每個靈魂要的是什麼。我瞭解這過程需要、或者說看似需要非常大量的信心。的確，這真的需要很多、很多的信心。」

依據本書所描述的轉換過程，而得到淨化後的軀體與心靈，流貫其身體的能量會增加，且振動範圍也會擴大。能量頻率越高，療癒越有效，療癒師也會更加敏銳。

每一次我都會得到深切的洞見與力量，這份洞見是在完成由自我啟動的測試後所產生的。

為了完成這項考驗，一定要對自己極度坦承。這項考驗存在於小小的自我迷惑之中，這迷惑是我們慣於逃避面對自己的小我意向或行為，也就是背離自己的尊嚴、降低自我內心的能量。每一個考驗就是當下我們需面對處理的人生課題；我們為自己設計了很完善的測驗，這樣當我們學習完成的時候，就沒有畢業與否的問題了。

瞭解自己是否已準備好成為療癒師

我有多真實呢？在結合我的意志與宇宙意識上，我做得多好呢？我如何運用能量呢？我有多能愛呢？我可以給予無條件的愛嗎？為了學習，我是否尊重我賦予權威的對象呢？我是否能在不出賣內在權威下，完成這件事情呢？我做了什麼背離了尊嚴呢？我追求的是什麼呢？我想在生命中創造什麼呢？身為女人、男

人、人類、療癒師，我的極限是什麼呢？我是否尊重尊嚴、個人能量、意志以及病患的選擇呢？我是否視自己爲召喚病患內在能量的媒介，好讓病患自行療癒康復呢？幫助他人康復，我個人得到什麼好處呢？我是否把死亡視爲失敗呢？

思考療癒本質的練習

療癒師是什麼？

療癒是什麼？

療癒的主要目的是什麼？

療癒服務是什麼？

誰執行療癒？

誰被療癒了？

黑元最近這麼說：「親愛的讀者，不要針對以上幾個問題來審判自己。我們都還走在淨化的路途上，而『愛』是最具療癒效果的力量。不要否定自己，不要認爲你永遠做不到。你可以，而且你一定可以做到，只要你在自己的不完美中，接受當下最佳的位置與角色即可。身爲靈性存在的我們非常敬佩與尊重你，並支持著你。你選擇成爲現實界的一份子，這對自己以及物質宇宙都是一份了不起的禮物。你個人在健康與完整性上的進步將會影響周遭的一切，不只是與你直接關聯的人事物，還包含了地表上所有有知覺的生命體，當然這也包含了地球本身。你是地球之子；你是她的一部分，她也是你的一部分。千萬不要忘記，在不遠的未來之際，當我們越來越靠近星際意識時，你們會領導這場探索光的偉大冒險。總之，愛自己、敬佩自己，如同我們敬佩你一樣。我們以神性的存在陪伴你身邊。神的雙臂環抱著你、支持著你、愛著你。明白了這點，你便到家了。」

當瞭解了生命就是脈動的體驗，你便會擴展自己去感受喜樂，並在達到和平寧靜後進入收縮狀態。有許多人將收縮視爲負面經驗，然而許多人將會體驗到歡喜妙樂，如同在工作坊或療癒過程中爲天使所陪伴一樣，你的個案也會有同樣的體驗。但是請記得，經過此擴大高能量狀態本質之後，你會收縮，然後感受到更多內在的分離意念。靈性能量其純粹而強烈的力量會鬆動凝滯的黑暗靈魂物質，並開始照亮它。當這些再度回到生命中時，你會眞實體驗到所有的痛苦、憤怒與掙扎。你可能會問自己：「爲何我現在感覺比先前糟糕？」我可以向你保證這不是眞的，你只是變得比較敏感罷了。在歷經多次不同生命的起起伏伏、擴展與收縮之後，你會逐漸感到明朗。數個月之後，你會說：「哇！我走出來了。」然後，你會流下喜樂之淚，又如同前面幾次那樣擴展，再次經驗到光。謹記，耐心就是信心的表現。

回顧第二十七章

1. 療癒師必須發展哪些主要的個人特質，以保持清晰？

2. 何謂生命的考驗？

細思糧（Food For Thought）

3. 你個人淨化的歷程，已將你帶到路徑的何處？

4. 你準備好要成為一位療癒師了嗎？是在甚麼樣的程度呢？

5. 在你的生命中哪些方面，讓你最有可能濫用作為一位療癒師的力量？你的小我或陰影自我的意圖是什麼？那個意圖是基於甚麼樣的錯誤信念？你如何療癒自己的那一部分，並重新與你內在的神聖意志和諧一致？

6. 回答「找出你的恐懼」段落中的問題。

7. 回答「找出你的負面信念」段落中的問題。

8. 依照內文中「愛」的段落，進行愛自己的練習。

9. 回答「瞭解自己是否已準備好成為療癒師」段落中的問題。

參考書目

Allen R., "Studies into Human Energy Fields Promises Better Drug Diagnosis," **Electronic Design News**, April 1974, Vol. 17, pp.

Anderson, Lynn, **The Medicine Woman**. New York, Harper & Row, 1982.

Anonymous, **Etheric Vision and What It Reveals**. Oceanside, Calif., The Rosicrucian Fellowship, 1965.

Anonymous, **Some Unrecognized Factors in Medicine**. London, Theosophical Publishing House, 1939.

Bagnall, O., **The Origins and Properties of the Human Aura**. New York, University Books, Inc., 1970.

Bailey, A. A., **Esoteric Healing**. London, Lucis Press, Ltd., 1972.

Becker, R. O., Bachman, C., and Friedman, H., "The Direct Current Control System," **New York State Journal of Medicine**, April 15, 1962, pp.

Beesely, R. P., **The Robe of Many Colours**. Kent, The College of Psycho-therapeutics, 1969.

Bendit, P. D., and Bendit, L. J., **Man Incarnate**. London, Theosophical Publishing House, 1957.

Bentov, I., **Stalking the Wild Pendulum**. New York, Bantam Books, 1977.

Besant, A., and Leadbeater, C. W., **Thought-Forms**. Weaton, Ill., Theosophical Publishing House, 1971.

Blavatsky, H. P., **The Secret Doctrine**. Wheaton, Ill., Theosophical Publishing House, 1888.

Bohm, David, **The Implicate Order**. London, Routledge & Kegan Paul, 1981.

Brennan, B., **Function of the Human Energy Field in the Dynamic Process of Health, Health and Disease**. New York, Institute for the New Age, 1980.

Bruyere, Rosalyn, Personal Communication. Glendale, Calif. Healing Light Center, 1983.

Bruyere, Rosalyn, **Wheels of Light**. Glendale, Calif., Healing Light Center, 1987.

Burks, A. J., **The Aura**. Lakemont, Georgia, CSA Printers & Publishers, 1962.

Burr, H. S., Musselman, L. K., Barton, D. S., and Kelly, N. B., "Bioelectric Correlates of Human Ovulation". **Yale Journal of Biology and Medicine**, 1937, Vol. 10, pp. 155-160.

Burr, H. S., and Lane, C. T., "Electrical Characteristics of Living Systems." **Yale Journal of Biology and Medicine**, 1935, Vol. 8, pp. 31-35.

Burr, H. S., "Electrometrics of Atypical Growth." **Yale Journal of Biology and Medicine**, 1952, Vol. 25, pp. 67-75.

Burr, H. S., and Northrop, F. S. G., "The Electro-Dynamic Theory of Life." **Quarterly Review of Biology**, 1935, Vol. 10, pp. 322-333.

Burr. H. S., and Northrop, F. S. G., "Evidence for the Existence of an Electrodynamic Field in the Living Organisms." **Proceedings of the National Academy of Sciences of the United States of America**, 1939, Vol. 24, pp. 284-288.

Burr, H. S., **The Fields of Life: Our Links with the Universe**. New York, Ballantine Books, 1972.

Burr, H. S., "The Meaning of Bio-Electric Potentials." **Yale Journal of Biology and Medicine**, 1944, Vol. 16, pp. 353-360.

Butler, W. E., **How to Read the Aura**, New York, Samuel Weiser, Inc., 1971.

Capra, Fritjof, **The Tao of Physics**. Berkeley, Shambhala, 1975.

Cayce, Edgar, **Auras**. Virginia Beach, Virginia, ARE Press, 1945.

Cohen, Dr. David, Interview with **The New York Times**, April 20, 1980.

De La Warr, G., **Matter in the Making**. London, Vincent Stuart Ltd., 1966.

Dobrin, R., Conaway (Brennan), B., and Pierrakos, J., "Instrumental Measurements of the Human Energy Field." New York, Institute for the New Age, 1978. Presented at "Electro '78, IEEE Annual Conference, Boston, May 23-25, 1978.

Dobrin, R., and Conaway (Brennan) B., "New Electronic Methods for Medical Diagnosis and Treatment Using the Human Energy Field." Presented at Electro '78, IEEE Conference, Boston, May 23-25, 1978.

Dumitrescu, I., "Electronography." Electronography Lab, Romania. Presented at Electro '78, IEEE Annual Conference, Boston, May 23-25, 1978.

Eddington, Arthur, **The Philosophy of Physical Science**. Ann Arbor, University of Michigan Press, 1958.

Emmanuel, Quote from a guide coming through my friend, Pat Rodegast, during a workshop we were running at the Phoenicia Pathwork Center, Phoenicia, New York, July 1983.

"Experimental Measurements of the Human Energy Field." Energy Research Group, New York, 1973.

"High Frequency Model for Kirlian Photography." Energy Research Group, New York, 1973.

Gerber, J., **Communication with the Spirit World of God**. Teaneck, New Jersey, Johannes Gerber Memorial Foundation, 1979.

Hodson, G., **Music Forms**. London, The Theosophical Publishing House, 1976.

Hunt, Dr. Valorie, Massey, W., Weinberg, R., Bruyere, R., and Hahn, P., "Project Report, A Study of Structural Integration from Neuromuscular, Energy Field, and Emotional Approaches." U.C.L.A., 1977.

Inyushin, V. M., and Chekorov, P. R., "Biostimulation Through Laser Radiation of Bioplasma." Kazakh State University, USSR. Translated by Hill and Ghosak, University of Copenhagen, 1975.

Inyushin, V. M., "On the Problem of Recording the Human Biofield." **Parapsychology in the USSR, Part II**, San Francisco, Calif., Washington Research Center, 1981.

Inyushin, V. M., Seminar paper, Alma-Ata, USSR, 1969.

Jaffe, Dr. Lionel, Interview with **The New York Times**, April 20, 1980.

Karagulla, Schafica, **Breakthrough to Creativity**. Los Angeles, De Vorss, 1967.

Kilner, Walter J., M.D., **The Human Aura**. (retitled and new edition of **The Human Atmosphere**) New Hyde Park, New York, University Books, 1965.

Krieger, D., **The Therapeutic Touch**. Englewood Cliffs, N.J., Prentice-Hall, 1979.

Krippner, S., and Ruhin, D., (eds.), **The Energies of Consciousness**. New York, Gordon and Breach, 1975.

Kunz, Dora, and Peper, Erik, "Fields and Their Clinical Implications." **The American Theosophist**, December 1982, pp.   .

Leadbeater, C. W., **The Chakras**. London, Theosophical Publishing House, 1974.

Leadbeater, C. W., **The Science of the Sacraments**. London, Theosophical Publishing House, 1975.

Leibnitz, Gottfried, **Monadology and Other Philosophical Essays**. trans. by Paul Schrecker and Ann Schrecker. Indianapolis, Bobbs-Merrill, 1965.

Le Shan, L., **The Medium, the Mystic, and the Physicist**. New York, Ballantine Books, 1966.

Lowen, A., **Physical Dynamics of Character Structure**. New York, Grune & Stratton, 1958.

Mann, W. E., **Orgone, Reich and Eros**. New York, Simon & Schuster, 1973.

Meek, G., **Healers and the Healing Process**. London, Theosophical Publishing House, 1977.

Mesmer, F. A., **Mesmerism**. trans. by V. R. Myers. London, Macdonald, 1948.

Moss, T., **Probability of the Impossible: Scientific Discoveries and Explorations in the Psychic World**. Los Angeles, J. P. Tarcher, 1974.

Motoyama, Dr. Hiroshi, **The Functional Relationship Between Yoga Asanas and Acupuncture Meridians**. Tokyo, Japan, I.A.R.P., 1979.

Murphy, Pat and Jim, "Murphy's Theories, The Practical and the Psychic." Healing Light Center, Glendale, Calif., 1980.

Mylonas, Elizabeth, **A Basic Working Manual and Workbook for Helpers and Workers**. Phoenicia Pathwork Center, Phoenicia, New York, 1981.

Niel, A., **Magic and Mystery in Tibet**. Dover, New York, 1971.

Ostrander, S., and Schroeder, L., **Psychic Discoveries Behind the Iron Curtain**. Englewood Cliffs, N.J., Prentice-Hall, 1970.

Pachter, Henry M., **Paracelsus: Magic Into Science**. New York, Henry Schuman, 1951.

Pierrakos, Eva, **Guide Lectures, 1–258**. New York, Center for the Living Force, 1956-1979.

Pierrakos, John C., **The Case of the Broken Heart**. New York, Institute for the New Age, 1975. (Monograph).

Pierrakos, John C., **The Core Energetic Process**. New York, Institute for the New Age, 1977. (Monograph).

Pierrakos, John C., **The Core Energetic Process in Group Therapy**. New York, Institute for the New Age, 1975. (Monograph).

Pierrakos, John C., **The Energy Field in Man and Nature**. New York, Institute for the New Age, 1975. (Monograph).

Pierrakos, John C., **Human Energy Systems Theory**. New York, Institute for the New Age, 1975. (Monograph).

Pierrakos, John C., **Life Functions of the Energy Centers of Man**. New York, Institute for the New Age, 1975. (Monograph).

Pierrakos, John C., and Brennan, B., Personal Communication, 1980.

Powell, A. E., **The Astral Body**. London, Theosophical Publishing House, 1972.

Powell, A. E., **The Causal Body**. London, Theosophical Publishing House, 1972.

Powell, A. E., **The Etheric Double**. London, Theosophical Publishing House, 1973.

Ravitz, L. J., "Application of the Electrodynamic Field Theory in Biology, Psychiatry, Medicine and Hypnosis, I. General Survey." **Am. Journal of Clin. Hypnosis**, 1959, Vol. 1, pp. 135–150.

Ravitz, L. J., "Bioelectric Correlates of Emotional States." **Conn. State Medical Journal**, 1952, Vol. 16, pp. 499–505.

Ravitz, L. J., "Daily Variations of Standing Potential Differences in Human Subjects." **Yale Journal of Biology and Medicine**, 1951, Vol. 24, pp. 22–25.

Ravitz, L. J., **The Use of DC Measurements in Psychiatric Neuropsychiatry**, Fall 1951, Vol. 1, pp. 3–12.

Reich, Wilhelm, **Character Analysis**. London, Vision Press, 1950.

Reich, Wilhelm, **The Cancer Biopathy**. New York, Farrar, Straus, and Giroux, 1973.

Reich, Wilhelm, **The Discovery of the Orgone, Vol. I, The Function of the Orgasm**. trans. by Theodore P. Wolfe, New York, Orgone Institute Press, 1942. 2nd ed., New York, Farrar, Straus, and Giroux, 1961.

Reich, Wilhelm, **The Discovery of the Orgone, Vol. II, The Cancer Biopathy**. trans. by Theodore P. Wolfe, New York, Orgone Institute Press, 1948.

Roberts, J., **The Nature of Personal Reality**. New York, Bantam, 1974.

Rodegast, Pat, and Stanton, Judith, "Emmanuel's Book," Some Friends of Emmanuel, New York, 1985.

Rongliang, Dr. Zheng, "Scientific Research of Qigong." Lanzhou University, People's Republic of China, 1982.

Sarfatti, J., "Reply to Bohm-Hiley," **Psychoenergetic Systems**. London, Gordon & Breach, Vol. 2, 1976, pp. 1–8.

Schwarz, Jack, **The Human Energy Systems**. New York, Dutton, 1980.

Schwarz, Jack, **Voluntary Controls**. New York, Dutton, 1978.

Steiner, Rudolf, **The Philosophy of Spiritual Activity**. Blauvelt, New York, Steiner Books, 1980.

Surgue, T., **There is a River. The Story of Edgar Cayce**. Virginia Beach, Virginia, ARE Press, 1957.

Tansely, D. V., **Radionics and the Subtle Anatomy of Man**. Devon, England, Health Science Press, 1972.

Tansely, D. V., **Radionics Interface with the Ether-Fields**. Devon, England, Health Science Press, 1975.

Targ, Russell, and Harary, Keith, **The Mind Race**. New York, Ballantine, 1984.

Vithoulkas, G., **Homeopathy, Medicine of the New Man**. New York, Avon Books, 1971.

Vladimirov, Y. A., **Ultraweak Luminescence Accompanying Biochemical Reactions**. USSR Academy of Biological Sciences, Izdatelstvo "Nauka," Moscow.

Von Reichenbach, C., **Physico-physiological Researches on the Dynamics of Magnetism, Electricity, Heat, Light, Crystallization, and Chemism, In Their Relation to Vital Force**. New York, Clinton-Hall, 1851.

Westlake, A., **The Pattern of Health**. Berkeley, Shambhala, 1973.

White, John, and Krippner, S., **Future Science**. New York, Anchor Books, 1977.

White, John, **Kundalini, Evolution and Enlightenment**. New York, Anchor Books, 1979.

Wilhelm, Richard., **The Secret of the Golden Flower**. New York, Harcourt, Brace & World, Inc., 1962.

Williamson, Dr. Samuel, Personal Communication. New York, 1982.

Zukav, Gary, **The Dancing Wu Li Masters**. New York, William Morrow & Co., 1979.

JP0001	大寶法王傳奇	何謹◎著	200元
JP0002X	當和尚遇到鑽石（增訂版）	麥可・羅區格西◎著	360元
JP0003X	尋找上師	陳念萱◎著	200元
JP0004	祈福DIY	蔡春娉◎著	250元
JP0006	遇見巴伽活佛	溫普林◎著	280元
JP0009	當吉他手遇見禪	菲利浦・利夫・須藤◎著	220元
JP0010	當牛仔褲遇見佛陀	蘇密・隆敦◎著	250元
JP0011	心念的賽局	約瑟夫・帕蘭特◎著	250元
JP0012	佛陀的女兒	艾美・史密特◎著	220元
JP0013	師父笑呵呵	麻生佳花◎著	220元
JP0014	菜鳥沙彌變高僧	盛宗永興◎著	220元
JP0015	不要綁架自己	雪倫・薩爾茲堡◎著	240元
JP0016	佛法帶著走	佛朗茲・梅蓋弗◎著	220元
JP0018C	西藏心瑜伽	麥可・羅區格西◎著	250元
JP0019	五智喇嘛彌伴傳奇	亞歷珊卓・大衛─尼爾◎著	280元
JP0020	禪 兩刃相交	林谷芳◎著	260元
JP0021	正念瑜伽	法蘭克・裘德・巴奇歐◎著	399元
JP0022	原諒的禪修	傑克・康菲爾德◎著	250元
JP0023	佛經語言初探	竺家寧◎著	280元
JP0024	達賴喇嘛禪思365	達賴喇嘛◎著	330元
JP0025	佛教一本通	蓋瑞・賈許◎著	499元
JP0026	星際大戰・佛部曲	馬修・波特林◎著	250元
JP0027	全然接受這樣的我	塔拉・布萊克◎著	330元
JP0028	寫給媽媽的佛法書	莎拉・娜塔莉◎著	300元
JP0029	史上最大佛教護法—阿育王傳	德干汪莫◎著	230元
JP0030	我想知道什麼是佛法	圖丹・卻淮◎著	280元
JP0031	優雅的離去	蘇希拉・布萊克曼◎著	240元
JP0032	另一種關係	滿亞法師◎著	250元
JP0033	當禪師變成企業主	馬可・雷瑟◎著	320元
JP0034	智慧81	偉恩・戴爾博士◎著	380元
JP0035	覺悟之眼看起落人生	金菩提禪師◎著	260元
JP0036	貓咪塔羅算自己	陳念萱◎著	520元
JP0037	聲音的治療力量	詹姆斯・唐傑婁◎著	280元
JP0038	手術刀與靈魂	艾倫・翰彌頓◎著	320元
JP0039	作為上師的妻子	黛安娜・J・木克坡◎著	450元
JP0040	狐狸與白兔道晚安之處	庫特・約斯特勒◎著	280元
JP0041	從心靈到細胞的療癒	喬思・慧麗・赫克◎著	260元
JP0042	27%的獲利奇蹟	蓋瑞・賀許伯格◎著	320元
JP0043	你用對專注力了嗎？	萊斯・斐米博士◎著	280元
JP0044	我心是金佛	大行大禪師◎著	280元
JP0045	當和尚遇到鑽石2	麥可・羅區格西◎等著	280元

JP0090	法國清新舒壓著色畫50：繽紛花園	伊莎貝爾・熱志－梅納＆紀絲蘭・史朵哈＆克萊兒・摩荷爾－法帝歐◎著	350元
JP0091	法國清新舒壓著色畫50：療癒曼陀羅	伊莎貝爾・熱志－梅納＆紀絲蘭・史朵哈＆克萊兒・摩荷爾－法帝歐◎著	350元
JP0092	風是我的母親	熊心、茉莉・拉肯◎著	350元
JP0093	法國清新舒壓著色畫50：幸福懷舊	伊莎貝爾・熱志－梅納＆紀絲蘭・史朵哈＆克萊兒・摩荷爾－法帝歐◎著	350元
JP0094	走過倉央嘉措的傳奇：尋訪六世達賴喇嘛的童年和晚年，解開情詩活佛的生死之謎	邱常梵◎著	450元
JP0095	【當和尚遇到鑽石4】愛的業力法則：西藏的古老智慧，讓愛情心想事成	麥可・羅區格西◎著	450元
JP0096	媽媽的公主病：活在母親陰影中的女兒，如何走出自我？	凱莉爾・麥克布萊德博士◎著	380元
JP0097	法國清新舒壓著色畫50：璀璨伊斯蘭	伊莎貝爾・熱志－梅納＆紀絲蘭・史朵哈＆克萊兒・摩荷爾－法帝歐◎著	350元
JP0098	最美好的都在此刻：53個創意、幽默、找回微笑生活的正念練習	珍・邱禪・貝斯醫生◎著	350元
JP0099	愛，從呼吸開始吧！回到當下、讓心輕安的禪修之道	釋果峻◎著	300元
JP0100	能量曼陀羅：彩繪內在寧靜小宇宙	保羅・霍伊斯坦、狄蒂・羅恩◎著	380元
JP0101	爸媽何必太正經！幽默溝通，讓孩子正向、積極、有力量	南琦◎著	300元
JP0102	舍利子，是什麼？	洪宏◎著	320元
JP0103	我隨上師轉山：蓮師聖地溯源朝聖	邱常梵◎著	460元
JP0104	光之手：人體能量場療癒全書	芭芭拉・安・布藍能◎著	899元
JP0105	在悲傷中還有光	尾角光美◎著	300元

橡樹林文化 ❖❖ 善知識系列 ❖❖ 書目

JB0001	狂喜之後	傑克・康菲爾德◎著	380元
JB0002	抉擇未來	達賴喇嘛◎著	250元
JB0003	佛性的遊戲	舒亞・達斯喇嘛◎著	300元
JB0004	東方大日	邱陽・創巴仁波切◎著	300元
JB0005	幸福的修煉	達賴喇嘛◎著	230元
JB0006	與生命相約	一行禪師◎著	240元
JB0007	森林中的法語	阿姜查◎著	320元
JB0008	重讀釋迦牟尼	陳兵◎著	320元
JB0009	你可以不生氣	一行禪師◎著	230元
JB0010	禪修地圖	達賴喇嘛◎著	280元
JB0011	你可以不怕死	一行禪師◎著	250元
JB0012	平靜的第一堂課——觀呼吸	德寶法師 ◎著	260元
JB0013	正念的奇蹟	一行禪師◎著	220元
JB0014	觀照的奇蹟	一行禪師◎著	220元

JB0060	轉心	蔣康祖古仁波切◎著	260元
JB0061	遇見上師之後	詹杜固仁波切◎著	320元
JB0062	白話《菩提道次第廣論》	宗喀巴大師◎著	500元
JB0063	離死之心	竹慶本樂仁波切◎著	400元
JB0064	生命真正的力量	一行禪師◎著	280元
JB0065	夢瑜伽與自然光的修習	南開諾布仁波切◎著	280元
JB0066	實證佛教導論	呂真觀◎著	500元
JB0067	最勇敢的女性菩薩─綠度母	堪布慈囊仁波切◎著	350元
JB0068	建設淨土──《阿彌陀經》禪解	一行禪師◎著	240元
JB0069	接觸大地──與佛陀的親密對話	一行禪師◎著	220元
JB0070	安住於清淨自性中	達賴喇嘛◎著	480元
JB0071/72	菩薩行的祕密【上下冊】	佛子希瓦拉◎著	799元
JB0073	穿越六道輪迴之旅	德洛達娃多瑪◎著	280元
JB0074	突破修道上的唯物	邱陽‧創巴仁波切◎著	320元
JB0075	生死的幻覺	白瑪格桑仁波切◎著	380元
JB0076	如何修觀音	堪布慈囊仁波切◎著	260元
JB0077	死亡的藝術	波卡仁波切◎著	250元
JB0078	見之道	根松仁波切◎著	330元
JB0079	彩虹丹青	祖古‧烏金仁波切◎著	340元
JB0080	我的極樂大願	卓千拉貢仁波切◎著	260元
JB0081	再捻佛語妙花	祖古‧烏金仁波切◎著	250元
JB0082	進入禪定的第一堂課	德寶法師◎著	300元
JB0083	藏傳密續的真相	圖敦‧耶喜喇嘛◎著	300元
JB0084	鮮活的覺性	堪千創古仁波切◎著	350元
JB0085	本智光照	遍智 吉美林巴◎著	380元
JB0086	普賢王如來祈願文	竹慶本樂仁波切◎著	320元
JB0087	禪林風雨	果煜法師◎著	360元
JB0088	不依執修之佛果	敦珠林巴◎著	320元
JB0089	本智光照──功德寶藏論 密宗分講記	遍智 吉美林巴◎著	340元
JB0090	三主要道論	堪布慈囊仁波切◎講解	280元
JB0091	千手千眼觀音齋戒──紐涅的修持法	汪遷仁波切◎著	400元
JB0092	回到家，我看見真心	一行禪師◎著	220元
JB0093	愛對了	一行禪師◎著	260元
JB0094	追求幸福的開始：薩迦法王教你如何修行	尊勝的薩迦法王◎著	300元
JB0095	次第花開	希阿榮博堪布◎著	350元
JB0096	楞嚴貫心	果煜法師◎著	380元
JB0097	心安了，路就開了：讓《佛說四十二章經》成為你人生的指引	釋悟因◎著	320元
JB0098	修行不入迷宮	札丘傑仁波切◎著	320元
JB0099	看自己的心，比看電影精彩	圖敦‧耶喜喇嘛◎著	280元
JB0100	自性光明─法界寶庫論	大遍智 龍欽巴尊者◎著	450元
JB0101	穿透《心經》：原來，你以為的只是假象	柳道成法師◎著	380元
JB0102	直顯心之奧秘：大圓滿無二性的殊勝口訣	祖古貝瑪‧里沙仁波切◎著	500元
JB0103	一行禪師講《金剛經》	一行禪師◎著	320元
JB0104	金錢與權力能帶給你什麼？一行禪師談生命真正的快樂	一行禪師◎著	280元

眾生系列　JP0104

光之手——人體能量場療癒全書
Hands of Light: A Guide to Healing Through the Human Energy Field

作　　　者／芭芭拉‧安‧布藍能　（Barbara Ann Brennan）
中　　　譯／呂忻潔、黃詩欣
責 任 編 輯／劉昱伶
封 面 設 計／Lewis Chien
版 面 構 成／歐陽碧智
印　　　刷／韋懋實業有限公司
業　　　務／顏宏紋

發　行　人／何飛鵬
事業群總經理／謝至平
總　編　輯／張嘉芳
出　　　版／橡樹林文化
　　　　　　城邦文化事業股份有限公司
　　　　　　115台北市南港區昆陽街16號4樓
　　　　　　電話：(02)25007696　傳眞：(02)25007579
發　　　行／英屬蓋曼群島商家庭傳媒股份有限公司城邦分公司
　　　　　　115台北市南港區昆陽街16號8樓
　　　　　　客服服務專線：(02)25007718；25001991
　　　　　　24小時傳眞專線：(02)25001990；25001991
　　　　　　服務時間：週一至週五上午09：30～12：00；下午13：30～17：00
　　　　　　劃撥帳號：19863813　戶名：書虫股份有限公司
　　　　　　讀者服務信箱：service@readingclub.com.tw
香港發行所／城邦（香港）出版集團有限公司
　　　　　　香港九龍土瓜灣土瓜灣道86號順聯工業大廈6樓A室
　　　　　　電話：(852)25086231　傳眞：(852)25789337
　　　　　　Email:hkcite@biznetvigator.com
馬新發行所／城邦（馬新）出版集團【Cité (M) Sdn.Bhd. (458372 U)】
　　　　　　41, Jalan Radin Anum, Bandar Baru Sri Petaling,
　　　　　　57000 Kuala Lumpur, Malaysia.
　　　　　　電話：(603) 90563833　傳眞：(603) 90576622
　　　　　　Email：services@cite.my

初版一刷／2015年9月
初版二十刷／2024年6月
ISBN／978-986-5613-02-0
定價／899元

城邦讀書花園
www.cite.com.tw

版權所有‧翻印必究（Printed in Taiwan）
缺頁或破損請寄回更換

國家圖書館出版品預行編目（CIP）資料

光之手：人體能量場療癒全書／芭芭拉‧安‧布藍能（Barbara A.Brennan）作；呂忻潔／黃詩欣譯. -- 初版. -- 臺北市：橡樹林文化，城邦文化出版：家庭傳媒城邦分公司發行，2015.09
　　面　；　公分. --（眾生系列；JP0104）
　　譯自：Hands of light : a guide to healing through the human energy field
　　ISBN　978-986-5613-02-0（平裝）

　　1. 心靈療法

418.98　　　　　　　　　　　　　　104013871

廣　告　回　函
北區郵政管理局登記證
北 台 字 第 10158 號
郵資已付　免貼郵票

115 台北市南港區昆陽街 16 號 4 樓

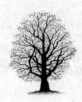

城邦文化事業股份有限公司
橡樹林出版事業部　收

請沿虛線剪下對折裝訂寄回，謝謝！

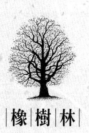

|橡|樹|林|

書名：光之手　書號：JP0104

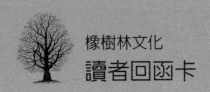

橡樹林文化
讀者回函卡

感謝您對橡樹林出版社之支持，請將您的建議提供給我們參考與改進；請別忘了
給我們一些鼓勵，我們會更加努力，出版好書與您結緣。

姓名：_____　□女　□男　生日：西元_____年

Email：_____

● 您從何處知道此書？

　□書店　□書訊　□書評　□報紙　□廣播　□網路　□廣告 DM　□親友介紹

　□橡樹林電子報　□其他_____

● 您以何種方式購買本書？

　□誠品書店　□誠品網路書店　□金石堂書店　□金石堂網路書店

　□博客來網路書店　□其他_____

● 您希望我們未來出版哪一種主題的書？（可複選）

　□佛法生活應用　□教理　□實修法門介紹　□大師開示　□大師傳記

　□佛教圖解百科　□其他_____

● 您對本書的建議：

_____

_____

_____

_____

_____